医学新媒体科普作品创作技巧

Creation Skills of
Medical New Media Popular Science Works

主编 余群 张蕾

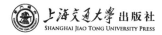

上海交通大学出版社
SHANGHAI JIAO TONG UNIVERSITY PRESS

内容提要

本书致力于向医疗专业人员和科普爱好者们揭示如何在日新月异的信息时代中,通过新媒体平台有效传达正确的、可视性的医学知识和医学人文关怀故事。

书中通过生动的剧本示例和案例分析,展现了如何运用紧张的情节、多角度的视角切换、以及患者的内心独白、情感表达等科普影视叙事技巧,使得医学内容既信息丰富又情感充沛。本书还探索了元宇宙作为一个革命性的数字平台,如何能够为医学科普带来前所未有的交互体验和沉浸式学习环境。

本书不仅是医学和新媒体领域的桥梁,还为读者提供了一个全面的视角,以更好地理解和参与到医学科普的创作与传播中。希望本书能为您打开一扇通往医学和新媒体深度融合的大门,引领您走向更深层次的理解和创作。

图书在版编目(CIP)数据

医学新媒体科普作品创作技巧 / 余群,张蕾主编
.—上海:上海交通大学出版社,2023.12
ISBN 978-7-313-29449-4

Ⅰ.①医… Ⅱ.①余… ②张… Ⅲ.①医学-科学普及片-视频制作 Ⅳ.①R②TN948.4

中国国家版本馆 CIP 数据核字(2023)第 175732 号

医学新媒体科普作品创作技巧
YIXUE XINMEITI KEPU ZUOPIN CHUANGZUO JIQIAO

主　　编:余　群　张　蕾				
出版发行:上海交通大学出版社		地　　址:上海市番禺路 951 号		
邮政编码:200030		电　　话:021-64071208		
印　　刷:常熟市文化印刷有限公司		经　　销:全国新华书店		
开　　本:710mm×1000mm　1/16		印　　张:22.75		
字　　数:290 千字				
版　　次:2023 年 12 月第 1 版		印　　次:2023 年 12 月第 1 次印刷		
书　　号:ISBN 978-7-313-29449-4				
定　　价:98.00 元				

编委会

主编

余　群(上海市健康促进中心)

张　蕾(复旦大学附属肿瘤医院闵行分院)

副主编

张加存(上海戏剧学院)

杨春辉(复旦大学附属上海市第五人民医院)

周炜杰(中国初级卫生保健基金会再生医学专业委员会)

主审

杨　杨(上海戏剧学院)

洪　彬(上海戏剧学院)

江世亮(上海市科普作家协会)

编者

段晓晓(复旦大学附属肿瘤医院闵行分院)

周雨婷(复旦大学附属肿瘤医院闵行分院)

韩秀丽(复旦大学附属肿瘤医院闵行分院)

莫晓晨(复旦大学附属肿瘤医院闵行分院)

蒋慧萍(复旦大学附属肿瘤医院闵行分院)

陆　易(东华大学)

董心彤(上中北文化艺术研究院)

杨金蓉(复旦大学附属肿瘤医院闵行分院)

王建晨(复旦大学附属肿瘤医院闵行分院)

李孙美(复旦大学附属肿瘤医院闵行分院)

王召丽(复旦大学附属肿瘤医院闵行分院)

李婷婷(复旦大学附属肿瘤医院闵行分院)

孔祥熙(复旦大学附属肿瘤医院闵行分院)

李英华(复旦大学附属上海市第五人民医院)

赵蕴华(复旦大学附属上海市第五人民医院)

火少晔(复旦大学附属上海市第五人民医院)

吴宇豪(上海上药新亚药业有限公司)

序一

受本书主编之一张蕾女士之邀,希望我能为《医学新媒体科普作品创作技巧》写个序。记忆中一直是自己索要专家、行业内的领军人物为自己的拙作写序,以此支撑自己专业上的自卑和不安。因此接到邀请时有些诚惶诚恐,但是新书的题目一下子吸引了我的目光,"新媒体""科普""创作技巧"几个关键词打动了我。在这个数字化技术发展飞速的时代,新媒体的崛起颠覆了我们的生活方式,医学科技的突飞猛进为医学科普带来了新的内容、新的形式。从书面文字到音频解读;从视频单向推送到互动交流,从教课式长视频到抓关键词的人文演绎,新时代的医学科普既面临机遇又遭遇挑战。何去何从,是摆在每个医学管理者和医护专家们面前的时代课题。

在这个信息爆炸的时代,我们需要有技巧、有策略地筛选、理解和传递医学信息。本书就是这样一部指南,它提供了一系列的方法和技巧,让我们在创作过程中不仅能掌握科学的精确,也能表达人文的情感。

从事医疗管理和临床工作三十多年来,我对医学知识的科普有很深的感触和感慨。哈佛医学院的创始人奥斯勒博士曾经说过一句话,医学是个事业而非职业,在此过程中要用心如同用脑。用脑是希望医护工作人员能用自己的专业知识给患者最专业的治疗;用心则是更高的境界,需要医护人员去呵护、去关爱、去安慰我们的患者。科普宣教正是用心的专业体现。

一部优秀的医学新媒体科普作品,不仅能提升公众的健康素养,还可以唤醒我们对生命的尊重,对健康的珍视,对医患关系的理解,以及对医学伦理的重视,这是医学科普的"彼岸"。运用好科学、艺术、技术,以及人文精神来创作出深具影响力的科普作品,这是到达"彼岸"的"方舟"。本书的作者就是这样一批执着追求的"工匠"。

本书最明显的特点是系统性。它完整地阐述了创作医学新媒体科普内容的策略、方法和技巧。针对医学影视科普的多种形式,如微电影、微纪录片,脱口秀栏目等,展开了深入的分析和探讨,与读者一起挖掘如何创作一部既准确又吸引人的医学科普作品,以达到医学科普的教育效果。本书还讨论了如何在医学影视科普创作中融入最前沿的元宇宙技术,引领医学影视科普的创作走向全新的层次。为了帮助读者更好地理解,本书提供了详尽的案例说明,并在最后一章专为读者提供了医护科普微电影的实战案例。

本书的另一个特点是理念上的深思熟虑和风格上的通俗易懂相得益彰。它通篇强调了医学科普作品的两个关键元素:科学性和可读性。科学理念引导我们追求知识的严谨和精确,精确性和科学性是科普作品的生命线。生命是刚性的,但是生命的表现形式可以是多彩的、接地气的。因此好的医学科普作品一定也具备易理解性和可读性。易理解性和可读性是科普作品活的灵魂,将知识"翻译"成大众可以理解的语言,使科普信息尽可能地为人们所用。同时,通过艺术创意让作品更富有吸引力和感染力;通过技术手段让作品更有效地传播;通过隐含的人文精神让作品更充满深度和温度。

医学新媒体科普作品的专业性带来的"深度",包容性引起的"广度"和人文关爱体现的"温度",让本书拥有了丰满的内涵,让读者享受一次科普的饕餮盛宴。

利用好新媒体这一强大的工具,让更多的人理解科学、珍惜健康,并看到医学科学的美丽与奇迹。

道阻且长,行则将至。

罗蒙

教授 博士生导师

上海市卫生健康委员会副主任

上海交通大学医学院附属第九人民医院普外科主任医师

2023.9

序二

今天的人们在日常生活中对高科技的感受是多方面的,像出行时乘坐的高铁,手里拿的智能手机,随身携带的蓝牙和手提电脑,还有像海量的信息等,都是前所未有的。还有一个领域,恐怕也是大家经常要触及的,这就是医学领域。今天的医学领域的高科技水平,对人类原有的认知,绝对是颠覆性的。远程手术,通过高科技的远程技术,远在千里之外的医生,可以操纵机械臂给患者动脑外科手术。微创技术,让原本要开腔破腹的大手术,只要开很小的切口就能完成,患者几天后就可以下床行走,快速恢复健康。还有像影像技术的发展,核磁共振、CT影像技术与病理诊断的结合,将病灶在初发阶段就能够筛查出来,及时治疗。3D打印技术,可以给患者的骨骼量身定制,复制原有的骨骼。

目前,像美国埃隆·马斯克团队还在研究人脑结合的运行模式,如果大脑作为计算机的端口,人机能够互动,那又将是一次革命性的医学技术的大变革。这些日新月异的医学技术的发展,除了科技人员的不懈努力,也需要通过各种形式展现出来,让全社会的人关注医学领域的高科技进展,推进医学领域的高科技发展,同时也思考医学领域高科技发展带来的技术风险和道德伦理问题。这一工作,文艺作品是做了大量的努力的。像目前我们所能够看到的很多科幻影视剧作品,有不少涉及基因技术与造人的后人类故事情节,这是生物医学技术在医学领域的一种反映。还有像宇宙太空的高科技发展,未来在地球之外的外空间治疗和人体医学制造,可能会变成一种现实,这也会给我们的医学领域带来新的挑战。所以,与医学相关的文艺作品的表现和传播,不仅仅是一种文化娱乐,它同时也是一种高科技医学的文艺想象,这种想象和作品的传播,会触发和激励越来越多的年轻人,投身于医学领域的高科技事业。

医学领域是一个非常有趣,但又非常讲究科学态度的知识领域,需要有一定的专业知识和探知未来的信心和勇气。而文学艺术领域同样也是一个无限宽广,需要有渊博的人类知识和人生经历来共同支撑的世界。将医学领域的最新变化与艺术领域的表现表达相结合,是一个跨学科、跨领域,创造人类知识新景观的创新领域,无论对医学,还是对文学艺术而言,都具有极大的挑战性和无限的吸引力。就目前已有的一些影视作品看,医学领域的高科技题材内容的作品,在全球传播中都曾引发巨大的文化冲击,震撼无数观众的心。这是新世纪新时代医学进展带给文艺的一片新天地;与此同时,我们也可以说,文艺作品的丰富表现力和想象力,会吸引无数的观众去关心、去思考当代高科技在医学领域的进展和普及。所以,由一些医学领域的从业人员与文艺创作领域的专业人员联手,编写了这部《医学新媒体科普作品创作技巧》的专著,针对目前文艺创作中遇到的一些难点问题和普遍性问题,有针对性地系统加以梳理、思考,提供一些有建设意义和价值的解决手段和方法,我觉得是一件非常有益的工作。我期望这本书能帮助读者了解新媒体在传播医学知识方面的最新样式和最新进展,提高科普内容的质量和影响力。同时,也吸引更多的读者能够参与到医学题材的文艺创作中来,创作更多更好的医学题材的高科技内容的文艺作品。

从事本书编撰工作的人员都是专业人员,我对他们的热情和努力,表示敬意,也向广大读者推荐这本新书。

是为序。

杨　扬

上海戏剧学院教授、副院长

上海市作家协会副主席、中国茅盾研究会会长

入选教育部新世纪优秀人才计划和上海市"曙光学者"

2005—2006 哈佛燕京访问学者

台湾大学高等研究院访问学者

茅盾文学奖和鲁迅文学奖评委

第 31 届、第 32 届白玉兰奖戏剧评委会副主任

2023 年 7 月暑期于沪西寓所

序三

科学技术是社会发展的重要推动力,人们掌握科学技术不外两个途径:科技工作者所需要的专业知识是要在专门学校学习的,一般民众所需要的科技知识,包括科技工作者除自身专业以外的科技知识,就需要从科学普及的途径获得了。因此国家重视"科普",在我国是将科学普及与科技创新等量齐观的。

医学是一门关乎人们生命健康的科学,普及的重要性自不待言。多年来,我国医务工作者在繁重的医疗工作之余,努力实践为人民服务的初衷,积极推进医学科普工作,在各类科普活动中,至少从数量上来说,医学科普应是名列前茅的,效果亦是肯定的。

以我的浅薄,觉得传统的医学科普有两大难点:一是医学词汇晦涩难懂,二是医学内容枯燥无味。前者随着广大民众文化水平的提高和医学科普作者的努力,近年来有所改善,总算差强人意,而后者则仍是传统的医学科普前进道路上的拦路虎。

随着社会的进步,人类认识能力的提高,人们对医学本质的认识也在变化。美国罗彻斯特大学恩格尔教授1977年提出:医学应该是生物—心理—社会的模式,而不应该仅是单纯的生物学模式。换言之,医学应该关注患者的心理及社会方面的因素对健康和疾病的影响,而不是仅仅关注其身体器官的病变。

医学模式的转变对医学科普的视角也提出了要求：医学科普也应该关注心理、社会因素对人类健康和疾病的影响。不过20世纪后期正是生物医学大发展的时期，生物医学尽占话语权，医疗实践、医学科普基本上还是生物医学的天下。到了2001年美国哥伦比亚大学卡伦教授提出了"叙事医学"的概念：要求医生尽量倾听患者的诉述，对患者产生共情，使医学的人文精神转化为医生的职业人格，以改善医疗服务，提高医疗效果。叙事医学给医学科普的启示是：医学科普也应该"叙事"，这也就给医学科普指出了一个方向：充分应用新媒体对"叙事"的表达能力，将医学的人文精神融入科普作品之中，使得医学科普有了人文的温度，而不再是冰冷的病理标本介绍式的讲解。

新媒体的医学影视作品可以通过视觉效果的展示，以生动的形象诠释医学知识，使观众更容易接受和理解；医学影视作品可以通过深入的人物刻画和故事情节的渲染，把医学知识融入日常生活中去，引发观众的兴趣，甚至使观众产生共鸣、共情。新媒体的医学影视作品可以较好地解决传统医学科普的难点。问题在于如何将科学技术，与艺术人文精神结合起来创作出新媒体的医学科普作品来？这对于从事医学工作的人员、如我等，则是一个完全陌生的领域，因此便需要学习。

上海市健康促进中心的资深新媒体人、导演余群女士邀请了相关专家编写了这本名为《医学新媒体科普作品创作技巧》的书。书中不仅详细介绍了健康科普作品创作的基本方法,还表述了如何以人文情怀进行创作的观点。医学的本质不仅仅是关于健康和疾病的科学,也是关乎人的生活、情感、文化和价值观的科学。而将这种深度的理解融入科普作品中,正符合了科普不仅要普及科学的知识,还需要普及科学的方法、科学的思想、科学的精神等要求。

这本书中有大量实例的解读和研究,可供读者参考。这些实例皆出自各医院提供的案例,显示了叙事医学的人文精神在医学科普创作中已经有了广泛的应用。我希望本书的出版能引导更多的作者创作出更多、更好的医学新媒体科普作品。也希望本书能帮助广大的读者,从医学新媒体科普作品中,获取到更丰富和有价值的医学知识,以更好地保护自己和家人的健康。

让我们一起在新媒体医学科普创作的道路上,砥砺奋进。

杨秉辉

复旦大学上海医学院内科学教授

上海科普作家协会荣誉理事长

序四　叙事人文——医学新媒体叙事创作带来的思考

　　在 21 世纪的信息高速公路上，科技、医学、人类心灵和生命的深度思考共同构成了我们生活的丰富色彩。对于广大公众来说，医学知识的获取和理解是生活中必不可少的一部分，而新媒体环境为我们提供了前所未有的机会。《医学新媒体科普作品创作技巧》一书，就是在这样的背景下，以叙事人文创作为独特视角，对新媒体医学科普作品的创作技巧进行深入剖析。

　　尽管是本书主旨是讨论医学新媒体环境下的作品创作技巧，但在序言的有限篇幅里，我还想专门提一下叙事人文在医学科普中的不可或缺性。叙事人文，更具体地说，是借用故事、情境和人物，把复杂、抽象的医学知识融入日常生活，让人们通过感知生活，感知相伴医疗过程的医患关系感受有温度的医学的魅力。新媒体科普作品以其互动性、参与性，可达性进一步拉近了医患间的距离，加上其更多地借力叙事人文的方法，将医学知识以更人性、更生动、直观的形式传递给公众。

　　同时，叙事人文的创作不仅是医学科普的工具，也是实现科普目标的重要途径。人们对于科普的接受和理解，并非单一的知识输入，更多的是通过自身经验的参与和理解。医学新媒体科普作品，通过叙事人文的手法，营造出一种互动的学习环境,让读者在感知和体验中获取医学知识,从而达到科普的目的。

那么,如何在医学新媒体科普作品中,用好叙事人文的表达技巧呢?这一问题,是本书的核心内容。书中通过对大量实例的解读和研究,展示了叙事人文在如今医学科普创作中的广泛应用,探讨了如何将复杂的医学知识通过生动的故事和真实的情境传达给公众。此外,本书还深入分析了新媒体环境下,叙事人文的新特性和新要求,以及如何把握好叙事节奏,如何建构情境,如何塑造人物,如何处理好故事和医学知识的关系等关键问题。

本书是一部具有深度和广度的研究之作,对于医学科普工作者,无论是新手还是老手,或都能从中有所悟,有所得。同时,希望通过此书,能帮助公众理解医学,感受医学科学的魅力,更好地保护自己和家人的健康。

在未来的道路上,医学科普将更加丰富多元,新媒体环境将带来更多可能。这本书的出版,只是我们在这个征程中的一个开始。我们期待每一位读者,能从这本书中获得启发,同时也期待每一位读者,都能成为我们医学科普的参与者和推动者。这个时代,我们每个人都应该是叙事医学、叙事人文的参与者。让我们一起,用叙事人文的力量,推动医学和医学科普的进步,让科学的光芒照亮每一个角落。

江世亮

高级编辑

上海市科普作家协会秘书长

序五

"讲好中国的健康故事"是时代需要，也是体现当今医疗服务软实力的创新空间。大量涌现的叙事及多媒体作品，反映出一线医护人员一专多能的聪明才智和精神风貌。无论是救死扶伤的感人故事，还是深入浅出的健康科普，创作者们的职业叙事能力及成果传播都关乎医患关系的改善和大众生命健康素养。读到闵行肿瘤医院的叙事医学作品《医者的人文情怀——护理的感想、感悟、感知》，让我真切感受到了一种力量和希望之光。如果说，这家医院一场由29个原创故事演绎而成的情景剧"方阵"令人惊讶，那么，"七月流火"出现在我面前的这一叠书稿，就又是对一支支带着"文创"使命出发的队伍在挥手致意之间，友情送达的"锦囊包"。

随着叙事医学理念的倡导和推动，医学人文在临床实践中落地生根的模式层出不穷。为了回应患者和社会的需求，临床一线医护人员的创新精神也由专业技术渐渐向文学艺术领域延伸。叙事表达和新媒体传播已覆盖到了疾病诊治和人性化服务、健康管理与健康促进、心身调适与健康科普、关系伦理与危机化解等诸多方面。丰富的内容也不断拓展，从单线描述的感人故事，到复线旋转的叙事"平行病历"；从医务人员群体内部励志的小循环活动，到进入社会传播的"大循环"影响；从记录医疗服务中的医患情深,到探索"语言"在"药物""手术刀"以外的效能……与此同时,我们也感受到:一种雨后春笋似的生命力,正在等待着春天的阳光雨露。

一个来自临床一线的好故事出来了,如何再一次在内涵上凝练和提升? 一个有戏剧冲突的事故变成了故事,如何再一次在形式上转换和破圈,可以走得更远? 正当大家被新媒体、戏剧影视、编剧、微电影、微纪录片、医护脱口秀、新媒体医学科普元宇宙创作等不同魅力吸引的时候,《医学新媒体科普作品创作技巧》送来了及时雨。这本书,送上的不仅是经过浓缩的多媒体创作"速溶咖啡",还有医护科普微电影实战案例"伴侣"。看得山,作者用心良苦的背后,是为了方便大家"好钢用在刀刃上",在文学艺术性创作专业性知识的浸润中,趁着升腾的热气,一下就寻到属于自己最缺的那一味"香"。

艺术来源于生活,又高于生活。在"病人"与"人"、"技术"与"人文"、"医者在场"与"医者自我"的选择和平衡中,蕴藏着丰富的素材资源。当医护人员作为"主体"的一方,走进患者的世界,倾听、理解他们的处境、遭遇和苦难,全方位全过程与患者这一方"主体"建立关联,就会延伸出"叙事医学""社会学""心理学""人类学"等新的解读视角的作品。因为这些理念会优化我们的"倾听"能力,融入我们实践和艺术的表达,有能力建立更深更稳的信任,构建生命叙事共同体关系。也会从患者的生命故事中,获取生命成长和职业发展所需要的能量与养分。

"全民健康托起全面小康"。衷心祝愿,这本书能为医护人员在融入健康中国的宏大叙事的同时,为"生命叙事"

创作打开一扇窗,铺设一条讲好健康故事的新途径,在有"病痛"和"疾苦"的土地上,开出朵朵生命艺术之花。也希望每一个优秀作品以小见大,彰显时代特色,也自带光和热,对患者来说,是在人生的转角遇见爱;对医护人员来说,是自己医学生涯的诗和远方……

陈德芝

上海市医学伦理学会叙事医学分会名誉主委

目

录

引子：医学护理新媒体科普作品创作技巧，旨在掌握影视基本元素的基础上进行创作，在日新月异的新媒体信息时代，对医护人员的医学科普影视创作和制作技能提出了更高的要求。医护人员如何把医学临床、医学实验通过浅显易懂的影视视觉语言转化为医学人文、医患体验等与时代相符的医患真实体验和情感的影视创作，并将其应用在新媒体中，是信息时代对医者的挑战。

第 一 章

新媒体戏剧影视元素概论

一、故　　事

人们对故事的需求是无止境的。无论是创作小说、戏剧还是叙事诗，都离不开新奇、新颖的故事。即便离故事较远的抒情诗歌，如果有故事的参与，也会更加吸引人。比如，对抒情、写景诗歌的鉴赏，往往离不开对诗人背景的理解，而对诗人背景的阐述就具备了故事的所有要素。因此，在医学类的新媒体应用中，戏剧影视的创作离不开故事。

故事是由一系列事件组成的。这一系列事件的组合安排有三个原则：① 按照时间的先后顺序进行排列；② 不仅按照时间的先后顺序排列，而且按照因果的关系排列。在文学意义上，有人将第一种按照时间先后排列的事件称为故事，而将第二种依照因果关系排列的事件称为情节；③ 事件之间不仅具有时间先后与因果的关系，而且还具有某种内在的规律，如常见的开端、发展、高潮和结局的排列方式。一般来说，多数故事性作品一开始会交代第一个事件的发生，然后由此一事引起彼一事，经过一系列曲折复杂的发展变化进入高潮，最后经过最紧张兴奋的突转或激变后进入终局。这种以时间顺序排列，又遵循前后因果关系，同时又具有危机发展和高潮转折的结构模式的组合事件被称为戏剧性故事。

20 世纪以来，尽管有些创作试图突破情节、因果以及上述内在规律的写作模式，甚至追求事件的静止，人物失去动机和行动，语言成为没有理性的梦呓，整部作品的事件成为无头、无尾、无发展的碎片，但戏剧性故事仍然是戏剧影视创作的主流。近两年在各种媒体上涌现了大量的医学科普视频，但仔细探究，却发现千篇一律的"白大褂"出现在镜头前，叙述着各种疾病预防，然而，在医者、医患间实际上充满了太多的戏剧故事，有血有肉，情感交织。因此，我们的医护首先要学会如何叙述故事，这是值得我们深入探索的。

1. 故事

一般来说，故事有两种含义：一是指过去已经发生的事；二是指一种叙事作品中的事件。故事最初的含义与历史相同，指的都是过去曾经发生过的事件及其记录。司马迁在《史记·太史公自序》中说"余所谓述故事，整齐其世传，非作为作也"，就是这一含义。中国古代有很多书籍或传说记载着丰富的故事，如《山海经》《搜神记》《述异记》等记载的神话传说，《庄子》《韩非子》《吕氏春秋》《阅微草堂笔记》等记载的寓言故事或讽刺故事。这些作品中的事件，在今人看来都是虚构的，但在古人看来却未必如此，用学者陈炳熙的话说，大率世有所传，耳有所闻，据以命笔。[1] 从有所传、有所闻的角度看，这些文献所记载的故事是有来历的，并非全如现代小说家想象的一样。

但从现代的使用习惯看，故事已经摆脱了历史的含义，主要指叙事作品中的事件，这种事件既可以是实有其事的历史，也可以是完全虚构的事件。美国小说理论家利蒙·坎南把故事定义为"一系列时间顺序排列的事件"，而事件是"一种情况到另一种情况的转变"。而萨拉·科兹洛夫认为事件还必须与环境结合起来看待，认为故事是"既定的一组人

---

〔1〕 陈炳熙. 论聊斋志异的故事性. 钱谷融先生教学述六十周年纪念论文集[M]. 杭州：浙江文艺出版社，1998，22.

物在某种环境里活动的事件。"[1]美国叙事学家查特曼对故事的认识更为全面,他将故事划分为事件和存在物两个部分,事件包括状态与变化,而存在物则包括人物与环境,而环境是包括背景人物在内的社会环境和自然环境的整体。

胡亚敏将故事定义为从叙述信息中独立出来的结构。认为故事的结构性主要表现为三个方面:第一,故事是一个有机的整体,其内部各部分相互依存和制约,并在结构中显示其价值。第二,故事是具有一定转换规律的稳定结构。故事中各要素以及它们的联结形式具有一定的规定;此外,故事也表现出在固有模式基础上的变异,如增删、缺位、变形等。第三,故事独立于它所运用的媒介和技巧,可以从一种媒介迁移到另一种媒介,从一种语言翻译成另一种语言。如同样的故事,可以用小说、戏剧、舞蹈、音乐等多种媒介加以表现。故事的结构性使其成为小说、戏剧、微电影等共同的表现对象,也使故事研究成为从事戏剧影视创作的基础。

《人间世》中的《产科里的生死抉择》是一个突出展示产科医疗困境和伦理抉择的剧集。在这一叙事中,采用了以下的叙事手法。

(1)紧张的情节安排:剧集通过紧凑而紧张的情节安排,营造出紧迫感和悬念,引发观众的关注和思考。剧情可能涉及高风险的手术、不可预见的并发症,以及医生、患者和家属面临的抉择和决策。

(2)多角度的视角切换:通过多个角色的视角切换,展现了产科医生、护士、患者和家属之间的不同观点和情感。这种多角度的叙事方式帮助观众更好地理解每个角色的处境和情感冲突,增加了叙事的复杂性和深度。

(3)内心独白和情感表达:剧中通过角色的内心独白和情感表达,

---

〔1〕 萨拉·科兹洛夫. 叙事理论与电视. 重组话语频道[M]. 北京:中国社会科学出版社, 2000, 48.

深入展示了他们的内心世界和思想纠结。医生可能面临道德困境和伦理抉择,患者和家属可能经历焦虑、恐惧和希望。这种情感表达使观众更容易与角色产生共情,感受到他们的情感挣扎。

(4)医学信息的解释和呈现:《产科里的生死抉择》中会涉及一些复杂的医学信息和术语,为了让观众更好地理解,剧集会通过医生角色的解释和对话,将医学知识呈现给观众。这种解释性的叙事手法有助于观众更好地理解医学背景和抉择的依据。

(5)面对伦理抉择的冲突与困境:剧中展现了产科医生、患者和家属在面临生死抉择时的冲突和困境。医生可能面临着生命与生命之间的选择,患者和家属则要考虑到个人和家庭的价值观和意愿。这种伦理抉择的冲突增加了剧集的复杂性和观众的思考空间。

(6)逆向叙事和闪回:剧中可能采用逆向叙事或闪回的手法,通过向后回顾过去的事件或决策,来解释和展示当前抉择的背景和影响。这种非线性叙事手法可以帮助观众更好地理解医生和患者作出抉择的原因和心路历程。

(7)道德困境的探索:剧集通过产科叙事展示了医生面临的道德困境。医生可能面临着保护胎儿生命与保护母亲生命的抉择,或是在医疗资源有限的情况下如何作出决策。这种道德困境的探索引发观众对伦理和医学伦理问题的思考和讨论。

(8)患者和家属的情感体验:剧中通过产科叙事展示了患者和家属在面对生死抉择时的情感体验。他们可能经历焦虑、恐惧、希望和绝望等复杂的情绪。通过深入刻画他们的情感反应,剧集让观众更加贴近他们的内心世界,产生共鸣和同情。

(9)时间压力和紧迫感:剧集可能通过强调时间的紧迫性和压力,营造出紧张的氛围。医生可能需要在有限的时间内作出决策,患者和家属可能面临时间的挑战。这种时间压力和紧迫感加剧了剧情的紧凑性和观众的紧张感。

通过以上的叙事手法,《产科里的生死抉择》在《人间世》中展现了医生、患者和家属在产科情境中所面临的伦理抉择和困境。通过紧张的情节、多角度的视角切换、内心独白和情感表达等手法,剧集引发观众对生死抉择和医学伦理问题的深入思考。同时,非线性叙事、闪回和道德困境的探索增加了剧集的复杂性和观众的参与度。

2. 事件

在医院门诊、住院部、急诊室,每天都交织着特别多的事件,特别是在急诊室和住院部。在救治中,每天上演喜剧和悲剧的戏剧性变化,从事件的发生到救治、治愈的变化感染着医护和患者。健康和病痛相连,生命与死亡并存。因此,在影视叙事中,医护要在实践中去学会身边的事件变化,用动态思维观察患者的内心世界。

事件是变化,既包括行动也包括状态的改变。详细来说,事件是一个动作的发生或由动作引起的状态改变。状态的改变涉及三层含义:最初形态的确定、终结形态的确定以及两种形态之间的过渡。人的周围充满了既相互分离又相互联系的外在世界和内心情绪。要想确立一个事件,就必须首先寻找并描述一个最初的状态。这种状态要从外在世界和内心情绪中突出出来,使人们能够明确地意识到,但又要与外在世界和内心情绪的其他部分相联系而不会完全隔离。最初状态是外在世界和内心情绪状态中的一个突出的状态。如张书绅在《新西游记》中说:写为富,句句是个为富;写不仁,笔笔是个不仁;写不富,处处是个不富;写为仁,字字是个为仁。其意是说,富或不富,仁或不仁是一种初始的状态,这种初始状态要从各个方面去描写映衬,使这种状态被人们清晰地认识到。而富不富、仁不仁又不能脱离周围的世界和内心情感。一般来说,终结形态是对初始形态的反动和否定。中国传统哲学认为,万事万物都分阴阳两端,矛盾对立。所谓人有悲欢离合,月有阴晴圆缺,否极泰来,福祸相依,每个事物都有其对立的一面。而所谓的变化就是在各种条件的影响之下,事物从初始状态到终结状态的过渡与转化。

我们可以看到,事件的本质在于变化。而戏剧影视等艺术形式就是以动作来展示故事的。因此,戏剧影视创作者要时刻注意以动作来呈现一切需要在舞台或影视中呈现的事物。即使是静止的事物,也要想法化静为动。如中国古诗《陌上桑》对罗敷美貌的描写采用的以他人动感反应的方式化静为动:行者见罗敷,下担捋髭须。少年见罗敷,脱帽著帩头。耕者忘其犁,锄者忘其锄。来归相怨怒,但坐观罗敷。通过行者、少年、耕者以及锄者等人的动作来衬托罗敷的美貌。美貌本是静止的,诗中却用人们的动作来加以描绘衬托,形象而生动。还有一种方法是以人的主动动作来描绘静止的事物。《红楼梦》中林黛玉进贾府,在黛玉的感觉中描绘了贾府诸人,又从贾府诸人的眼光中审视了黛玉。在这种动态的行为和思考中,贾府诸人与黛玉的个性特点非常形象地呈现在读者面前。

我们以美国电视剧《急诊室的故事》中针对一个事件的创作手法作为例子来进行分析。

(1) 对白和交流:人物之间的对白是展示他们之间互动的主要手段之一。《急诊室的故事》中一般为突发事件,对白可能会变得紧迫而迅速,内容更加直接和简洁。角色可能会互相询问情况、传递关键信息、下达指令或提出建议。他们的语言可能会带有紧张和紧急感,以便更好地应对紧急情况。同时,医护人员与家属之间的对白体现彼此之间的沟通和交流。医护人员会向家属解释患者的情况、治疗方案和预后,回答家属的问题和疑虑。对话的内容会变得温和、关心和耐心,以安抚家属的情绪,并提供必要的信息和支持。

(2) 动作和姿态:人物之间的动作和协作是在突发事件中展示他们互动的另一种方式。医务人员可能会分工合作,协调行动,互相传递工具和设备,以快速处理患者。他们可能会互相帮助、支持和鼓励,形成一个团队,共同应对紧急情况。这些动作将展现出他们的专业能力和团队合作精神。医护人员的动作和姿态在与家属互动时也非常重要。他们可能会采取温和的动作,如轻拍家属的肩膀、握住他们的手、给予鼓励的微笑等,以表达对家属的支持和关怀。这些动作可以增强互动的亲和力,建立起信任和合作的基础。

(3)情感表达和理解:急诊室中,突发事件可以引发人物之间情感的交流和表达。在剧中,人物会表达担忧、宽慰、鼓励、感谢等情感。这种情感交流可以通过眼神、拥抱、握手、轻拍肩膀等身体动作来展现。这些互动将增强角色之间的情感联系,并帮助观众更好地理解他们的关系。医护人员可能会倾听家属的情感表达,如担忧、恐惧和悲伤,并通过言语和行动来表达理解和同情。他们可能会安慰和安抚家属,让他们感受到自己的关切和专业能力,以减轻家属的焦虑和不安。

(4)信息传递和共享:这块主要是医护人员对于患者家属的信息传递,医护人员会努力向家属提供必要的信息,并与他们分享患者的治疗进展。他们可能会使用清晰简明的语言解释医学术语,并确保家属理解治疗方案、风险和预后。这种信息共享可以帮助家属更好地理解患者的状况,并参与决策过程。

(5)安抚和支持:在紧张的情况下,医护人员会试图安抚家属的情绪并提供支持。他们可能会鼓励家属保持乐观和积极的态度,向他们传达希望和信心。同时,医护人员也会借助互动来获得家属的合作,例如要求家属提供患者的相关信息或协助一些基本护理工作。

(6)指挥和领导:在紧急情况下,一些角色可能会扮演指挥和领导的角色,协调整个团队的行动。他们可能会发出指令、提供指导和决策,以确保应对突发事件的高效和有序。这种指挥和领导的互动可以通过对话、姿态和动作来展现,体现出角色的决断力和领导能力。

在影视创作中,可以通过人物的行为和动作的发展和变化来展现故事的主题。以下是一些艺术创作手法,可以帮助实现这个目标。

(1)角色目标的转变:通过事件的发展,使角色的目标发生变化,从而呈现故事主题的转变。初始阶段,角色可能追求个人利益或满足自身需求,但随着事件的发展,他们逐渐意识到更高尚的目标,如关爱他人、奉献社会等,展现主题的价值观。

（2）行为的转折点：通过在事件中引入行为的转折点,展现角色的成长和变化。角色的行为可能经历从自私到无私、从冷漠到关心的转变,从而突出对主题的探讨和表达。

（3）内外对比：通过对比角色的内在世界和外在行为,展现他们在事件中的心理变化。内在世界可以通过心理描写、内心独白等手法呈现,而外在行为则可以通过动作、表情和言行来展示,从而突出主题所要传达的角色内心的挣扎和变化。

（4）动作符号：通过角色的动作来传递符号化的意义,表达故事主题。动作可以是物理动作、肢体语言或象征性的动作,通过它们的表现形式和变化,传达主题所要表达的情感和思想。

（5）情节紧凑化：通过合理安排情节的紧凑性,加强角色行为和动作的发展和变化。剧情的紧凑性可以通过设置时间限制、加大冲突、增加紧张感等手法来实现,从而推动角色行为和动作的转变,突出主题的张力和表现力。

（6）角色互动的变化：通过角色之间的互动,展现故事主题的发展和变化。互动可以是对话、对抗或合作等形式,通过角色之间的交流和相互影响,呈现他们在事件中的行为和动作的变化,突出主题的探讨和表达。

通过以上的创作手法,影视编剧可以从医院急诊室一个事件中人物行为和动作的发展和变化来展现故事的主题。这种创作方式可以让观众更加深入地理解角色的内心世界和情感变化,同时引发对主题的思考和共鸣。

示例：误诊的心理变化

剧本标题：被误诊的阴影

类型：医疗剧情片

场景：医院急诊室

主要角色：

（1）艾米（患者）——中年女性，病情复杂，焦虑不安。

（2）丽莎（护士）——经验丰富，关怀周到。

（3）彼得（医生）——职业冷静，善于判断。

［注释：下面的剧本示例将使用创作手法来展示患者艾米在急诊室中的心理变化以及误诊事件的发展。］

【场景1：急诊室入口】

（艾米紧张地走进急诊室，面容疲惫，焦虑不安。）

艾米（内心独白）：我已经来了好几次了，医生们都说我没问题，可是我还是感觉身体不对劲，这次他们一定能找到原因吧！

（丽莎注意到艾米的情况，走向她。）

丽莎：艾米女士，您好，您又出现了什么症状？请您先稍做休息，我来帮助您。

（丽莎的声音和亲切的表情稍稍缓解了艾米的焦虑。）

艾米：（颤抖的声音）我……我感觉不舒服，头晕目眩，还有持续的胸痛。

［注释：在这一场景中，使用了内心独白手法展示了艾米的内心焦虑和失望，以及她对医生诊断的怀疑。］

【场景2:检查室】

(艾米被带进检查室,医生彼得开始检查她。)

彼得:艾米女士,请您坐下,我会给您做一些检查以确定症状的原因。

(艾米坐下,紧紧盯着医生。)

艾米(内心独白):这次他们一定要找到问题所在!我已经受够了这种不确定感!

(医生彼得进行一系列的检查,艾米的紧张情绪逐渐加深。)

彼得:艾米女士,根据检查结果,我们并没有发现明显的异常。您的症状可能是由焦虑和压力引起的。

艾米:(愤怒地)你们就这样说了好几次了!但我知道自己的身体,这不是简单的焦虑和压力!你们是不是漏诊了什么?

[注释:通过艾米的愤怒和不满,展示了她对医生诊断的质疑,这是误诊事件的发展。]

【场景3:医生办公室】

(艾米要求进入医生彼得的办公室,两人坐在办公桌前进行对话。)

艾米:医生,我已经来急诊室好几次了,每次都被告知一切正常,可我依然感到身体不适,这难道只是心理问题吗?

彼得:艾米女士,我理解您的担忧。我们医生也会犯错,但我们努力为每位患者提供最好的医疗服务。如果您仍然感到不满意,我建议您再次咨询其他专科医生,以确保没有遗漏任何问题。

[注释:这里利用对话展示了患者艾米对医生的质疑和不满,并提出进一步的行动。]

【场景4:专科医生会诊室】

(艾米在专科医生会诊室中,多位专科医生对她进行全面的检查和讨论。)

专科医生1:根据您的症状和检查结果,我们怀疑您可能患有一种罕见的自身免疫性疾病。我们需要进一步的检查来确认诊断。

艾米:(震惊)真的吗? 这意味着之前的诊断都是错误的?

专科医生2:是的,很遗憾之前的诊断可能有所遗漏。但请不要担心,我们会尽力提供最佳的治疗方案。

[注释:通过引入专科医生的会诊,展示了误诊事件的揭示和患者艾米的心理转变,从愤怒和不信任转变为震惊和期待。]

通过以上剧本示例,我们运用了以下创作手法:

（1）内心独白:通过患者艾米的内心独白,展示了她的焦虑、不满和质疑,以及心理转变的过程。

（2）对话:通过角色之间的对话,展示了医患之间的互动和情绪变化,以及误诊事件的发展。

（3）事件发展:剧本中通过艾米的就诊过程和医生的诊断,展示了误诊事件的发展变化,从患者的不满和怀疑,到专科医生的会诊揭示了真正的诊断。

（4）视觉符号:在剧本中可以利用一些视觉符号来加强患者心理变化的展示,比如通过摄影手法的变化、镜头语言的运用,以及场景设置等,来呈现患者的内心焦虑、失望、愤怒等情绪。

这些创作手法有助于展示患者在医院急诊室中心理的变化,以及误诊事件的发展过程。通过内心独白、对话和事件的变化,观众能够更好地理解患者的心理状态,同时也体验到医患之间的紧张和情绪的起伏。创作者可以根据具体的剧情需求,灵活运用这些手法,使观众更加深入地参与到剧情中,并对患者的心理变化有更深刻的理解。

3. 情节

故事与情节的区别是值得注意的,认为二者都是事件之间的组合连接。一个常见的说法是,故事是按照时间顺序排列的序列事件,而情节是由因果关系构成联系的事件组合。一个著名的例子:"国王死了,王后死了"是故事;而"国王死了,王后因为伤心过度也死了"就是情节。由此可见,情节是不仅按时间顺序连接,而且按照因果关系连接的事件,它在故事中的功能是构成了故事的统一性。情节历来受到编剧理论的重视,西方早在亚里士多德的《诗学》中就提出了情节的概念。他将整个悲剧划分为形象、性格、情节、言词、歌曲与思想六大元素,认为其中最重要的是情节。他认为:悲剧艺术的目的在于组织情节,在一切事物中,目的是至关重要的。情节是悲剧的基础,又是悲剧的灵魂。可见情节在戏剧中的重要作用。

一部戏剧影视作品有许多事件,或者说都有一个或数个由许多小事件连接组成的大事件,或者说戏剧影视作品中的主要人物经历了一个或数个由许多小事件连接组成的大事件。如《西厢记》表现了张生与崔莺莺的由相识相爱到终成眷属的大事件,其间经历了惊艳、借厢、酬韵、闹斋、寺警、请宴、赖婚、琴心、前候、闹简、赖简等诸多小事件。再如孔尚任的《桃花扇》,全剧以侯方域、李香君的悲欢离合为主线,展现了明末南京的社会现实,揭露了弘光政权衰亡的原因,歌颂了对国家忠贞不渝的民族英雄和底层百姓的重大历史事件,而该剧则由四十个小事件组成。每个小事件都对大事件的形成发展起到重要作用。

作为情节中的事件,大的规律要遵循时间顺序与因果关系。但在事件的顺序安排上,却是可以有部分的自由、灵活的。依照时间顺序发生的事件,也可以打乱时间的顺序,按照讲述人认为的最为有效的顺序讲述或展示,这种有效主要是能够表现讲述人的目的或意图。情节的发展也不必如日常生活那样呈现为自然状态。叙述人可以改变事件持续时间的长短或频率。重要者则详细叙述,其持续的时间等于或长于自然状态的时间;次要者则简略带过,其持续时间可以短于事件的自然时间;对于特别重要的还可以多次叙述或重复展示,以引起读者或观众的重视。另外,叙述人还可以重新排列情节事件的先后顺序,采用闪回或闪前的技法来撩拨观众或使观众适应情节的发展;还可以按照人物的心里的感受处理物理时间,如在享受美好事物时总感觉时间的短暂,而在忍受磨难时总感觉时间的缓慢等。

注:这是一个 5 分钟电影剧本的简要概述。它提供了故事、人物互动和情感旅程的概览,并且遵循了时间顺序和因果关系的叙事结构。作为编剧,您可以对每个场景进行扩展,添加对话,并结合视觉描述,使故事在屏幕上生动呈现。

剧本标题:《希望之旅》

【内景,儿童医院,白天】

一个小巧明亮的房间。艾玛,一位戴着头巾的8岁女孩,坐在床上,周围摆满了玩具和绘画。威尔逊,一位善良的小儿肿瘤学医生,走进房间。

威尔逊医生
(轻声地)
早上好,艾玛! 你今天感觉如何?

艾玛
(紧张地)
威尔逊医生,我害怕。治疗太艰难了。

威尔逊医生
(坐在她旁边)
我理解,艾玛。但是你是一个勇敢的战士。我们正在尽一切努力帮助你康复,你并不孤单。

【内景,医院走廊,白天】

艾玛接受化疗,她的父母玛丽和约翰陪伴在她身边。日子一天天过去,治疗仍在继续。

【内景,医院房间,夜晚】

艾玛躺在床上,治疗使她身体虚弱。她望着窗外,看着孩子们在庭院里玩耍。她的脸上流露出渴望和希望的表情。

【内景,医院游戏室,白天】

艾玛戴着假发,和其他孩子们一起参加艺术治疗课程。她画了一幅充满生机的花园画,代表着她对健康未来的梦想。

【内景,医院房间,白天】

威尔逊医生走进房间,脸上带着忧虑的表情。

威尔逊医生
(严肃地)
艾玛,我有一些不太好的消息。你的血液指标下降了,我们需要调整你的治疗方案。

艾玛
(含泪)
这意味着我不会康复了吗,威尔逊医生?

威尔逊医生
(握住她的手)
不,艾玛,这意味着我们必须尝试不同的方法。我们不会放弃你。我保证。

【内景,医院房间,白天】

艾玛的家人围在她的床边,手拉着手。他们默默祈祷着,希望发生奇迹。

【内景,医院房间,白天】

艾玛醒来,脸上洋溢着喜悦。威尔逊医生站在床尾,手里拿着一份医疗报告。

威尔逊医生
(兴奋地)
艾玛,最新的检查显示你的情况有了显著改善! 这是对新治疗方案的积极反应!

艾玛
(含泪,微笑着)
这意味着我会康复吗,威尔逊医生?

威尔逊医生
(幸福地)
是的,艾玛! 我们正在见证一个奇迹。你每天都在变得更强壮。

【内景,医院庭院,白天】

艾玛和其他孩子们一起奔跑和玩耍,她的父母自豪地看着。阳光照耀下,象征着新的希望和坚韧。

【内景,医院房间,白天】

艾玛坐在床上,头发长齐了。威尔逊医生走进来,手里拿着一束
鲜花。

威尔逊医生
(祝贺)
艾玛,你做到了! 你完成了治疗,现在已经战胜了癌症!

艾玛
(激动地)
谢谢你,威尔逊医生! 没有你和家人的支持,我无法做到。

威尔逊医生拥抱艾玛,她的父母也加入了这个拥抱。胜利和感激的
时刻。

【淡出】

在影视创作中,从时间顺序和因果关系的角度分析医院中一个患者
从诊断到治疗和康复的过程,可以运用以下创作艺术手法。

(1)线性叙事:按照时间顺序展示患者的诊断、治疗和康复过程。
这种叙事方式直接、清晰,能够让观众跟随主人公的经历,一步步了解事
情的来龙去脉。

(2)回忆叙事:在主线叙事的基础上,穿插患者的回忆场景,展示他
们过去的生活和病情发展的背景。这样可以通过回顾过去,更好地理解

主人公的内心世界和情感变化。

（3）闪回叙事：通过闪回方式，将关键的治疗和康复时刻插入主线叙事中。这样做可以增加悬念和紧张感，同时让观众对主人公的康复过程保持好奇，希望了解更多背后的故事。

（4）并列叙事：同时展示多个患者的治疗和康复过程，以展现医院环境中不同患者之间的相互影响和互动。观众可以通过比较不同患者的经历，更好地理解医疗过程中的困难和挑战。

（5）意象与象征：利用意象和象征性的场景、物品或动作，来表达患者内心的情感变化和心路历程。这种创作手法可以更加深入地触动观众的情感，让他们共情主人公的经历。

下面是一个相关的剧本示例，其中使用了以上的创作手法。

当然，以下是对剧本示例的进一步细化：

剧本标题：《时光之医》

【场景 1：诊断室——线性叙事】
（医生和患者坐在诊断室里，医生看着患者的病历）

医生：根据检查结果，你患有白血病。

患者（震惊）：白血病？那我该怎么办？

【场景 2：患者回忆——回忆叙事】
（患者回忆起过去的生活，包括家庭、工作和患病前的健康状态）
（回忆中展示患者的快乐时光和充满活力的生活）

患者的回忆声音(回忆中):那时候的我,充满了活力和希望,我有着美好的家庭和事业。

【场景3:治疗过程——闪回叙事】
(闪回到患者接受化疗的场景)
(展示患者在治疗期间的身体不适和心理挣扎)

【场景4:康复训练室——并列叙事】
(主人公在康复训练室里遇到其他患者,包括一位年轻的运动员和一位乐观的老人)
(患者们互相鼓励和支持,建立起深厚的友谊)

【场景5:意象与象征——患者房间】
(患者躺在床上,注视着窗外)
(窗外的花朵悄悄绽放,象征着希望和新生)

【场景6:治愈与重生——线性叙事】
(医生告诉患者,他的病情已经完全得到控制)

医生:你的白血病已经完全进入缓解期,康复得非常出色。

患者(感慨万分):谢谢您的关怀和治疗,我感到重新获得了生命。

【场景7:主人公的康复生活——线性叙事】
(展示主人公康复后的生活,他参加公益活动,鼓励其他患者)
(主人公的回忆声音):现在,我要用我的经历和力量,帮助其他人度过艰难的时刻。

进一步细化一下这个剧本示例中各个场景的创作手法和效果：

【场景 1：就诊过程——线性叙事】

这个场景采用线性叙事的手法，按照时间顺序展现了主人公就诊的过程。观众能够跟随主人公一步一步地了解到他的病情和医生的治疗计划，从而更深入地了解主人公的生活和情感状态。此外，医生和主人公之间的对话和交流也让观众更加深入地了解主人公的个性和情感。

【场景 2：接受治疗——回忆叙事】

在这个场景中，主人公回忆起了自己刚被诊断出白血病的时候的情景。这种回忆叙事的手法能够增加主人公的复杂性和情感深度，让观众更好地理解主人公的内心感受和情感变化。同时，这种叙事手法也能够增加故事的复杂性和情感层次感，从而使故事更加生动有趣。

【场景 3：治疗过程——闪回叙事】

这个场景中，主人公的治疗过程被呈现为闪回的形式。这种叙事手法能够增加悬念和紧张感，让观众更加关注主人公的状况和治疗过程。同时，闪回手法也能够增加故事的复杂性和层次感，让观众更加深入地了解主人公的情感变化和成长过程。

【场景 4：康复训练室——并列叙事】

这个场景中,主人公在康复训练室里遇到了其他患者,这种叙事手法被称为并列叙事。通过展示不同患者之间的互动和支持,观众能够更好地理解主人公的情感变化和成长过程。同时,这种叙事手法也能够增加故事的情感层次感和生动性,让观众更加沉浸在主人公的世界之中。

【场景5:意象与象征——患者房间】

这个场景中,主人公躺在床上注视着窗外的花朵,这种叙事手法被称为意象与象征。通过窗外的花朵象征希望和新生,观众能够更深入地感受到主人公内心的情感变化和对康复的向往。这种意象与象征的手法能够通过视觉符号来传达主人公的内心世界,让观众与主人公产生共鸣和情感连接。

【场景6:治愈与重生——线性叙事】

在这个场景中,医生告诉主人公他的病情已经完全控制,进入了缓解期。这个场景采用线性叙事的手法,让观众能够直接了解到主人公的康复进展和医生的评估。通过医生和主人公之间的对话,观众能够感受到主人公的喜悦和感激之情,同时也为主人公的康复之路带来了满满的希望。

【场景7:主人公的康复生活——线性叙事】

这个场景采用线性叙事的手法,按照时间顺序展现了主人公从治愈后进入康复生活的过程。观众能够跟随主人公一步一步地了解他的康复进展和日常生活的变化,从而更加深入地了解主人公的情感和成长。

通过以上的剧本示例,我们可以看到在医院患者从诊断到治疗和康复的过程中,运用了线性叙事、回忆叙事、闪回叙事、并列叙事和意象与象征等创作手法。这些手法的运用增加了剧本的复杂性、情感层次和故事的吸引力,同时也更好地传达了主人公的情感变化和成长过程,引起观众的共鸣和情感共鸣。

戏剧影视作品中的情节在大的段落组成上,不能呈现水平如镜、波澜不兴的状态,而必须有起伏波折,如此才能吸引人的关注和兴趣。传统的情节结构通常为起承转合。起的阶段要求快速进入规定情境,说明时间地点,介绍主要人物和人物关系,交代先行事件,引出中心事件并形成悬念。同时要交代事件的背景、人物关系和环境氛围。承是进展、递进与深化。该阶段有两个基本要求,即矛盾冲突层次分明,不断深化与情节的因果关系连贯明确,不断向前发展,要求人物投入越来越大的能力和越来越强的意志。转即转折点,是戏剧影视作品总的悬念得以解决的时刻。一系列进展经过发展达到顶峰,是命运的大转折,也是情感大起大落的谷峰,通常有一个从正面到负面或从负面到正面的出乎意料的转折。合即结局,主要集中于主要事件的发展结构的交代和突变后的新的认识,渲染、强调主题思想。情节的安排是戏剧影视创作的主体部分。

二、人　　物

在影视创作中,特别是在医院这样一个特定的环境中,医患、家属,发生在整个故事、事件中,人物也是故事情节发展中最为重要的元素,事件的改变,人物的角色转换和戏剧故事的冲突是分不开的。那么,人物如何刻画,就显得尤其重要。

就整个戏剧影视作品而言,其基本构成单位是事件,而事件是由行为者所引起或经历的从一种状态到另一种状态的转变。而在事件的发

生、发展过程中,行为者是一个重要的元素,而行为者就是事件中的人物
或者人格化的动物或其他物体,这两者都可以称为人物。作为人物,它
在事件中的动作需要有情节的意味,否则就可能被视为背景环境的一种
了。人物在叙事作品中具有非常重要的地位,不论是行动还是事件,都
是由人物主导或参与完成的。不存在没有人物参与的戏剧事件,而没有
事件也就构不成叙事作品。亚里士多德认为最重要的是情节,而人物只
有作为行动的媒介或执行者才是必要的。而到了 19 世纪,现实主义叙
事作品则常常将刻画出栩栩如生的人物作为成功的叙事作品的标志。
作品中的人物以及成功的人物塑造被置于至高无上的地位。巴尔扎克
认为,人物在某种程度上是我们愿望的幻影,是我们希望的化身。他们
使作者模拟的真实性格的真实性更加突出地表现出来,更提高了这些性
格的普遍性。不采取这一切小心谨慎的措施,就不会有什么艺术,也不
会有什么文学。[1] 关于人物与行动的不同看法至今仍在继续,而对这
些观点的研究将有助于我们更好地理解戏剧影视作品中的人物塑造。

1. 特性人物论

叙事学家查特曼强调人物是由特性构成的观点。他将特性界定为
"相对稳定而持久的个人品性",也是一种"叙述形容词"。[2] 比如,"曹
操是一个多疑的人"中的"多疑"这个形容词就是一种特性。人物虽然是
特性的聚合,但这种特性是发展的、变化的,而不是固定不变的。即人的
特性可以在故事过程中逐步浮现出来,也可以消失或者被其他特性取
代。如《远大前程》中的匹普,他的"羞涩"的特性在他继承财产后被"势
利"的特性所取代,而后者在他得知财产的来源之后,最终又被"谦恭"与
"感恩"所取代。同时,查特曼还区分了特性与更加短暂的心理现象,如
情感、心绪、思想、临时的动机、态度等。这些心理现象与特性可能一致

---

[1] 巴尔扎克. 古物陈列室、岗巴拉出版序言. 载巴尔扎克论文艺[M]. 袁树仁,译. 北京:人民文学出版社,2003,368.
[2] 查特曼. 故事与话语[M]. 北京:中国人民大学出版社,2013,109.

也可能不一致,由此可以看出,查特曼所说的特性是一种比较持久的品格。另外需要注意的一点是,查特曼的特性聚合观是一种纵向的聚合,与构成情节事件链条之间横向组合交叉,同一特性可以从不同事件中表现出来。事件与特性的区别是,前者在故事中有严格确定的位置,如甲事发生了,然后是乙事因甲事而发生,最后是作为结果的丙事发生。它们在故事中的顺序是固定的,即使话语表达呈现了不同的顺序,其自然本来的顺序也是可以被重新构造出来的。事件的范围是有限制的,每一个事件都有开始和结束。特性是不受这些限制的,它们可以充满整部作品,甚至超出于作品,正如人物的特性会留在人们的记忆之中一样。

福斯特在《小说面面观》中提出了扁平人物和圆形人物的人物类别理论,该理论的一个重要依据就是人物的特性。圆形人物是指具有多个复杂性格特点、经历过多种情感经历、人物形象立体和饱满的角色。圆形人物通常会有很多不同的情感、目标、动机,他们的性格是相对复杂的,他们的行为和决策也往往是非常有深度的。这些角色在故事中往往是主要角色,具有非常强的存在感和戏剧性。扁平人物则是与圆形人物相对的一种类型。扁平人物往往没有丰富的个性特点或者情感经历,他们的角色定位相对单一,性格比较简单。这些角色往往在故事中充当次要角色或者背景角色,用来衬托主角或推动剧情的发展。需要注意的是,一个角色是圆形或扁平,并不是绝对的二元对立,而是一个相对的概念。角色的性格塑造、情感表现、行为决策等都可能存在于这个二者之间的某种中间状态。福斯特对扁平人物持贬斥的态度,认为他们"只有在制造笑料上才能发挥最大的功效"。[1]事实上,扁平人物特性的单纯和固定并不意味着他们没有生气和活力;相反,由于他们的单纯,扁平人物往往具有鲜明的个性特征,更容易为读者或观众所识别、记忆,如《水浒传》中的李逵、《三国演义》中的张飞等。在中国古典小说或戏剧中,扁

---

〔1〕 福斯特.小说面面观[M].李文彬,译.台北:志文出版社,1985,64.

平人物的形象往往更加突出、鲜明，为人喜爱。而圆形人物具有多种特性，包括一些互相冲突或矛盾的特征。如奥斯汀笔下的爱玛年轻、美丽、富有，同时也自命不凡、富于幻想，优点与缺点共存，就是一个比较典型的圆形人物。成功的圆形人物每次出场都能给人们一种轻微而新鲜的快感，用福斯特的话，就是"一个圆形人物必能在令人信服的方式下给人以新奇之感"。[1] 但是，圆形人物的成功塑造并不容易，如果不能令人信服，人物就成了特征的堆砌，变成一个伪装的圆形人物。

　　尤恩在《叙事文中的人物》一书中提出了用三根轴线区分人物类型的建议，也是一种以人物特性为基础的分类模型。第一根轴线是单一至复杂轴，也就是从单一的特性出发逐渐增加特性的数量。单一特性人物一般只具有一种特性或一种主导特性，寓言式人物、漫画式人物往往属于这一极。他们的主要的人物特性往往被放大、突出，成为某种特性人物的典型代表，如《三国演义》中关羽的忠勇、曹操的奸诈，《欧也妮·葛朗台》中葛朗台的吝啬等，都是如此。单一特性的人物类似福斯特所说的扁平人物。随着人物特性的增加，人物逐渐复杂，成为具有多个特性的人物。如《奥赛罗》中的伊阿古，他冷酷、自尊、虚伪、卑鄙，《雷雨》中的周朴园专横、残忍、狡诈、虚伪而也不乏温情等，都是具有多种特性的人物。复杂一极的人物类似福斯特的圆形人物。第二根轴线是静态至发展轴，所谓静态也就是从出场开始就有固定特性的人物，所谓发展就是在故事进出中特性发生了很大变化的人物。《远大前程》中的乔基在小说中始终老实、善良，而《西游记》中的唐僧也始终善良、固执，两者都是静态一极的人物。静态人物在小说、戏剧等文学作品中较为多见，相对容易塑造。发展一极的人物如詹姆斯《专使》中的斯特雷赛，开始时他是一位古板的美国人，到了巴黎后渐渐喜欢上了巴黎，逐渐对自己过去的生活方式感到不满，最后竟放弃了自己的使命。中国古典戏剧中也有类

---

[1] 福斯特. 小说面面观[M]. 李文彬，译. 台北：志文出版社，1985，68.

似的人物,比如《桃花扇》中的侯方域与李香君从开始的追求爱情到最后放弃团圆,也是发展中的人物。发展型人物的塑造需要注意的是要将这种个性的发展建立在可信的基础上,否则就如同"伪装的圆形人物"而陷于失败。第三个轴线是外部至内部轴,外部一极的人物只有纯粹的形体动作而并不显露内心世界。《水浒传》中的武松、鲁智深、李逵、时迁等,基本都接近这样的外部一极,他们的性格都是通过外部动作表现出来的,几乎没有对他们心理的揭示。内部一极的人物多具有丰富且复杂的内心世界,心理特征十分鲜明突出,如陀斯绥耶夫斯基作品中的人物往往如此,具有强烈的自我意识。莎士比亚的《哈姆雷特》中的哈姆雷特也是此类人物。

2. 行动人物论

俄国形式主义和法国结构主义认为人物与行动相联系,而反对用心理主义定义人物的本质。他们认为人物的本质是"参与"或"行动",而不是个性。形式主义起源于 20 世纪初的俄国,强调作品的形式而非内容和主题,认为作品的真正意义在于它的形式。他们试图揭示作品中隐藏的结构和艺术技巧,以及作者使用的语言、风格和文学形式,认为作品的美学价值取决于形式而不是主题或情感。结构主义是一种哲学和社会科学理论,起源于 20 世纪 50~60 年代的法国,试图揭示语言、符号和象征系统的结构,以及它们如何影响人类的意识和行为,个体的动机意图并不起决定作用。形式主义者认为人物是情节的产物,是动作的执行者,这种看法可以追溯到亚里士多德,如亚里士多德认为"悲剧中没有行动,则不成为悲剧,但没有'性格',仍然不失为悲剧。"[1]托马舍夫斯基在《主题》这篇文章中谈到"主人公"时认为,"主人公绝非情节的必要属性。情节作为细节的系统也完全可以没有主人公及其性格描写。主人公是把材料形成情节分布的结果,他一方面是连贯细节的手段,另一方

---

〔1〕 亚里士多德. 诗学[M]. 罗念生, 译. 北京: 人民文学出版社, 1982, 21.

面又是对细节联系生动的、拟人化的细节印证。"他的意思是,故事中的人物是执行动作的,人物因动作而存在价值,而不是人物的年龄、经历等心理因素。结构主义者沿着形式主义开辟的道路前进,继续强调人物与动作的关系。结构主义代表人物巴尔特认为,"一方面,人物是描述的一个必要的部分,离开了这部分,作者讲的那些细枝末节的'行动'就无法理解,因此可以说,世界上没有一部叙事作品是没有'人物'的,或没有'行动主体'的。但另一方面,这些为数众多的'行动主体'既描述不了,也不能用具体的'人'来分类。"巴尔特的意见是,人物分析的法则"是用人物参加的一个行动范围来说明人物的特征"。[1]

普洛普提出了"功能"概念,归纳提炼出了民间故事的 31 种功能。所谓功能是指"从其(人物)对于行动过程意义角度定义的角色行为。"[2]因而,他得出了四条通则:①角色的功能是故事稳定不变的因素,他们构成了故事的基本组成成分;②故事的功能项是有限的;③功能项的排列顺序永远是同一的;④所有神奇故事按照构成都属于同一类型。在普洛普的故事理论中,"功能"是一个核心的概念。故事中人物的行动被抽象为"功能",并以此来作为故事分类的依据和构建故事结构体系的基础。陈连山认为功能"其实仍然是一种情节单元,但是已经非常抽象。它是普洛普从若干个同类的情节单元中提炼出来的,可以涵盖原来情节单元的一种抽象情节。"[3]对于纷繁复杂的故事世界,名称、人物、对象是随时可变的,而"功能"是其中的不变因素,人物行动产生的意义是相同的,所以,"功能"具有永久的稳定性。将这三种功能按照一定的顺序排列起来,就能组合出表面上千变万化实际上却具有同一性的故事来。因而,所有的故事其实是一致的。普洛普根据人物执行动作的情

---

〔1〕 巴尔特.叙事作品结构分析导论[M].重庆:重庆出版社,1987,82.
〔2〕 普洛普.故事形态学[M].贾放,译.上海:中华书局,2002,18.
〔3〕 陈连山.结构神话学——列维-斯特劳斯与神话学问题.北京:外文出版社,1999,102-103.

况将其中的人物分为 7 种,即主角、反角、捐助者、助手、被寻求者、差遣者和假主角。在童话中,一个人物可以充当多个角色,一种角色也可以由几个人物充当,但童话中所有的人物都不会离开这 7 种角色。这 7 种角色在故事中执行上述 31 种功能。无论是 7 种角色还是 31 种功能,都是从行动的角度对人物在故事中作用的归纳和概括,而与人物的心理特征无关。

格雷马斯在研究人物关系时提出了"行动元"概念,用于表明人物之间、人物与客体之间的行动关系。他提出了三组对立的行动元模式,即主体与客体、发送者与接收者以及帮助者与敌对者,认为这三组关系适合于故事中的所有人物,而任何人物也都具有这三组行动元模式中的一种或几种关系。主体与客体这一组关系构成了情节发展的基本框架。主体总是有一定欲望的,欲望若要想实现,必须以寻找、追求的方式进行,而"客体"就是"主体"想要的对象及其变体。如爱情故事里某男追求某女,则某男是主体,某女是客体。再如复仇故事,复仇者是主体,而复仇对象是客体。当然,这种主客体模式也可以集中在同一人物身上,如寻求自我身份的叙事作品。此外,客体也不一定是人物,也可以是某种客观事物或抽象观念,如客体可以是目的、欲望、财富、宝藏等。一般情况下,主体与接受者,客体与发送者是重合的。比如《祝福》中的祥林嫂,她既是"主体",又是观念上通过捐献门槛获得救赎这一良好愿望的"接受者",或者说祥林嫂又是悲惨命运的"接受者"。"客体"是"门槛","发送者"是一套封建迷信落后观念。在女权主义作品中,女人追求独立人格,而作为发送者的社会则不允许她们实现愿望。接受者是发送者的对象,也可以由主体担任。在爱情故事中,作为主体的男子期待着女子的同意,此时他又是接受者。帮助者与推动主体实现目标的发送者有相似的作用,不同的是,帮助者往往只给予局部的支持,发送者大多是抽象的,而帮助者是具体的,发送者往往处于背景之中,而帮助者常常参加行动。敌对者是主体的对立面,对主体起到挑战和破坏的作用。在格雷马斯看来,帮助者与敌对者有两个作用:"第一类功能有助于欲望的实现,它利于交流;另一类反之,它制造障碍,阻滞欲望的实现,它妨碍交流。"以爱情故事为例,某男意欲与某女结婚,但女方母亲反对并千方百计干涉婚事,这位母亲就处于敌对者位置,而出面协助成就这一婚事的人则是帮助者。帮助者与敌对者行动元在情节中具有重要作用,作为主体的主人公为了实现目标,完成对客体的追求,必须突破道道难关,同时需要众多的支持和帮助,直到完成目标或彻底失败。

3. 符号人物论

从符号角度思考叙事作品中的人物可以追溯到象征主义诗人瓦莱里。他曾经把以忘记文学的文字情况,而把人物当作活生生的人的做法称为"文学迷信"。沃伦也认为,小说中的人物只是经由他或者关于他所说的一些句子的结果。他们两人都注意到了叙事作品中人物的符号特征。巴尔特在其著作《S/Z》中阐述了其后结构主义的立场,不再坚持人物从属于行动的观点,认为"人物是一个形容词,一个定语,一个谓语……萨拉西纳就是一些'性格素'的总数或会聚点:狂暴,艺术才能,独立,无节制,女人气,丑陋,喜怒无常,不敬,爱自寻烦恼等。"强调了人物的语言性质。对人物的符号学特征做了深入研究的菲利浦·阿蒙把人物看作一个符号学客体,摆脱了此前多将人物视为社会心理客体的做法。他指出:"在理论上把人物看作一种符号,那就是选择一种构成这一客体的'观察点',同时把它当作交际,当作语言符号的组成因素纳入确定的信息本身(而不是把它当作传统批评和注意力集中在人类的'人'这个概念之上的文化已知因素来接受)。"[1]符号学中,一般把符号分为指物符号、指示符号和重复符号,而阿蒙借助这一一般原理,将叙事作品中的人物区分为指物人物、指示人物和排比人物。所谓指物人物,也就是与作品外部世界具有参照关系的人物,如历史人物、神话人物、寓意人物

---

〔1〕 巴尔特.叙事作品结构分析导论[M].张寅德,编选.北京:中国社会科学出版社,1989,309.

等,他们都有某种确定的文化意义。所谓指示人物,指的是担任陈述功能的人物,如代言人、叙述者等。如福尔摩斯的助手就是此类人物。所谓的排比人物指的是叙事作品内部前后出现的互相参照的人物,具有结构的功能。作品中的人物可以同时或交替具有这三种类型的功能作用。

任何事物和现象都可以从不同角度进行认识,特性、行动与符号是人们认识叙事作品中人物的三个不同侧面和阶段。特性论侧重于人物的心理特征,用于分析现实主义叙事作品得心应手。但特性论在一定程度上混淆了人物与人的区别。行动论强调的是人物在行动中的作用,突出了人物在结构中的位置,与形式主义和结构主义追求叙事作品的形式有关。行动论有助于研究的抽象性和概括性,便于分类比较,对创作实践也能起到一定的启示作用。在叙事作品研究中,行动论适合对情节性较强的作品中的人物作出分类和比较,但在某种意义上取消了人物的独立性,成为依附于行动而存在的概念。符号论把人物视为文字的集合,强调人物的符号性质。符号人物论建立在索绪尔关于世界是由语言的差异构成的观点上,认为叙事作品中的人物只生活在文本的语言世界之中,只有通过对作品作符号分析才能找出人物的区别性特征。该理论对于解释一些注重语言的实验作品中的人物大有裨益。

三、环　　境

在叙事作品中,无论是故事还是人物,都必须存在于一定的环境中。环境不仅是故事背景和人物的活动场所,还是人物行为和心理的重要驱动力,能够深刻地影响故事的发展和人物的成长。环境是故事情节的重要组成部分,它能够营造出特定的氛围,这种氛围不仅为故事情节的发展和人物行为提供依据,也能够使欣赏者更好地沉浸在故事中,从而更好地理解与体验故事与人物。环境不仅为故事和人物提供映衬,还能够推动人物的成长和发展,在很多情况下,人物是环境的产物,不同的经验和挑战给人物带来的影响差别巨大。尽管如此,在叙事作品研究中,环境研究受到的关注历来较少,这是一个需要引起人们重视的研究领域。

托马舍夫斯基曾将作品的母题分为两大类:静态母题与动态母题,静态母题包括"对大自然、地点、情景、人物及其性格等的描写"。[1]巴尔特也将叙事作品的最小切分单位分为功能和标志,并将地点、氛围的单位归属于标志。[2]这些研究中,环境与人物行动一起被纳入情节的框架内,环境本身的性质和功能没有得到应有的重视和论述。

1. 环境及其构成

环境虽然不是叙事作品的主要组成部分,但也是故事结构不可或缺的因素。尽管同一环境下发生着不同的故事,相同的故事也可以发生在不同的环境之下,但无论故事还是环境,毕竟还要在某个特定的时空中发生发展。适宜的环境对故事进展和人物塑造具有重要作用。

环境不仅是一种时空的综合,也包括了活动于其中的政治、文化、思想、人物等各种要素。可以说,对叙事作品表现的故事、人物发生影响的一切因素都可以视为环境的一部分。环境在故事中的作用是多方面的,可以形成气氛、增加意蕴、象征氛围。例如,《呼兰河传》的开头对自然环境的描写,"严冬一封锁了大地的时候,则大地满地裂着口,从南到北,从东到西",寥寥几笔的平静叙述就给作品奠定了哀愁与感伤的基调。

以环境的变化来展示患者心理的变化是一种有效的创作手法。以下是一个剧本示例,通过医院急诊室的环境变化来展示患者心理的变化,并以注释的形式分析创作的手法。

---

[1] 茨维坦·托多罗夫·俄苏形式主义文论选[M],方珊等译. 北京:中国社会科学出版社. 1989,242.

[2] 巴尔特. 叙事作品结构分析导论[M]. 张寅德,编选. 北京:中国社会科学出版社,1989,14-17.

剧本标题:《急诊室之旅》

【场景:医院急诊室】

人物:
- 莉莉(年轻女性,急性呼吸道感染)
- 医生
- 护士

【场景 1:紧张与不安】
(莉莉焦虑地坐在急诊室的椅子上,她咳嗽不止,额头上沁出汗珠。医生和护士来回走动,医疗设备的声音和呼叫声不断。急诊室充满紧张气氛。墙上的白色荧光灯照亮着整个房间,散发出刺眼的光芒。)

注释:通过突出墙上荧光灯的明亮光芒和嘈杂的环境声音,加强紧张和不安的氛围。

莉莉:(呼吸急促)医生,我真的很难受。这次病得比以前严重多了。会没事吧?

医生:(安抚地)莉莉,不要担心。我们会尽快为您进行检查,找出病因并给予适当的治疗。

注释:医生的安抚语气和语言,为莉莉带来一丝安慰。

【场景 2:治疗和关怀】
(经过一段时间,莉莉已经躺在急诊室的床上,医生和护士在她周围忙碌。环境相对安静,只有医疗设备的轻微声音。房间的照明调暗,营造出温暖而舒适的氛围。)

注释:通过调暗照明和减弱环境声音,表现出莉莉逐渐接受治疗并感受到关怀的过程。

医生:(查看检查结果)莉莉,检查结果显示你的病情并不严重,但你需要休息和使用合适的药物来缓解症状。我们会给你提供适当的治疗。

莉莉:(放松下来)谢谢医生,我很庆幸能够得到及时的帮助。

护士:(温柔地拍拍莉莉的手)莉莉,你要坚强。我们会尽力帮助你恢复健康的。

注释:护士温柔的动作和语气传递出对莉莉康复的关怀和鼓励。

【场景3:希望与康复】
(时间过去了几天,莉莉已经康复,她坐在急诊室的椅子上,面带微笑。急诊室相对宁静,只有柔和的环境音乐轻轻地流淌。房间的照明调成柔和的黄光,营造出温馨舒适的氛围。)

注释:通过环境的变化、柔和的音乐和照明,表现莉莉情绪的转变和康复状态。

莉莉:(感激地)医生,护士,我真的非常感谢你们。你们的关怀和专业治疗让我恢复健康。我决定改变自己的生活方式,保持健康。

医生:(微笑)莉莉,我们只是尽了我们的职责。你的康复是最重要的。

注释:医生的微笑和语气传递出对莉莉康复的肯定和鼓励。

通过以上剧本示例的进一步发展,我们可以看到以下环境元素的扩展和细化。

(1)照明的变化:开始时使用刺眼的白色荧光灯光,加强紧张不安的氛围;而后调暗照明,营造出温暖舒适的氛围,反映莉莉逐渐接受治疗和康复的过程。

(2)环境音乐:在康复阶段使用柔和的环境音乐,营造出平静愉悦的氛围,表现出莉莉情绪的转变和康复状态。

(3)环境声音的调整:在治疗阶段减弱医疗设备的声音,营造相对安静的环境,让观众感受到莉莉逐渐接受治疗和康复的过程。

(4)视觉元素的变化:通过调整墙上的照明、添加温暖的黄光,以及营造舒适的环境,传达莉莉康复的喜悦和希望。

通过环境元素的扩展和细化,观众可以更直观地感受到莉莉在急诊室中心理的变化。从紧张不安到温暖舒适,再到康复希望的转变,这些环境元素与剧情的发展相互呼应,增强了情感共鸣和故事的吸引力。

环境的组成虽然纷繁,但主要的要素可以归纳为自然现象、社会背景与物质产品三大种类。自然现象主要指天文、地理、动植物等非人工的存在,如暴风雨、冰雪、雷电、山川、河流、森林、草原等。自然现象虽然是纯粹客观的,但一旦当它们被人类所思考和关注时,就会涂上思想的色彩,成为人类精神的一部分。曹禺的剧作《雷雨》对天气的描述:"屋中很气闷,郁热逼人,空气低压着。外面没有阳光,天空灰暗,是将要落暴雨的神气。"这种气候现象不是纯粹自然的点缀风景,而是既点明了当下戏剧人物的灰暗心境,也预示了故事和人物即将发生激变的暴风骤雨时刻。再如梅特林克的《群盲》，剧中有大量对自然环境的描写，既渲染了恐惧、孤寂、荒凉的末日氛围，也预示了群盲的最终命运。这都是以自然环境描写来推动剧情发展和人物塑造的典型案例。所谓社会背景，主要指时代背景、社会风俗、思想文化，也包括人与人之间的种种关系与互动，那些次要人物有时候也构成一种社会背景因素。《三国演义》第一回就对小说的社会背景进行了描绘，如历史背景的描写、朝廷斗争的乱象、社会上的种种神异灾害以及黄巾起义的斗争等，为接下来三国英雄的出场做好了铺垫。环境中的物质产品主要指人类生产或利用的客体，一般具有人造或人为的痕迹。物质产品的应用得当，也能够对叙事作品的故事结构和人物塑造发挥重要作用。如清传奇《桃花扇》中的桃花扇，既是侯李二人爱情的信物，也是南明朝廷兴衰的历史见证。

2. 环境的表现形态

环境在小说、戏剧等叙事作品中的表现形态多种多样，我们可以从环境与故事和人物的关系以及环境自身的呈现样态两个角度对环境进行认识。从环境与故事和人物关系的角度看，环境可以占有支配或从属的位置，从环境自身的呈现样态看，环境可以是清晰的或模糊的，也可以是动态的或静止的。

一般而言，叙事作品或以情节为中心或以人物为中心，环境在整个故事中不具有主导地位，但这也不排除部分作品中以环境为主导，特别是社会环境。有些作品中，社会环境占有支配地位。清末的谴责小说重在揭示官场的腐败堕落，如《老残游记》以一位走方郎中老残的游历为主线，在书中直斥清官误国、清官害民，指出有时清官的昏庸并不比贪官好多少，对清廷官场的批判切中时弊、独具慧眼。再如《二十年目睹之怪现状》以主人公二十年间的遭遇和见闻，描述了日益殖民地化的中国封建社会的政治状况、道德面貌、社会风尚以及世态人情，揭露了晚清社会和封建制度行将灭亡的命运。易卜生的《人民公敌》以斯多克芒医生在揭露浴场污染过程中遇到的种种阻力，表现了当时挪威社会的种种乱象。

这些作品就是以社会环境为主要表现对象的,社会环境起到了支配作用。从属式环境与此相反,作品或侧重情节的发展,或突出人物的活动或性格。环境处于从属地位的作品比较多见。

从环境的自身样态看,有清晰与模糊的不同。清晰的环境指故事中的环境明确、清晰,而模糊的环境则混沌、淡化或变形。清晰的环境对人物活动场所有具体描绘,包括场景的细节,乃至一些容易被人忽视的物件或位置也被详细刻画;模糊的环境主要表现在社会背景的含糊上,年代不清、地域也不明确,无法了解故事究竟发生在何时何地。环境无论是清晰还是模糊,都能够用以表现作者的创作意图,为情节发展和人物塑造起到重要作用。曹禺的剧作《原野》对环境的描绘是非常清晰的,如序幕中对环境的描绘:秋天的傍晚。大地是沉郁的,生命藏在里面。泥土散着香,禾根在土里暗暗滋长。巨树在黄昏里伸出乱发似的枝芽,秋蝉在上面有气无力地振动着翅翼……这种环境塑造了神秘氛围,为该剧的剧情发展和人物塑造起到了重要的建构作用。模糊的环境可以以罗怀臻的《金龙与蜉蝣》为代表,该剧的时代背景非常模糊,只是点明上古时期,华夏某诸侯国境内。环境也有静态与动态之分。静态环境指故事情节在固定的环境里发展,人物也在这一固定的环境里行动。静态环境是故事常见的形态,无论是小说还是戏剧都有此类作品。前文提到的梅特林克的《群盲》,故事与人物都围了一座荒岛。易卜生的《罗斯莫庄》中人物活动也基本限于罗斯莫庄之内,古典小说《红楼梦》的故事也主要发生在贾府之内。动态环境在叙事作品中也并不少见,如《西游记》《镜花缘》等。

3. 从环境与情节的关系看环境类型

从环境与情节及人物关系的角度看,可以分为象征型环境、中立型环境与反讽型环境三种。环境的象征性使环境能够在叙事作品中发挥重要作用,此类环境与人物、行动关系密切,具有明显的意义蕴含,能够为人物的活动及情节的发展提供适宜的气氛并起到推动作用。易卜生象征主义作品《海上夫人》中的神秘大海无时无刻不在吸引着艾梨达的神思,象征着艾梨达对自由生活的向往,而沁孤的作品《骑马下海的人》中的大海,象征了大自然给人们带来的残酷命运以及人们对命运的不屈抗争。不仅在象征主义作品中,现实主义作品中也有很多环境具有象征意义。如《红楼梦》中林黛玉的潇湘馆,薛宝钗的蘅芜苑,李纨的稻香村,都在某种程度上成为主人人生、性格和命运的象征物。象征型环境渗透着相当多的主体因素,体现了浓浓的主观色彩。

反讽型环境与人物行动既有联系又不和谐,与象征型环境与情节人物的互渗正好相反。反讽型环境通常通过对角色、情节和场景的扭曲和颠倒,来揭示社会和人性的缺陷和荒谬。它既可以用于喜剧,也可以用于悲剧,具有不同的效果和目的。在喜剧中,反讽型环境常常被用来嘲笑和揭露社会和人性的滑稽和荒诞。例如,莎士比亚的《仲夏夜之梦》中,精灵带来的爱情药剂导致各种错爱和混乱,嘲笑了人们对于爱情的幼稚和盲目;另外一部莎士比亚的作品《哈姆雷特》中,主人公哈姆雷特的言行举止以及他的命运与他所处的世界形成了鲜明对比,揭示了社会的虚伪和荒诞。而在悲剧中,反讽型环境则常常被用来表现悲剧主人公的悲惨命运和无奈境遇。例如,莎士比亚的《李尔王》中,国王为了证明自己的伟大和权力,将自己最亲密的人驱逐出境,结果却导致了自己的破产和儿女的悲惨命运;另一部莎士比亚的作品《麦克白》中,主人公为了实现野心和权力,不惜铤而走险,最终导致自己和周围人的悲惨结局。

中立型环境与人物、情节的关系十分淡然,只是作为情节发展与人物存在的时空,与人物性格与情节发展没有必然的联系。曹禺的剧作《日出》中,陈白露居住的酒店只是人物所处的空间与情节展开之地,与主人公没有情感、情绪上的联系,只是一种氛围而已。法国新小说派曾经力倡中立型环境:"我们必须制造出一个更实体、更直观的世界,以代替现有的这种充满心理的、社会的和功能意义的世界。"[1]由于中立型环境与情节发展及人物塑造没有联系,一般不受重视,也未成为叙事作品中的主要环境类型。

进入新媒体时代,人们获取健康信息的途径越来越多,特别是近几年,国民健康素养提高得很快,接触的医学影视科普也越来越多元,加之新媒体带来了全新的环境,人们的审美也较十几年前发生了巨大的变化,传统的作品很难符合当下患者的胃口,这也无疑给医护提出了巨大挑战。一名医者除了大量临床工作外,如何步入新媒体、新编剧的领域,成为一名一定程度上能够熟练创作新媒体科普作品的能手,既是机遇也是挑战。

---

〔1〕 柳鸣九. 新小说派研究[M]. 北京:中国社会科学出版社,1986,63.

第 二 章
编剧概论

一、戏剧的结构

在新媒体时代,每个医护人员都是一个自媒体,都可以通过现有的新媒体平台来传播正确的医学科普知识。考验他们的第一步无疑是如何做好编剧工作。

高尔基曾对美国戏剧理论家克拉克说过,他不懂编剧,写的剧本都很差,"但是,我要学了理论的话,它们就会更糟。"[1]英国的阿契尔虽然写过《剧作法》一书,却在书中宣称:写剧本没有规则可循。在我们看来,剧本创作是有规律可循的,剧本也是有结构的。但如果墨守某种规律,遵循某种结构而不敢越雷池一步,那就走到了艺术创作的反面。但要突破规律、偏离结构的前提是要深刻理解剧本创作的规律和剧作结构。创新不是无根之木,凭空得来,而是站在巨人肩膀上的突破创新。就大多数情况来讲,遵循规律,照方抓药,还是可以写出中规中矩的剧本的,突破性的成就并不容易。"到老方知非力取,三分人事七分天",能够完成合格的剧本,是编剧工作的正常状态,这都需要对戏剧结构的深刻了解。

---

[1] 孙惠柱. 戏剧的结构与解构[M]. 上海:上海人民出版社,2016,10.

医护工作者在撰写剧本的时候,要学会从一个医护的角色转化到大众的日常生活,多揣摩大众审美趣味,不能一味用临床思维写临床语言。在撰写剧本的时候,要细细打磨情节、人物、心理等每个细节,学会收集患者反馈,久而久之,就能更好地把临床知识科普化、趣味化、情节化,就能够深入人心。

1. 以情节为主的结构

这类剧作都以过去的一个重要秘密为中心,再加一个严重威胁到这个秘密能否得到保守并因之产生相应后果的情境。剧情一般通过揭露秘密还是保守秘密的两股力量之间的斗争而迅速发展,并在高潮中揭开秘密,以发现的方法实现突转。《俄狄浦斯王》一剧的主要前史是主人公在多年前无意中的杀父娶母,另一个较近的前史是城邦遭遇灾害,神示要求清除城邦中犯罪的人才能消除灾害。杀父娶母是一个秘密,而城邦遭遇灾害成为威胁到这个秘密的情境。为了拯救城邦居民,俄狄浦斯必须按照神示找到杀害先王的凶手,这便为戏剧人物设置了一个目标。俄狄浦斯为了弄清这个秘密,不顾一切地与相关人物发生冲突。随着前史逐渐揭示,吸引他追查到底的力量越来越大,最后真相大白,以秘密的发现而实现剧情的急转直下,全剧以俄狄浦斯的悲剧收场。易卜生的《玩偶之家》也是这种结构的剧作。该剧的秘密是:多年前海尔茂病重,妻子娜拉为救治丈夫而冒名签字向柯洛克斯泰借钱,并一直节衣缩食还债。在债务即将还清之前,丈夫海尔茂荣升银行经理,成为柯洛克斯泰的上司,并打算解雇柯洛克斯泰。柯洛克斯泰为了保住银行的工作职位,以娜拉伪造签名要挟娜拉帮助他保住工作,否则就揭穿秘密。剧情在保守与揭露这个秘密的较量中逐渐走向高潮,秘密被海尔茂发现,剧情出现反转,娜拉出走。这种戏剧结构是较为成熟的戏剧结构,使用得当可以很好地形成悬念,引起的观众兴趣。

2. 以人物为主的线性结构

这种结构不以戏剧情节的变化构成戏剧,而是以人物为主串起许多

零散的场面。英国的克利斯朵夫·马洛是较早使用此类戏剧结构的剧
作家。他的《浮士德博士的悲剧历史》表现了浮士德将灵魂卖给魔王直
至下地狱的二十多年中,上天入地,周游列国的故事。除了主人公与少
数几个人物贯串全剧外,多数角色一闪而过,不再出场。全剧没有一个
统一的事件情节,完全以主人公的行动来衔接人物与事件。莎士比亚的
《亨利四世》表现的是亨利四世篡位后,两次平定武装叛乱直到病死而传
位给儿子的全过程。戏剧场景众多,包括皇宫、酒肆、教堂、战场,背景广
袤。戏剧中的人物也很复杂,不算群众就有 50 人。除场景与人物众多
外,该剧的线索也很繁复,如亨利四世的行动是一条线,他的儿子威尔斯
亲王是一条线,叛军头子诺森伯兰及其子与约克大主教又各有一条线。
几条行动线交替发展,分化组合,最终归结到新即位的亨利五世这条线
索上,展现了社会生活的广阔画面。这类戏剧结构大多以某个主人公为
主干,串联起复杂的枝蔓,主人公与对手多有冲突。也有些剧作没有明
确的主人公,各主要角色的地位差不多,但仍是以人物的活动为线索的。
如莎士比亚的《威尼斯商人》的三条线索:安东尼奥与夏洛克的故事线、
贝尔蒙特与波希霞的故事线以及杰西卡与罗兰佐的故事线等。

3. 以人物为主的散点结构

此种结构的主要特点是场景比较集中,变化很少,出场人物比较多,
但他们之间的关系非常松散。人物之间有各种各样的矛盾或冲突,但分
散集中,多是片段性的,很少有贯串全剧的行动线。这种结构的主要意
图是以小见大,全息缩影式地反映整个社会的面貌。这类剧作完全是以
写人为主,剧中人物不属于某个或某几个集中的行动或冲突。高尔基的
《在底层》就是此类结构的一部著名剧作。该剧集中展现了一个下等客
栈里混吃等死的各色人等的生活、欲望、经历和归宿,基本上都是单个形
象的孤立刻画。人物之间有着错综复杂的此起彼伏而又零碎片段的小
冲突,如果不是共同生活在这样一个客栈中,他们之间的关系很可能是
老死不相往来的。各个人物之间没有共同的行动,无法编织到一起贯穿

在一条或几条主线之上,但合起来却能在总体上反映整个下层人民的生活风貌。尽管老板娘相中了小偷贝贝尔,嫉妒并迫害与他恋爱的妹妹,最后导致贝贝尔打死老板是一条较为贯穿的线索,但也是淹没在许多其他人物的单个行动中,也无法串起其他各色人等的活动。老舍的《茶馆》也是采用这种结构的成功之作。该剧的每一幕都发生在一家汇聚三教九流的茶馆里,每一幕都反映了一个时代的各个阶层代表人物的生活状态。由于幕与幕之间时间间隔很长,三幕剧合起来反映了1949之前60年的宏大历史,特色非常鲜明。这些剧作都以写人为主,每个人物都有独立存在的价值,但剥离一两个人或者增加一些角色,也并不影响剧作的整体。这是此类戏剧结构的灵活之处。

剧本标题:《碎片之路》

【场景1:医院急诊室大厅——白天】
(医院急诊室大厅人来人往,忙碌的场景。)

(1)艾丽斯(主角):资深医生,站在接待台前,眉头紧锁,看着满满的等候患者。她感到沮丧和无奈,内心渴望能给每个患者更多的时间和关注。

(2)约翰:刚刚加入急诊室的实习医生,踌躇满志地观察周围的医生和护士。他紧张地调整着白大褂,目光炯炯地希望能学到更多知识和经验。

(3)莉莉:护士长,站在急诊室大厅中心,手持收纳护理工具的盒子,忙碌地安排医护人员的任务。她时刻保持着微笑,但眼神中透露出一丝疲惫。

(4)汤姆:急诊科的主任,从办公室走出来,目光严肃地扫视着大厅。他手中拿着一摞患者资料,忙着为即将到来的紧急情况做准备。

【场景2:急诊室——白天】
(急诊室内一片混乱,伤者们等待紧急救治。)

(5)安妮:躺在担架上,她的面部表情紧张,不停地扭动身体。焦虑的目光四处寻找医生的踪迹。

(6)杰克:坐在椅子上,他的脸上带着愤怒和疲惫,不停地用手敲打着椅子扶手。他对自己的酒驾行为深感后悔,同时对自己的伤势也感到恼火。

(7)丽莎:紧紧护着自己的孕肚,眼神中透露出担忧和恐惧。她时不时地与身边的家人交流,希望能得到一些安慰和指导。

(8)爱德华:躺在床上,昏迷不醒。他的家人紧紧围绕在床边,眼中流露出担忧和焦虑。

【场景3:急诊室——黄昏】
(急诊室内人员相对较少,医护人员正在处理患者的急救情况。)

(9)艾丽斯:仍然忙碌地为患者提供治疗,她的眼神中透露出一丝疲惫,但她努力保持专注和冷静。

(10)约翰:紧张地跟随着艾丽斯的指导,尽力提供协助。他的手抖动着,但他努力克制着自己的紧张情绪。

(11)莉莉:面对患者家属的不满和抱怨,她耐心地解释和安抚。她尽力为每个人提供关怀和支持,虽然有时感到力不从心。

(12)汤姆:在急诊室里来回走动,与医护人员交流和协调。他的眉头紧锁,心系着整个急诊室的运作。

(13)麦克:一个急诊科的新实习生,眼中透露出害怕和紧张。他手忙脚乱地试图跟上快节奏的急诊室工作。

【场景 4：急诊室——深夜】
（急诊室陷入一片寂静，只有偶尔的急救声和机器的嗡嗡声。）

（14）艾丽斯：疲惫的表情挂在脸上，但她依然全神贯注地对待每一位患者。她时不时地瞥向窗外，希望看到拂晓的曙光。

（15）约翰：面对日夜不停的工作，他的眼神中透露出坚持和决心。他看着艾丽斯，感到敬佩和鼓励。

（16）莉莉：她在一旁默默地支持着医护团队，时不时地给予他们鼓励和微笑。她看到他们的疲惫，也看到他们的坚持。

（17）汤姆：他坐在办公桌前，手托着额头，思考着急诊室运作中的问题。他明白医疗体系中的困难，但他对改善医护环境充满了渴望。

【场景 5：急诊室——黎明】
（急诊室渐渐恢复忙碌，医护人员开始准备交班。）

（18）艾丽斯：她终于完成了最后一个患者的处理，感到疲惫但满足。她看着急诊室里的同事，为他们的奉献精神和团队合作感到骄傲。

（19）约翰：他跟随着艾丽斯的脚步，整理着工作台和准备交班。他的眼神中透露出一丝伤感，但同时也带着对未来的期待。

（20）莉莉：她整理着护理工具，为新的一天做好准备。她望着急诊室，希望能继续为患者提供更好的护理和关怀。

（21）汤姆：他站在急诊室的门口，目送着艾丽斯和约翰离开。他知道自己的使命并未完成，将继续为急诊室的运作努力奋斗。

【场景 6：医院走廊——白天】

（22）艾丽斯和约翰在医院走廊里相遇，两人彼此注视着对方，眼中透露出对过去经历的理解和感激。

（23）艾丽斯：（微笑）谢谢你今天的帮助，约翰。你在急诊室表现得很出色。

（24）约翰：（羞涩地笑）我还有很多要学习的地方，但是有你的指导，我感觉进步很多。

（25）艾丽斯：我们的工作虽然困难，但是能够为患者带来希望和治疗，这是我们的责任。

（26）约翰：是的，我现在明白了。虽然医疗体系有很多限制，但我们不能放弃，我们可以作出改变。

（27）艾丽斯和约翰彼此握手，眼中透露出对彼此的尊重和信任。尽管医疗体系中存在困难，但他们决心为患者作出积极的改变。

【场景7：急诊室——晚上】

（急诊室再次迎来一波紧急状况，医护人员开始奋力救治患者。）

（28）艾丽斯：她投入地处理一位严重受伤的患者，全身心地救治，眼中闪烁着坚定和决心。

（29）约翰：他快速而准确地为另一位患者进行急救措施，展现出了他在紧急情况下的冷静和专业。

（30）莉莉：她带领着其他护士协调医疗资源，确保每个患者都能及时得到治疗。她的表情凝重，但仍然坚定地带领团队。

（31）汤姆：他站在急诊室中央，手中拿着患者的病历，紧密地指挥着医护人员。他的声音充满力量，鼓舞着大家继续战斗。

【场景8：急诊室——深夜】

（急诊室仍然在接收和救治患者，医护人员疲惫不堪，但依然坚守在岗位上。）

(32)艾丽斯:她的眼神中透露出疲惫和坚持。她继续努力为每个患者提供最好的护理,不愿放弃任何一个生命。

(33)约翰:他的手颤抖着,但依然尽力给予每个患者及其家人安慰和支持。他的眼中充满了同情和温暖。

(34)莉莉:她用自己的微笑和温柔安抚着患者和他们的家人。她明白他们的担忧和焦虑,尽力为他们带来一丝安宁。

(35)汤姆:他紧紧地握着医疗团队的手,鼓励他们继续前行。他的声音中充满了感激和敬意,感谢大家对患者的奉献和无私付出。

【场景9:急诊室——黎明】
(天色渐亮,急诊室逐渐平静下来,患者数量减少。)

(36)艾丽斯:她终于可以稍事休息,坐在办公室的沙发上,眼神中透露出疲惫和满足。她回想起今夜的工作,心中充满了自豪和成就感。

(37)约翰:他靠在墙边,喘着粗气,感受着一夜的辛劳。然而,他内心的满足感远远超过了疲劳,他知道他正走在成为一名优秀医生的道路上。

(38)莉莉:她整理着工作台和护理工具。尽管她的身体疲惫,但她的内心充满了对护理事业的热爱和责任感。

(39)汤姆:他静静地走进办公室,看着急诊室外的窗景。他明白医护工作的辛苦和挑战,但也相信每一次的努力都能为患者带来希望。

【场景10:医院走廊——白天】
(艾丽斯、约翰、莉莉和汤姆走在医院的走廊上,微笑着交流着彼此的感受。)

（40）艾丽斯：今夜的工作很辛苦，但看到那些患者得到及时治疗，我们的付出是值得的。

（41）约翰：是的，每个人都展现了顽强的意志和专业精神。我真的很庆幸能加入这个团队。

（42）莉莉：我们相互支持，共同努力，这是我们急诊室的精神。明天，我们将继续为患者的健康奋斗。

（43）汤姆：医疗事业从来都不容易，但只要我们坚持并且不断改进，我们就能给更多的人带来希望和康复。

（44）他们一起走向新的一天，怀揣着对医疗事业的热情和奉献精神。无论面临多少困难和挑战，他们决心继续为患者的健康和生命而努力。

【场景11：急诊室——平静时刻】
（在一天忙碌之后，急诊室进入了相对平静的时刻。）

（45）艾丽斯：她坐在办公室的桌边，整理着患者的病历和记录。她回顾着今天的工作，思考着如何提高医疗质量和流程效率。

（46）约翰：他走过急诊室，悄悄观察着每个区域。他思考着今天的经验教训，想要寻找改进的机会，为患者提供更好的护理。

（47）莉莉：她与其他护士聚在一起，进行例行的交流和讨论。她分享着自己的经验和观察，以促进团队之间的学习和成长。

（48）汤姆：他站在急诊室的中央，注视着这个熟悉而充满生命力的空间。他感慨万分，意识到医护人员的努力是这里能够运转的关键。

【场景12：医院走廊——黄昏】
（艾丽斯、约翰、莉莉和汤姆走在医院走廊上，夕阳的余晖洒在他们身上。）

（49）艾丽斯：我们今天又挺过了一天，为守护患者的健康贡献了力量。

（50）约翰：我们的团队合作越来越默契，我们的技能也在不断提高。

（51）莉莉：我们还有很多挑战和工作，但是我们已经证明了自己的能力和奉献精神。

（52）汤姆：我们是一支不可或缺的团队，为患者的健康和生命而努力是我们的责任。

（53）他们继续前行，期待着明天的工作，坚信他们的付出将带来更多的希望和康复。无论遇到多少困难，他们将坚持不懈，为每一位患者提供最好的医疗护理。

在这个故事的脚本中，我们可以看到明显的散点结构。散点结构是一种以人物为主线的叙事结构，通过展现不同的人物、场景和事件，以碎片化的方式呈现整个故事。

在这个脚本中，每个场景都集中在医院的急诊室里，围绕着医护人员的工作展开。每个场景都描绘了不同的人物和他们的个人故事，同时也展示了他们之间的矛盾、冲突和合作。

通过艾丽斯、约翰、莉莉和汤姆等主要人物的视角，我们能够看到他们各自的职业追求、挫折和成长。每个人物都有自己的特点和角色，他们通过急诊室中的互动和冲突展现出不同的情感和价值观。

故事中的各个场景之间并没有线性的时间和逻辑关系，而是通过跳跃的方式展示了急诊室中发生的不同事件和情节。这种散点结构给予观众多个视角和情节线索，使得故事更加丰富多样，在吸引人的同时也保持了观众的兴趣。

通过散点结构的运用，这个脚本成功地呈现了医院急诊室的生活和工作场景,展现了医护人员的艰辛与奉献。每个人物的故事都在不同的场景中展开,通过碎片化的叙事方式呈现了他们的情感、挑战和成长过程。这种结构使得观众能够深入了解每个人物的内心世界,并与他们的故事产生共鸣。

4. 非理性无情节结构

此类剧作结构不讲究人物和故事逻辑的因果关系,而是根据编剧的情绪,或者反逻辑地自由组接一系列极少连贯而大幅度跳跃的事件或人物。事件之间缺乏组成情节的因果关系,人物语言也违反逻辑,甚至不知所云。尤涅斯库的《秃头歌女》就是此类剧作,该剧没有完整的故事情节,也没有确定的人物性格,甚至没有连贯而有逻辑的语言,整个戏剧情境也令人莫名其妙。剧作虽然名为《秃头歌女》,但剧中既无秃头,也无歌女,剧名与戏剧内容完全无关。该剧以一个英国中产阶级家庭为背景,通过夫妻之间、客人之间的对话展现出一种荒诞、空洞的生活状态和人际交往的疏离感。剧本中的对话和场景都不合逻辑,角色之间缺乏交流,语言的表面意义与内在意义大相径庭。尤涅斯库通过对语言的颠覆和破坏,揭示了人类之间的沟通障碍和文化虚无。梅特林克的《群盲》展现的是在荒岛上等待已经去世的牧师的一群盲人。他们之间虽然不乏语言交流,但形不成具有戏剧意义的对话,也无从分辨各自的性格。他们没有行动,也无法形成具有因果关系的情节。直到一条狗的到来,才使他们发现牧师已经死亡。失望中,狂风卷起落叶,天空飘下大雪,在群盲的哀号中戏剧落幕。这两部剧作虽然没有理性,但还具有固定的场景。而斯特林堡的《一出梦的戏剧》则连固定的场景也没有,该剧描写天神的女儿下凡体验人生,如同做梦一般,前后没有逻辑联系,一任作者情绪的跳跃。

非理性无情节结构是一种故事叙事结构的概念,通常用于描述某些艺术作品中的故事发展方式。它强调故事的非线性和不合乎常规逻辑的特点,以及剧情的缺失或混乱。

在传统的故事结构中,通常有一个明确的起点、发展和高潮,并以一个有意义的结局收尾。然而,非理性无情节结构打破了这种线性的发展方式,通过追求非传统的叙事方式,突破常规的故事结构。

这种结构的作品可能会展示不连贯或不可解释的情节转折,缺乏明确的目标或目的,或者在剧情发展上存在逻辑上的漏洞。故事的事件可能在时间和空间上跳跃,角色的行为可能不符合常理,情节的发展可能更加关注情感、象征性或梦幻般的要素,而不是严谨的逻辑线索。

非理性无情节结构常常被用于探索复杂的主题、情感和思想,通过打破传统结构的限制,引发观众的思考和解读。它在艺术、文学和电影等领域中得到了广泛的应用,带给观众一种非凡和令人惊奇的体验。

需要注意的是,非理性无情节结构并不适用于所有类型的故事,它更多地被用于艺术作品和实验性的创作中。在编写故事时,选择使用非理性无情节结构需要考虑作品的整体风格、主题以及目标观众的接受能力。

剧本标题:《紊乱之医》

【场景:医学急诊室】

角色:

(1)约翰,一位年轻而富有激情的急诊医生

(2)莉莉,一位经验丰富的护士

(3)患者1,一位虚弱的老年男性

(4)患者2,一位年轻女性,面色苍白

【剧情梗概】

整个故事发生在医学急诊室,采用非理性无情节结构的叙事方式,

探索医生和护士在这个混乱而离奇的环境中的挑战和困惑。

【场景1:医学急诊室】

约翰和莉莉在忙碌地处理各种病例。患者1突然出现,他摇摇晃晃地走进急诊室,满脸迷惑。约翰和莉莉开始对他进行检查,但患者1的症状一直在变化,时而咳嗽,时而呕吐,时而意识不清。约翰和莉莉感到困惑,无法找到他的确切问题。

非理性无情节结构的元素开始渗入剧情。患者1突然开始唱歌,随后他的声音变成了一种奇怪的语言,无法理解。约翰和莉莉试图与他交流,但他们发现自己也开始说出类似的奇怪语言。

【场景2:医学急诊室】

在这个混乱的环境中,患者2突然出现,她虚弱地倒在地上。约翰和莉莉急忙前去救治她,但无论他们使用什么方法,患者2的状况都没有好转。她的面色苍白,脉搏微弱。

非理性无情节结构的元素再次出现。患者2的身体突然开始发光,散发出神秘的光芒。约翰和莉莉惊讶地看着这一幕,他们尝试触摸光芒,但却被强烈的能量击退。

【场景3:医学急诊室】

医学急诊室变得更加混乱。患者们的症状和反应越来越离奇,约翰和莉莉感到困惑和无助。他们尝试使用传统的治疗方法,但毫无效果。患者们的病情不断恶化,整个急诊室弥漫着一种奇怪的气氛。

非理性无情节结构的元素进一步增加。急诊室的墙壁开始变形,显示出错乱的图案和不连贯的颜色。约翰和莉莉发现自己陷入了一个怪异的现实之中,时间和空间似乎失去了稳定性。他们的行动变得无序,无论他们如何努力,他们无法恢复正常的治疗秩序。

【场景4:医学急诊室】

最后,约翰和莉莉感到沮丧和绝望。他们不知道如何处理这些非理性的情节和急诊室的混乱。突然,一阵强烈的闪光刺破了他们的眼睛。

剧本的结尾没有明确的解决方案或结论。它以一种开放性的方式结束,留给观众自己的解读和思考。

分析非理性无情节结构的元素:

(1)情节转折的混乱性:剧本中出现了一系列不连贯的情节转折,患者的症状和行为变化无常,突发奇异的事件打破了传统的线性故事结构。

(2)逻辑的缺失和混乱:剧本中的情节和角色行为不符合常理,医生和护士无法找到合理的解释或治疗方法,增强了非理性无情节结构的特点。

(3)时间和空间的扭曲:剧本中急诊室的墙壁变形,时间和空间失去稳定性,给观众一种离奇而混乱的感觉,违背了传统的故事叙事规律。

通过这些非理性无情节结构的元素,剧本在医学急诊室的背景下创造了一种混乱而离奇的氛围,引发观众对现实和理性的质疑。故事中的医生和护士面对着无法解释的事件和病情,他们的努力变得毫无意义,最终导致情节的无序和逻辑的缺失。

这种非理性无情节结构的剧本可以用来探索医学领域的不确定性、

无法解释的现象以及医务人员在面对无法理解的病例时的困惑和无助。观众在观看时会体验到一种不寻常的情绪和思考的刺激,对故事的含义和解读产生独特的体验。

需要注意的是,这样的剧本可能并不适用于传达具体医学知识或实际急诊室的运作。它更多的是一种艺术化的创作,旨在挑战观众对于故事结构和现实逻辑的传统认知。编剧在创作时需要谨慎考虑目标观众的接受能力和对非传统叙事形式的接受度,以确保剧本的效果和沟通的目的能够达到预期。

以下是将之前的例子改写成脚本的版本。

剧本标题:《紊乱之医》

【场景:医学急诊室】

角色:

(1) 约翰——年轻而富有激情的急诊医生

(2) 莉莉——经验丰富的护士

(3) 患者 1——虚弱的老年男性

(4) 患者 2——年轻女性,面色苍白

【剧情梗概】

整个故事发生在医学急诊室,采用非理性无情节结构的叙事方式,探索医生和护士在这个混乱而离奇的环境中的挑战和困惑。

【场景 1:医学急诊室】

(约翰和莉莉忙碌地处理各种病例。患者 1 摇摇晃晃地走进急诊室,满脸迷惑。)

约翰:欢迎来到急诊室,先生。您感觉不舒服吗?

患者1:(咳嗽)不……不……知道……

莉莉:让我来帮您检查一下。

(约翰和莉莉检查患者1,但他的症状一直在变化。)

约翰:这……这是怎么回事? 您的症状一直在改变。

患者1:(突然唱歌)La……la……la……

(约翰和莉莉困惑地望着患者1,然后他们也开始说出奇怪的语言。)

约翰:这……这是什么? 我们在说什么?

莉莉:我不知道,约翰。这……这太离奇了。

【场景2:医学急诊室】
(患者2虚弱地倒在地上,约翰和莉莉急忙救治她。)

约翰:我们必须快点,她的情况很严重。

莉莉:我尽力了,但是……但是她的状况没有任何改善。

（患者 2 突然身体发光，散发出神秘的光芒。约翰和莉莉惊讶地看着这一幕。）

约翰：这……这是什么？我们不能靠近她。

莉莉：这种能量……太强大了。

【场景 3：医学急诊室】
（医学急诊室变得更加混乱。患者们的症状和反应越来越离奇，约翰和莉莉感到困惑和无助。他们尝试使用传统的治疗方法，但毫无效果。）

约翰：我不知道该怎么办。这些病例一点逻辑都没有。

莉莉：我们的常规方法对他们没有任何帮助。我们正在面对一种无法解释的现象。

（急诊室的墙壁开始变形，显示出错乱的图案和不连贯的颜色。时间和空间似乎失去了稳定性。）

约翰：这里的一切都在崩溃！我们必须找到一个出路！

莉莉：但是，我们该怎么办？我们已经尝试了所有的方法。

【场景 4：医学急诊室】
（最后，约翰和莉莉感到沮丧和绝望。他们不知道如何处理这些非理性的情节和急诊室的混乱。突然，一阵强烈的闪光照射到他们的眼睛。)

约翰:发生了什么? 这是什么闪光?

莉莉:我不知道……一切都变得模糊了。

(剧本以开放性结局结束,留给观众自己的解读和思考。)

通过这样非理性无情节的结构,剧本创造了一个充满混乱和离奇的急诊室环境。医生和护士面对着无法解释的病例和现象,他们的传统方法和逻辑无法解决问题,最终导致情节的无序和混乱。

这种非理性无情节结构的剧本旨在引发观众对现实和理性的质疑,探索医学领域中的不确定性和无法解释的现象。观众在观看时会体验到一种不寻常的情绪和思考的刺激,对故事的含义和解读产生独特的体验。

需要注意的是,这样的剧本可能并不适用于传达具体医学知识或实际急诊室的运作。它更多的是一种艺术化的创作,旨在挑战观众对传统叙事形式和现实逻辑的认知。编剧在创作时需要谨慎考虑目标观众的接受能力和对非传统叙事形式的接受度,以确保剧本的效果和沟通的目的能够达到预期。

(剧本结束)

5. 社会论坛剧结构

近两年,随着大量医学短视频的涌现,医院和医护人员也编排舞台多幕剧、话剧、戏剧、心理剧、脱口秀等不同形式的医学科普作品。

巴西导演伯奥与他的合作者们一起创造了一种吸引观众参与的戏剧。伯奥在他的著作《被压迫者的戏剧》中写道:"'戏剧'是民众在露天自由歌唱；戏剧表演是民众为自己而创造出来的，因此可以被称为是酒神狂欢之歌。这是人人可以自由参加的庆祝活动。"[1]这种演员与观众混在一起，观众本身就是戏剧一部分的节庆戏剧活动在世界各地普遍存在，但在日益现代化的都市里却极难寻觅。伯奥对这类戏剧的赞美，是要让观众带着理智积极参与戏剧的创作，不仅像布莱希特那样引起观众思考社会问题，还要观众当场表达出来，甚至立即采取行动。在他的论坛戏剧演出中，尽管有演员与观众之分，但他们的地位却是平等的。在简短的演出之后，每个观众都有权提出批评和建议。在第二次的演出中，每个人都可以叫停演出并走上台去，替换他们认为表现不对的演员，使剧情按照他们的设计发展，而其他演员和观众也有同样的权利再次更改剧情走向。社会论坛剧旨在呈现社会问题和议题，如种族歧视、贫困、性别不平等，也可以用到其他受到关注的社会问题。这些剧通常采用现实主义和叙事手法，以揭示社会问题的复杂性和影响，并激发观众对这些议题的深入思考和讨论，并付诸行动。此类戏剧结构对于解决人们遇到的现实问题具有重要意义。

社会论坛剧结构是一种戏剧形式，通常用于探讨社会问题和引发观众对这些问题的思考和讨论。它通常涉及对不同观点和立场的展示，并通过角色之间的对话和辩论来呈现复杂的社会议题。

社会论坛剧结构通常包含多个要素。

（1）多个角色代表不同的观点：剧本中会引入多个角色，每个角色代表一个特定的观点或立场。这些角色的背景、经历和价值观可能存在差异，他们会通过对话和互动来表达自己的观点。

（2）对立和冲突：社会论坛剧通常会在角色之间制造对立和冲突。这些对立可以是思想上的分歧、道德伦理的争议或者价值观的冲突。这种冲突能够产生紧张的戏剧性，激发观众的兴趣和思考。

---

[1] 孙惠柱. 戏剧的结构与解构[M]. 上海：上海人民出版社，2016，160.

（3）辩论和对话：社会论坛剧的核心是角色之间的辩论和对话。这些对话可能发生在小组讨论、公开辩论或社交场合中，旨在探讨社会议题、问题和观点的不同层面。通过辩论和对话，角色能够交流并挑战彼此的观点，观众也能够从中获得不同的观点和信息。

（4）反映现实社会问题：社会论坛剧通常涉及具体的社会议题和问题，如种族歧视、社会不公平、性别平等、环境保护等。剧本通过角色的互动和对话，将这些问题呈现给观众，引发他们对社会问题的关注和思考。

（5）激发观众参与：社会论坛剧的目的之一是激发观众的参与和参与感。观众通常被鼓励参与辩论、讨论或提出问题，以推动对社会问题的思考和行动。

社会论坛剧结构提供了一个平台，让观众深入思考社会议题并参与社会变革的讨论。它鼓励对话和辩论，并通过戏剧的形式引发观众的共鸣和思考，从而帮助塑造社会意识和推动社会变革。

在新媒体医学领域，社会论坛剧结构可应用于创作医疗相关的剧本，以引发观众对医疗伦理、医疗政策和医疗技术等议题的思考和讨论。下面是一个可能的应用场景的例子。

剧本标题：《医者之问》

【场景：医学新媒体论坛】

角色：
（1）艾米——医学记者，主持人
（2）杰克——临床医生
（3）莉莉——护士
（4）安娜——医学伦理学家

（5）大卫——医疗技术专家

（6）观众——在线观众，可以通过弹幕或评论互动

【剧情梗概】

该剧本将通过在线医学新媒体论坛的形式，呈现医学领域中的伦理、政策和技术等议题。角色之间的对话和互动将引发观众的思考和参与。

【场景：医学新媒体论坛】

（艾米作为主持人出现在直播画面中，观众在线观看和参与讨论。）

艾米：欢迎大家来到《医者之间》！今天我们将讨论医学领域的一些重要议题。请欢迎我们的嘉宾——杰克医生、莉莉护士、伦理学家安娜和技术专家大卫。

杰克：非常荣幸能在这里和大家讨论医学伦理问题。

莉莉：我们护士也面临很多伦理挑战，我很期待今天的讨论。

安娜：医学伦理问题涉及我们对患者权益和医疗决策的思考。

大卫：同时，医疗技术的发展也给医学伦理带来了新的考验。

艾米：让我们来探讨一个具体的问题，隐私与数据安全在医学新技术中的平衡。大卫，你能给我们介绍一下这方面的情况吗？

大卫：当今的医疗技术，如人工智能、大数据和远程监测等，提供了

更好的医疗服务。然而，随之而来的是患者的隐私和数据安全的问题。

（接下来的剧本将围绕医学伦理、政策和技术等议题展开，角色之间进行辩论和对话）

杰克：但我们不能以牺牲患者隐私和数据安全的方式来追求医疗技术的发展。我们需要制定明确的政策和规定，以保护患者的权益。

安娜：我同意，我们必须平衡医疗技术的利益和患者隐私的保护。伦理委员会和监管机构应该发挥更大的作用来确保数据的安全和合法使用。

莉莉：作为直接参与患者护理的人员，我们也要负起责任，保护患者的隐私和数据安全，同时发挥技术的优势提供更好的护理。

艾米：非常有见地的观点！我们的观众也有很多想法和问题。请来自观众的提问。

（艾米在屏幕上展示观众的提问，角色们进行回答和讨论。观众可以通过弹幕或评论参与互动。）

通过社会论坛剧结构，剧本在医学新媒体论坛的场景中展开，通过角色之间的对话和观众的参与，深入探讨医学伦理、政策和技术等议题。观众通过观看和互动，被鼓励思考并形成自己的观点，从而促进对医学领域中的社会问题的思考和讨论。

这种剧本结构适用于医学相关的新媒体平台、医学教育活动和社区讨论等场景。通过在线平台的互动性和广泛的参与度，社会论坛剧结构能够有效引发观众的关注和参与,推动医学领域的社会意识和变革。

二、影视剧本创作

　　剧本创作首先要从题材与主题开始。题材是剧本的内容要素之一,且有广义与狭义之分:广义题材指剧本反映的人类生活领域,狭义题材指的是剧中人物、事件与环境的总和,也就是体现作者创作意图的社会或历史生活事件或生活现象。题材来源于人类生活,可以是作者自身的生活,也可以是作者观察到的其他人的生活,是作者对生活素材进行选择、集中与提炼加工而成的。常见的题材有以时代划分的,如现代题材、历史题材;有根据地域划分的,如城市题材、农村题材;有根据社会生活领域划分的,如个人生活方面的婚姻、爱情、家庭,有工作职业方面的,如工业、军事、教育、医疗、法制、商业等题材;也有根据人的成长阶段划分的,如儿童题材、青年题材和老年题材等。当然,这些题材之间也可以根据需要进行合理的组接。所谓的主题,即剧作表现出来的思想内容,是剧作者经过对生活的观察、体验、思考、分析与研究,经过对题材的提炼加工得出的对生活的认识、评价和理想的表现。主题必须经过题材加以形象化地表达,同一主题可以通过不同的题材表现,同样的题材也可以表现不同的主题,全靠剧作者对题材的认识和体察。在主题和题材明确的基础上,剧作者就可以着手创作。一般来说,剧本创作要经过剧情梗概、剧本大纲到剧本的过程。

(一)剧情梗概

　　剧本创作的第一步便是剧情梗概的撰写。剧情梗概是一份简短的文本摘要,概括了故事的主要情节、角色、主题和结局。剧情梗概通常用于引导编写剧本的整个过程,也可以作为制片人、导演和演员之间的沟通工具,以确保各相关方对故事的核心要素达成一致。编写剧情梗概需要注意以下几点:第一,要明确主要情节,应该包含故事的主要情节和关键事件,以及主要角色的介绍;第二,剧情梗概应该保持简洁明了,不要包含太多细节和次要情节;第三,主题要突出,梗概内容应该涵盖故事的主题,例如爱、友谊、成长等,以便让读者更好地理解故事的核心;第四,要体现出剧作者希望表达的情感,以引起读者的情感共鸣,使他们对故事的情节和人物产生兴趣。

如电影《城南旧事》的剧情梗概:

"我"六岁的时候居住在北京城南的椿树胡同,在那里结识了"疯女人"秀贞和学唱戏的妞儿。秀贞曾经与一个北大学生思康相爱,思康被警察抓走了,秀贞生下的女儿小桂子被父母丢到齐化门生死不明。"我"发现妞儿的身世很像小桂子,带她与秀贞相认。秀贞带着妞儿去寻找思康叔,却一同死在火车轮下。

"我"跟随父母迁居到新帘子胡同,在厂甸小学上学。"我"在废弃的园子里认识了一个厚嘴唇的年轻人,他为了供弟弟上学而去偷东西。"我"觉得他很善良,分不清他是好人还是坏人。"我"在荒园中捡到的小铜佛被暗探拿走了,警察抓走了厚嘴唇。

"我"上小学二年级的时候,看到宋妈的丈夫冯大明又来要钱了,这回宋妈哭得很伤心,原来她的小栓子被淹死了,丫头也被丈夫卖给了别人。宋妈要求留下来,继续照顾我和弟弟。

爸爸患肺病去世了,宋妈也被丈夫用小毛驴接走了,"我"和全家人乘上远行的马车。"我"带着种种疑惑和悲伤告别了童年。

如电影《泰坦尼克号》的剧情梗概:

1912年,一艘豪华客轮"泰坦尼克号"穿越大西洋,开始了她的处女航。航行中,一位名叫杰克的穷画家与一位名叫露丝的富家千金偶然相遇。杰克向露丝展示了异于她的生活状态及经历,令露丝眼界大开,两人渐渐陷入了热恋。

然而，露丝的未婚夫卡尔德与他的母亲在此次航行中也一同搭乘，"泰坦尼克号"的豪华和卡尔德的权势令露丝感到束缚，同时船上许多其他人的命运在与她发生交互和影响。在航行过程中，一场意外使得船身破裂，船身开始倾斜，大批人员陷入了恐慌和绝望之中。

紧急时刻，杰克决定帮助露丝逃离卡尔德的追捕，并带她登上一艘救生艇。然而，逃生机会很少，杰克最终选择保护露丝，最后在冰冷的海水中献出了生命。

几十年后，年迈的露丝回忆起当年与杰克的爱情，为了向逝去的恋人表达怀念之情，她将一枚价值连城的"海洋之心"钻石抛入海中，与杰克永别。

这两个剧情梗概分别对应了不同的故事结构。《城南旧事》是以人物为主的线性结构，并列描绘了四个小故事，并以主要人物"我"来贯串；《泰坦尼克号》是以情节为主的结构，全剧主要围绕杰克与露丝的爱情故事发展。这两个剧情梗概简明扼要地介绍了故事的核心元素，包括故事背景、主要情节和主题，突出了故事中蕴含的情感。

编写剧情梗概主要有如下步骤：① 确定主题。主题是剧情梗概也是全剧的核心要素，必须在撰写剧情梗概之前就已确定。② 确定主要人物。主要人物同样是剧情梗概和全剧的重要部分，要写出主要人物的姓名、特征和背景等信息。③ 确定故事情节。根据主题和主要人物，写出故事情节的大致轮廓。情节要简单明了，能够清楚地表达故事的主旨。要呈现关键事件和转折点。这些事件和转折点是故事的重要组成部分，它们推动故事的发展并加强故事的情感效果。④ 确定故事的高潮和结局。高潮是故事情节的一个重要部分，需要有一个令人激动和震撼的情节来吸引读者的注意力。结尾要简短明了，包括故事的结局以及主要人物的成长和变化，传达出故事的情感和意义。⑤ 反复修改完善，确保故事情节通顺、连贯，同时注意语言的简洁、准确和生动，直到满意为止。

编写剧情梗概对剧本创作具有重要意义,它可以帮助编剧在剧本创作之前就构思好故事的大体框架,明确故事的主题、情节和人物角色等元素,避免在创作过程中出现故事逻辑不清、情节烦琐、对话累赘等问题,从而更加高效、有针对性地完成剧本创作。

(二)剧本大纲

剧本大纲是剧本创作的蓝本,是对故事情节、人物角色、场景等元素进行的概括性描述。通常,剧本大纲是在剧本创作之前编写用来帮助编剧厘清故事情节和构思剧本结构的一种文本形式。剧本大纲的作用在于指导后续剧本的具体创作过程,帮助编剧更好地组织故事情节,展开角色形象,为戏剧、电影或电视剧的制作提供一个基础框架。剧本大纲的结构通常需要包含以下要素:①故事情节的梗概,即故事的起始、发展、高潮和结尾等基本情节线索。②人物角色的介绍,包括主角、配角等各个角色的性格、生活背景、动机等信息。③情感主题的阐述,指故事所反映的情感价值、思想观点等。④语言风格的描述,指剧本所采用的语言特点,如语言风格、口吻、语调等。

编写剧本大纲有以下几个方面的意义:①剧本大纲可以帮助编剧明确剧本的核心主题和基本风格,以便后续创作中保持一致性。②提高创作效率。剧本大纲可以为编剧提供一个整体的创作框架,避免在后续的具体创作中浪费时间和精力。③方便与他人沟通合作。剧本大纲可以为编剧和其他制作人员之间的沟通提供一个基础,确保所有人对剧本的核心内容和基本要求有相同的理解。

编写剧本大纲应从已经编写完善的剧情梗概出发。编写剧本大纲是一个逐步细化故事的过程,可以帮助编剧更加具体地规划每个场景和情节,以及每个角色的行为和发展,从而构建一个更加完整、有机的故事体系。①将剧情梗概分解成多个场景或章节,以便更好地展现故事的发展和转折。每个场景或章节应该包括一个或多个情节,以及一个或多个主要角色的行为和发展。例如,对于电影《泰坦尼克号》,可以将剧情梗概分解成以下几个章节:登上泰坦尼克号、船上生活、爱情故事展开、冰山撞船、逃生、最后的告别等。②编写每个场景或章节的大致情节。在每个场景或章节中,编写大致情节,包括场景的设定、角色的行为和对话等元素。这一步骤的目的是让编剧更好地了解每个场景或章节中发生的事情,以便更好地安排剧情的发展。例如,在《泰坦尼克号》的第一章节"登上泰坦尼克号"中,可以编写以下大致情节:年轻的画家杰克在码头上认识了富家女露丝,两人之间开始产生了一些微妙的情感。在船上,露丝受到未婚夫卡尔德的限制和家族期望压力,感到束缚和压抑。杰克则自由奔放,和露丝产生了很多共鸣,两人之间的情感逐渐升温。③为每个场景或章节的主要角色编写详细的情节线,包括他们的行为和发展,以及他们与其他角色之间的互动。这一步骤的目的是让编剧深入洞察角色的内心世界和人物关系,以便更好地塑造角色和推动剧情的发展。例如,在《泰坦尼克号》中,可以为露丝编写以下情节线:露丝是一个年轻的贵族女子,被家族和未婚夫卡尔德束缚。她希望能够自由自在地生活,但是受到家族和社会的限制。露丝在与杰克相识后,逐渐突破了束缚,开始追求自己的梦想和生活方式。露丝和杰克产生了一段强烈的感情,但是她仍然面临着选择:回到未婚夫和家人的身边,还是和杰克一起追求自由和爱情。最终,在泰坦尼克号沉没的危急时刻,露丝选择和杰克在一起,用自己的生命守护自己的爱情和自由。④确定故事的主题和结构。在剧本大纲中,应该明确故事的主题和结构,以便更好地构建故事的逻辑和意义。例如,在《泰坦尼克号》中,可以确定故事的主题是"爱情和自由",主要探讨了社会阶层、爱情和自由的关系。结构上,可以采用"回忆录"的方式,由年迈的露丝回忆当年的故事,交织着现实和过去的场景。⑤完善和修整剧本大纲,检查逻辑和结构是否合理,是否需要补充或删减某些情节和场景等。需要注意的是,剧本大纲并不是一个死板的规划,应该允许一定程度的变化和调整,以适应剧本创作的实际情况。例如,根据上述《泰坦尼克号》的剧情梗概,我们可以大致编写如下剧本大纲：

【第一幕】

我们瞥见泰坦尼克号从艉到艏的宏伟景象，然后转换到水下搜寻器在残骸中移动的画面。

我们见到了布洛克·洛维特（Brock Lovett）和他的团队，他们是一群寻宝者。他们正在搜寻一颗传说中的钻石，称为"海洋之心"。

布洛克的团队找到了一个保险箱，当他们打开它时，发现里面有一幅年轻女子戴着这颗钻石的画像。这引出了她是谁以及这颗钻石是如何在泰坦尼克号上的谜团。

然后我们见到了年长的露丝，她就是画像中的那个女人。她在电视上看到了这幅画像，并联系了布洛克。她同意飞到沉船现场帮他进行研究。

在飞机上，露丝看着她的旧照片，回忆起她在泰坦尼克号上的航行。

【第二幕】

我们回到了泰坦尼克号从南安普敦启航的场景。我们见到了杰克，一个年轻、无忧无虑的艺术家，他在一场牌局中赢得了泰坦尼克号的船票。

杰克拯救了露丝，并与她坠入爱河。这展开了电影的中心爱情故事。

【第三幕】

露丝的母亲和未婚夫卡尔德不赞成杰克并试图阻止他们在一起。

杰克和露丝参加了第三等舱的舞会，并体验了乘客们的狂欢。

杰克为露丝画了一幅裸体画像，这是他们关系的转折点。

泰坦尼克号撞上了冰山并开始下沉。杰克和露丝努力求生。我们看到了乘客们尝试生存的各种方式，包括救生艇和拼命尝试攀爬船体更

高的位置。

【第四幕】

杰克和露丝最终落入冰冷的水中。杰克死于低温症,但露丝被救起。

我们看到灾难后的情形,包括救援船只和哀悼的家庭。露斯决定充分利用自己的生命,不再让卡尔德控制她。她将"海洋之心"扔进海里,过上了充实的生活。

故事回到现在。

编写剧本大纲的方法有许多种,其中几种常用的方法有:时间轴线法、场景法、主题法和角色法。时间轴线法是一种将故事按照时间先后顺序分阶段编写的方法;场景法是一种将故事按照场景分块编写的方法;主题法是一种按照故事的主题或情感将故事分块编写的方法;角色法是一种以主要角色为切入点,按照每个角色在故事中的角色定位,将故事分为不同的部分,并在每个部分中列出相应的情节和角色行动的方法。下面以简要的例子对这些方法进行说明。需要指出的是,剧本大纲的编写方法是灵活的,只要能够帮助剧作者理清故事思路和人物关系,有利于主题的表达,就是好的编写方法,无须拘泥。

时间轴线法举例:

【故事梗概】小明和小红原是一对情侣,他们相爱了很长时间,但因故分手了。几年后,他们在一次偶然的机会中重逢,发现自己的感情并没有消失,但是他们是否能够重新在一起呢?

阶段一:小明和小红相爱的时期
小明和小红第一次见面,他们彼此产生了好感
小明和小红开始频繁的约会

小明和小红确立了恋爱关系

阶段二：小明和小红分手的时期
小明和小红因为一些事情吵架，关系开始疏远
小明和小红试图挽回感情，但最终还是分手了
小明和小红分别开始了新的生活

阶段三：小明和小红重逢的时期
小明和小红在一个聚会上偶然相遇
小明和小红开始重新联系
小明和小红发现他们的感情并没有消失

阶段四：小明和小红重新在一起的时期
小明和小红再次确定了恋爱关系
小明和小红面对过去的问题，尝试解决
小明和小红最终重新在一起，决定一起面对未来

通过使用时间轴线法将故事分为不同的阶段，并在每个阶段中列出相应的情节和角色行动。这种方法可以帮助编剧理清故事情节的发展脉络，确保故事的逻辑性和连贯性。

场景法举例：
【故事梗概】金燕是一名职业女性，她在事业上非常成功，但她的感情生活却一直很不顺利。她在一次朋友聚会上遇到了世明，他们之间产生了一些微妙的情感。
场景列表：
1.聚会现场

金燕在聚会上和朋友聊天,发现世明一直在偷瞄她

世明终于和金燕搭讪了,他们聊得很愉快

金燕发现自己开始对世明产生了好感

2. 公司大楼

金燕在公司里遇到了世明,他们开始交流工作上的问题

世明邀请金燕一起去参加一个商务晚宴

3. 商务晚宴

金燕和世明在晚宴上交谈,了解了彼此的兴趣爱好

金燕发现世明是一个很有魅力的男人,但他似乎对自己并不在意

4. 公园

金燕和世明在公园里散步,开始谈论他们的过去

金燕发现世明曾经有过一个很深的感情经历,对他更加感兴趣

5. 酒吧

金燕和世明在酒吧里喝酒,开始表达对彼此的情感

金燕发现世明真心喜欢自己,但她还需要时间思考自己的感受

6. 金燕的公寓

金燕在公寓里独自思考,最终决定和世明交往

金燕打电话给世明,告诉他自己的决定

通过使用场景法将故事分为不同的场景,并在每个场景中列出相应的情节和角色行动。这种方法可以帮助编剧更好地掌握故事的节奏和节拍,以及角色之间的关系发展。同时,这也有助于编剧更好地切换场景和情节,让故事更加流畅和连贯。

主题法举例：

【故事梗概】故事发生在第二次世界大战期间，以一位犹太女孩为主角，讲述她在集中营中生存的故事。主题是关于生命和希望的探讨。

主题列表：

1. 人类罪恶

女孩和家人被逮捕，送往集中营

女孩目睹了纳粹军官的残忍行径

女孩开始反思人性和战争的恶行

2. 毅力和求生欲

女孩在集中营中遇到了其他犹太人，他们一起生活并互相支持

女孩开始寻找生存的方法，学会了偷盗和交换物品

女孩在集中营中度过了几个月，成功躲过了死亡的阴影

3. 希望和自由

女孩和其他幸存者一起逃脱了集中营

女孩在逃亡中结识了一些好心人，他们给了她食物和庇护

女孩最终成功逃到了瑞士，并重新开始了她的生活

通过主题法将故事分为不同的部分，并在每个部分中列出相应的情节和角色行动。这种方法可以帮助编剧更好地掌握故事的主题和情感，以及角色在不同主题下的表现和转变。同时，这也有助于编剧更好地塑造角色和呈现故事的深度和复杂性。

角色法举例：

【故事梗概】讲述了一个名为晓红的年轻女子的故事，她追逐自己的音乐梦想，同时面临着爱情和家庭的考验。

主要角色列表：

（1）晓红：一个年轻的音乐家，有着强烈的音乐梦想，但需要面对自己的不足和外界的压力。

晓红参加音乐学院，学习音乐理论和演奏技巧。

晓红在一场音乐比赛中获胜，获得了一次与知名音乐制作人会面的机会。

晓红在与制作人的会面中，被告知自己还需要更多的经验和表现力。

晓红努力练习和演出，终于得到了认可，签约成为一名专业音乐人。

（2）戴卫：晓红的男友，是一个成功的商人，但与晓红的音乐事业发展存在矛盾。

戴卫支持晓红的音乐梦想，但也担心自己的事业会受到影响。

戴卫和晓红经常因为音乐事业和家庭问题产生冲突。

戴卫最终选择支持晓红的音乐事业，并帮助她实现梦想。

（3）家庭成员：晓红的家人，对她的音乐梦想持有不同的看法，但最终都为她的成功而骄傲。

父亲认为音乐不是一份可靠的职业，但还是支持晓红的选择。

母亲一开始反对晓红的音乐事业，但后来看到她的努力和才华，决定支持她。

兄弟姐妹在晓红的音乐道路上给予她各种帮助和鼓励。

通过使用角色法，将故事分为不同的部分，并在每个部分中列出相应的情节和角色行动。这种方法可以帮助编剧更好地把握每个角色在故事中的角色定位，掌握故事的情节发展。同时，通过将故事分为不同的角色，也可以更好地掌握故事的整体结构和节奏，有助于编剧更好地组织和编排故事情节。

（三）从大纲到剧本

完成剧本创作需要在剧本大纲的基础上进一步细化剧情，创作角色、对话、场景和情节等。从剧本大纲出发完成剧本创作主要有以下步骤：

（1）细化场景和情节。根据剧本大纲进一步拓展和细化剧情的具体情节和场景，为后续的创作打下基础。细化场景和情节的方法包括细化对话、情感表达、场景描写、动作和表情等，使得故事更加具体、生动、细腻和真实。对话和情感表达是人物形象和性格特点的重要体现，可以通过对话的方式展现人物的内心和性格特点。例如，在电影中，杰克和露丝在船上相遇时的对话，杰克坦诚自己的梦想，露丝则表达对束缚的不满，展示了他们的个性和价值观。通过描写场景和环境，可以创造出具有代表性的背景和氛围，丰富故事的情节和气氛。例如，在电影中，船上的场景设计精细，从头等舱到船底，展示了不同等级人物的生活和社会地位的差异，增加了故事的层次和深度。动作和表情是人物形象和情感状态的重要体现，可以通过动作和表情的方式增加故事的细节和情感深度。例如，在电影中，杰克和露丝在逃生时的动作和表情，展现了他们的勇气、决心和坚定，同时也表达了他们的爱和舍身救人的精神。

（2）完善角色设定和对话。为角色设定个性和特点，使其具有鲜明的个性和感情，创造令人难以忘怀的对话和情感冲突。这需要深入了解角色的内心世界、性格特点和价值观，以及背景故事和情感经历。角色的内心世界和性格特点是人物形象和行为表现的体现，需要通过对话和行为来展现。例如，在电影中，杰克是一个自由奔放、热爱生活的画家，通过他的对话和行为，展示了他的勇气、坚定和决心，以及他的艺术追求和人文关怀。背景故事和情感经历是角色行为和决策的重要原因，需要通过对话和行为来展现。例如，在电影中，露丝是一个富家千金，但她对自己的生活和社会地位感到束缚和不满，通过她的对话和行为，展现了她的反叛和勇气，以及她的个性和价值观。对话是展现角色内心世界和性格特点的重要方式，需要通过语言和语调来传达情感和信息。例如，在电影中，杰克和露丝在逃生时的对话，杰克鼓励露丝坚定信念，表达了他的爱和舍身救人的精神,露丝则表达了对杰克的感激和爱慕之情,展示了她的勇气和坚韧。

(3) 设计节奏和情节转折 在剧本创作中。需要考虑节奏和情节转折的处理,以保持观众的注意力和情感投入。节奏和情节转折运用得当可以让故事更加生动有趣,并引导观众的情感变化。节奏设计可以让电影的节奏有所变化,以吸引观众的注意力。例如,在电影的前半部分,通过快节奏的镜头、音乐和对话,展示了泰坦尼克号的豪华,以及杰克和露丝的初次邂逅,营造出轻松愉快的气氛。而在电影的后半部分,通过缓慢的节奏、抒情的音乐和深情的对话,展示了泰坦尼克号沉没和杰克的牺牲,营造出悲壮和感人的氛围。情节转折可以让故事的发展更加曲折和出人意料,以引起观众的关注和惊喜。例如,在电影中,杰克和露丝的逃生过程中,他们遭遇了多种困难和危险,这些情节转折让观众更加关注角色的命运和故事的发展。另外,在电影的结尾,露丝为了纪念杰克而把心爱的项链扔进海里,这个情节转折展示了露丝对杰克的无限怀念和思念,同时也让故事的结局更加出人意料和感人。通过设计节奏和情节转折,可以让故事更加生动、有趣和感人,引起观众的情感共鸣,提高故事的艺术价值和影响力。

(4) 修缮和润色。完成初稿后,需要对剧本进行修缮和润色。检查和修改剧本的逻辑、情节和对话,使其更加精练和紧凑。

三、戏剧的开场

"万事开头难"与"好的开端是成功的一半"这两句谚语说明了开头的重要性。对于戏剧影视作品来说,好的开场十分重要,甚至能够决定一场戏的成败,因此必须重视戏剧的开场。医学影视剧,特别是短剧,开场就更为重要,好的开场,能立刻拉住大众的注意力。开场要完成的任务是多方面的:展示剧情发生发展的环境,给出人物关系的初始状态,暗示作品的风格体裁,介绍前史或先行事件等。戏剧的开场是引起观众注意、吸引观众兴趣的重要环节,也是为后续情节展开做铺垫的重要部分。戏剧的开场可以采用不同的模式,主要可以分为突破性开场、描述性开场、行动性开场与间接性开场四种。

1. 突破性开场

突破性开场是通过强烈的视觉或声音效果吸引观众的注意力,让观众立即进入故事的氛围。例如,在戏剧《哈姆雷特》中,开场白"谁在那儿?"通过强烈的视觉和声音效果打破了观众的安静,引起观众的注意。描述性开场是通过描述环境、人物或事件,引导观众进入故事的情境。例如,在戏曲《牡丹亭》中,开场描述了用一曲《蝶恋花》言明了该剧宗旨,用一首《汉宫春》讲述了剧情大概,最后用四句诗综述了剧情。行动性开场是通过人物的行动和交流展示故事的情节和冲突。例如,在音乐剧《猫》中,开场歌曲展示了各种不同的猫和它们的性格特点,通过人物的行动和歌曲,让观众了解主要人物的情境和故事背景。间接性开场是通过引起观众的好奇心和猜测,让观众在等待中进入故事情境。例如,在戏剧《福尔摩斯探案集》中,开场是一个探案会议,让观众猜测即将发生的故事内容和情节,引起观众的好奇心和猜测。这四种开场模式并不是绝对的,戏剧的开场可以根据具体情况和需求采用不同的方式。

突破性开场是指在剧本或电影中的开场场景,通过引人注目、独特或震撼的方式来吸引观众的注意力,营造出令人难忘的开场效果。它旨在立即吸引观众的兴趣,并引导他们投入到故事中。

以下是一些创造突破性开场的方法和技巧。

(1)引发冲突或紧张:开场时可以呈现一个紧张或冲突的情节,以吸引观众的注意力。这可以是一个悬疑事件、动作场景或角色之间的冲突对抗,让观众迫不及待地想知道接下来会发生什么。

(2)突出主题或核心问题:开场可以通过对主题或核心问题的强

调,激发观众的兴趣。通过生动的图像、对话或象征性的场景,引导观众思考剧作所要探讨的问题或主题。

(3) 突破传统叙事形式:突破性开场可以采用非传统的叙事方式,以创造独特的效果。这可以是通过非线性时间结构、不同的视角或令人惊讶的叙事选择来实现。

(4) 引发情感共鸣:开场可以通过触动观众的情感,建立情感共鸣。这可以通过展示令人感动、令人笑或令人难过的场景,使观众与角色或故事建立起情感联系。

(5) 创造视觉冲击力:利用视觉效果、特殊摄影技巧或特殊效果来打造一个令人惊叹或难忘的开场画面。这种视觉上的冲击可以吸引观众的眼球,并激发他们的好奇心。

无论选择哪种方式,突破性开场的关键是创造令人难忘的第一印象,激发观众的兴趣,使他们想要继续观看并了解故事的发展。编剧需要根据剧本的风格、主题和目标观众来决定如何设计和实现突破性开场,以确保其与整个故事的连贯性和一致性。

突破性开场的关键是创造出令人难忘和引人入胜的片段,以吸引观众的注意力,并引发他们对剧情的好奇心和投入感。它能够在作品的开始阶段建立起强大的氛围和情绪,为后续剧情的发展奠定基础。下面是一个例子:

剧本标题:《逆转生死线》
【场景:急诊室】

角色:

(1) 艾丽森——急诊室医生

(2) 本——护士

(3) 马克——患者的丈夫

（4）莉娜——患者

【剧情梗概】

《逆转生死线》以急诊室为背景，围绕一位患有重症的女性患者展开。突破性开场将通过紧张、引人注目的急救事件，吸引观众的注意力并立即投入到故事中。

【场景：急诊室】

（舞台上充满紧张氛围，医护人员忙碌地奔走。警报声不断响起，显示器上显示着患者的急症指数。）

艾丽森（焦急）：我们需要氧气！莉娜的血压开始下降了！本，给我那瓶阿托品！

本（递过阿托品）：医生，给！
（艾丽森快速给莉娜注射药物，紧接着开始进行心脏复苏操作。）

马克（焦虑地望着莉娜）：请救救她！她是我的妻子！

艾丽森（专注而坚定）：我们正在尽力，先生！请您耐心等待！
（舞台上的医护人员继续进行紧急救治，观众被紧张的气氛所吸引。）
（莉娜的心跳开始恢复，她的呼吸变得稳定。）

艾丽森（松了一口气）：好，她的心跳恢复了！继续监护她，我们还有很多工作要做。
（舞台灯光渐渐变暗，聚焦在莉娜和马克身上，突出表达紧张和救援的氛围。)

突破性开场通过展示急诊室中的急救事件,呈现了观众所关注的关键时刻。医护人员的紧张和专注以及患者家属的焦虑和希望在开场中产生强烈的情感共鸣。这样的开场场景能够吸引观众的注意力,让他们立即投入到剧情中,想要了解患者的状况和故事的发展。

(场景切换至医生办公室)

(艾丽森医生进入办公室,她满脸疲惫。)

艾丽森(自言自语):这是一个接近奇迹的逆转,莉娜终于稳定下来了。

(艾丽森拿起一杯咖啡,准备喝下一口,突然她的手机响起。)

(艾丽森拿起手机,眉头紧锁。)

艾丽森(惊讶):什么?! 怎么可能?

(艾丽森匆匆离开办公室,回到急诊室。)

(场景切换至急诊室)

(莉娜的心跳重新变得不稳定,医护人员忙碌地重新进行急救措施。)

艾丽森(焦急地):我们需要立即进行除颤! 再给我来一次!

(医护人员连忙准备除颤器,艾丽森准备进行电击)

(一声巨响,舞台突然黑暗,观众陷入悬念)

突破性开场通过急救事件的逆转情节,营造了紧张刺激的氛围。观众刚刚以为莉娜已经脱离危险,但意外发生使得情况变得更加紧急。这种突破性开场吸引了观众的注意力,并在关键时刻产生悬念,引发观众的好奇心和紧张情绪。这样的开场创造了剧本的核心冲突,为故事的发展奠定了扣人心弦的基础。

突破性开场是引人注目、令人惊叹的戏剧开场,往往以一些极端或令人震惊的事件开始。这种开场能够立即吸引观众的注意力并使其产生强烈的兴趣,让观众在接下来的剧情中保持高度的关注度。突破性开场的情节往往是紧张和悬疑的,能够让观众感受到剧情的紧张和悬疑气氛,使他们在情节转折和高潮部分产生更强的情绪共鸣。令人震惊的事件开始能够使观众产生对故事产生信任感,认为故事是基于真实事件或有强烈的现实背景。电影《致命魔术》的开场是一个非常经典的突破性开场,通过快速剪辑和悬疑的画面设置,引起了观众的兴趣和好奇心。电影开场展现了一位魔术师在表演悬挂绞刑的魔术,引起了观众的关注和惊叹。但是,魔术表演过程中出现了巨大的失误而导致人员死亡。整个开场利用了快速剪辑和悬疑的手法,营造了紧张的氛围和观众的好奇心。观众不仅会关注魔术表演本身的精彩和惊险,还会思考魔术背后的故事和人物之间的关系。这种悬疑的设置和快速的剪辑手法,让观众在电影刚开始就感到了极大的紧张和好奇,也为后续的故事情节打下了坚实的基础。突破性开场可能的不足之处在于:一旦观众适应了开场的强烈情节,又因为后续故事可能没有那么令人震惊而感到失望;有些观众可能会对过于激烈或令人不适的开场情节感到不适,从而导致对故事的反感;突破性开场可能会降低故事的复杂性,由于突破性开场的情节往往是单一或极端的,可能会限制故事的复杂性和深度。

2. 描述性开场

描述性开场是指通过文字、画面等形式,描述背景、环境、人物等来展现故事的开场方式。这种开场方式的优点在于能够迅速带领观众进入故事的背景和情境,使得观众可以更好地理解剧情和人物关系。同时,它也能够给予观众一种视觉和感性的享受,让人们沉浸在剧情之中。《银翼杀手》是一部经典的描述性开场的电影。电影开场的第一个画面是从高空俯视的城市全景,有烟囱喷出的浓烟和照明灯光的投射,整个城市显得阴沉、拥挤而压抑。接着是一个特写镜头,展现了银翼杀手里克·德卡德的眼睛,这里是通过机械的眼睛来表达,代表了未来时代的高科技元素。之后是一段描述性的文字,介绍了电影的背景设定,人类制造了人类外形的仿生机器人来进行劳动,但是复制人逐渐有了自我意识和情感,与人类之间产生了冲突。这段文字的出现,不仅让观众对电影的背景有了初步了解,同时也为电影后续的剧情做好了铺垫。整个开场的画面和文字非常有冷酷的未来感,让观众沉浸在电影的世界中,感受到未来科技和社会的阴暗面,也为后续的故事情节做好了铺垫和铺陈。描述性开场的缺点在于可能会显得单调和缓慢,无法迅速吸引观众的注意力。此外,过于依赖文字和描述也可能让观众感到疲劳,从而影响了对剧情的理解和接受。因此,在使用描述性开场时,需要注意文字和画面的选取和编排,尽可能做到简洁、生动、富有视觉冲击力,以吸引观众的注意力。

请看下面的例子:

【场景1:医院走廊——白天】
(镜头:医院走廊,人来人往,医生和护士忙碌穿梭。)

描述性旁白:这是一家繁忙的医院,每天都充满着生与死的挑战。医生们奋力与疾病作斗争,护士们孜孜不倦地照顾着每一个患者。走廊上弥漫着药品的气味,以及希望和焦虑的氛围。
(镜头聚焦在医生约翰身上,他手持患者的病历,神情认真。)

描述性旁白:约翰·汤普森医生,年轻而充满激情,他是医院里备受尊敬的心脏外科专家。他肩负着拯救生命的使命,每天都在面对着各种医学挑战。

（镜头切换至走廊的另一端，一个年轻的女护士艾莉丝，手中拿着药品，快速走过。）

描述性旁白：艾莉丝·安德森，护理团队中一位聪明、敏捷的护士，她总是全力以赴地为患者提供关怀和舒适。她以温柔的笑容和专业的技能，给予患者们希望和勇气。

（镜头继续切换，展示医院走廊上的其他医生、护士和患者。他们匆忙前行，一些表情焦虑，一些表现坚毅，一些则充满期待。）

描述性旁白：这里是一个忙碌而紧张的世界，人们奋力工作，每天都在与病痛作斗争。他们的目标是拯救生命，给予希望和康复。

这样的描述性开场通过生动的文字描写，展示了医院走廊的繁忙景象，介绍了主要角色约翰和艾莉丝，并向观众展示了医院环境的氛围和紧张感。观众可以感受到医护人员的奋斗精神和为患者提供关怀的决心，为故事的展开建立了情感基础。

【场景2：急诊室——夜晚】
（镜头：急诊室内，几个患者被推着担架进入，医生和护士忙碌地围绕着他们展开救治。）

描述性旁白：急诊室，这是医院里最紧张和繁忙的地方。夜晚的暗影笼罩着这个房间，呼吸着急而紧张。医护人员们穿梭其中，努力对抗时间，为每一个患者争取生命的希望。

（镜头聚焦在医生丽莎身上，她手持手术刀，脸上带着坚定和自信。）

　　描述性旁白:丽莎·杰克逊医生,是急诊室中备受推崇的外科医生。她的手法熟练而果断,每一刀都伴随着对生命的承诺。她的目光中闪烁着冷静和果敢,她是救死扶伤的守护者。

　　(镜头切换至护士站台,几位护士正忙着整理病历和调配药品。)

　　描述性旁白:护士站台,这是急诊室中默默奉献的角落。护士们井然有序地协助医生,为患者提供关键的支持和照顾。他们在时间紧迫的环境下,兢兢业业地履行着自己的职责。

　　(镜头继续切换,展示急诊室内的其他医生、护士和患者。有人面带痛苦,有人焦虑不安,有人仰望天花板寻求力量。)

　　描述性旁白:这里是痛苦与希望的交汇点,人们在生死之间摇摆。每一位医护人员都充满了决心和拯救的欲望,每一位患者都期待着得到救治和康复。

　　这样的描述性开场通过生动的文字描写,展示了急诊室夜晚的紧张氛围,介绍了主要角色丽莎医生和护士们的工作场景,以及患者们的各自情绪。观众可以感受到急诊室的高压环境和紧张情绪。

　　(镜头切换至急诊室的角落,一个年轻的男医生迈克,正在与一名焦虑的家属交谈。)

　　描述性旁白:迈克·亨德森医生,是一位充满热情和同情心的年轻医生。他不仅关心患者的身体健康,也关注他们的心理状态。他用温和的语气安抚着焦虑的家属,给予他们希望和信心。

　　(镜头切换至急诊室的另一个区域,一个有经验的护士莉莉,正忙着处理文书工作。)

描述性旁白:莉莉·哈里森护士,是急诊室中一位聪明而机智的护士。她对细节的把握和高效的工作能力,使她成为医生们最可靠的合作伙伴。她细心地记录着每一个患者的信息,确保医疗过程的顺利进行。

(镜头继续切换,展示急诊室内其他医生、护士和患者。有人忍受着剧烈的疼痛,有人在焦虑中不停踱步,有人紧紧握着家人的手寻求安慰。)

描述性旁白:这里是希望与绝望的边缘,生命在这里挣扎着。医护人员们以坚定的意志和专业的技能,不断努力着,力求将希望带给每一个患者。而患者们,在无法预知未来的恐惧中,希望找到一丝希望和康复的光明。

这样的描述性开场通过生动的文字描写,展示了急诊室内医护人员和患者的情境。每个角色都有自己独特的特点和职责,观众可以感受到他们面对紧张和焦虑时的决心和勇气。这种开场方式帮助观众建立对场景的直观感知,为剧情的展开奠定基础。

3. 行动性开场

行动性开场是指通过行动、动作、事件等来展现故事的开场方式。这种开场方式的优点在于能够迅速吸引观众的注意力,营造出紧张、兴奋的气氛,让观众更容易进入剧情中。此外,行动性开场还能够通过事件的发展,展示人物性格和关系,使得观众更加深入地了解人物和故事情节。电影《教父》的开场就是一个行动性开场,是电影史上最经典的场景之一。开场中,唐·维托·科里昂正在接待来访的客人,其中一个人是为了请求他帮助报仇。整个开场展示了唐·维托的权力和掌握的黑帮世界,也描绘了黑帮的利益交换和暴力手段。唐·维托玩弄客人的心理和语言的技巧,以及他的权力和人格魅力都在这个场景中展现得淋漓尽致。这个开场非常有张力和紧张感,吸引了观众的注意力。同时,这个开场也让观众更加深入地了解了唐·维托这个人物的性格和特点,为后续的故事发展提供了重要的铺垫。行动性开场的缺点在于容易陷入过度刻意和过度夸张的表现形式,从而失去真实性和可信度。另外,行动性开场可能会忽略故事的背景和情境,导致观众难以理解剧情和人物关系。因此,在使用行动性开场时,需要注意保持真实性和可信度,避免夸张和过度表现。同时,还需要适当融入故事的背景和情境,以便观众更好地理解剧情和人物关系。

行动性开场是指在剧本或电影中以动作和事件的方式开始故事。它通过展示具体的行动场景,吸引观众的注意力并迅速推动剧情的发展。行动性开场通常通过紧凑的节奏、紧张的氛围和引人注目的情节展示,吸引观众进入故事世界。

行动性开场的目的是迅速建立剧情的冲突和动力,引发观众的兴趣和好奇心。它可以通过以下方式实现:

(1)动作场景:开场展示一个具有戏剧性和引人注目的动作场景,例如追逐、战斗、逃亡等。这样的场景能够立即引起观众的兴趣,并激发他们对故事发展的好奇心。

(2)紧张氛围:通过营造紧张和紧迫感的氛围,例如一个紧急情况、危急事件或高风险的行动,来吸引观众的注意力。这样的开场让观众立即感受到故事的紧张性,激发他们对后续情节的关注。

(3)引人注目的情节:通过展示一个引人注目的情节或事件,引发观众的好奇心和兴趣。这可以是一个意外发生、重大决策、突发事件等,使观众产生猜测和疑问,渴望了解故事的进展。

行动性开场的优点在于能够迅速吸引观众,建立故事的动力和紧张感。它可以在短时间内吸引观众的关注,让他们投入剧情中,并预示着故事的冲突和发展方向。

下面是一个医学剧的行动性开场的例子:

【场景:急诊室——白天】

(镜头:急诊室内,医生和护士们忙碌地处理着患者,场面十分忙乱。)

医生1:快点! 准备输液,需要紧急抢救!

护士1:血压升高,心跳不稳定!
(医生2急忙准备药物,护士2帮忙接过药品)

医生2:我们需要立即手术!
(镜头切换至担架上的患者,脸色苍白,意识模糊)

患者:医生,请救救我!
(医生2和护士2迅速将患者推入手术室,医生3迎接他们)

医生3:准备好手术器械,我们没有时间可浪费!
(镜头切换至手术室,医生2和护士2忙碌地准备手术,医生3带领着紧张而专注的团队)

医生2:给我止血钳和缝合线!

护士2:这里! 快!
(医生2迅速控制住出血,医生3开始进行复杂的手术操作)
(剧情快速推进,展示手术室内的紧张氛围和医生们的专业技能。最终,手术成功完成。)
(镜头切换至手术室外,患者的家属焦虑地等待着。医生2走出手术室,他们的脸上洋溢着喜悦的笑容。)

医生 2:手术成功! 您的家人度过了危险期。

家属:(泪流满面)谢谢您! 谢谢您救了他的命!
(医生 2 温柔地安抚着家属,给予他们希望和鼓励。)

医生 2:您的家人现在需要休养,我们会尽一切努力提供最好的护
理。请放心,他们会尽快恢复。
(剧情展示医生 2 和家属之间的情感联系,传递出希望和温暖。)

这个行动性开场通过展示医生和护士们在急诊室和手术室内的紧
张行动,展示了他们面对紧急情况时的专业能力和决心。剧情紧凑而快
速地推进,通过手术的成功,传递出希望和救治的力量。观众被吸引进
入剧情,期待着接下来的发展和解决方案。这种行动性开场能够迅速吸
引观众的注意力,展示医学剧中紧张刺激的故事情节,激发观众的情感
共鸣和关注。

在这个例子中,行动性开场通过具体的行动场景展示了医生和护士
在急诊室和手术室内的忙碌工作。以下是对行动性开场的分析:

(1) 动作场景:开场镜头直接进入急诊室,展示医生和护士们忙碌
处理患者的场景。观众立即被带入到一个充满紧张和忙碌的环境中,吸
引了他们的注意力。

(2) 紧张氛围:急诊室内的医生和护士们忙碌处理患者,有匆忙的
动作和紧迫的对话,营造出一种紧张的氛围。观众能够感受到紧急情况
下的紧张和紧迫感,从而产生了情节的紧张感。

(3)·引人注目的情节:患者的状况变得危急,需要紧急抢救和手术。
这个情节引发了观众的好奇心和紧张感,他们想知道患者的命运会如

何,医生和护士会如何应对这个紧急情况。

(4)快节奏的剧情推进:在急诊室内的忙碌场景后,剧情迅速切换到手术室,医生和护士们开始紧张地准备手术。观众能够感受到剧情的迅速推进和紧张感,他们期待着手术的结果。

通过这个行动性开场,观众立即被带入了紧张刺激的故事中。他们可以感受到医生和护士们面对紧急情况时的紧张和专业能力,同时也引发了观众对患者命运的好奇和关注。行动性开场通过动作、紧张氛围和引人注目的情节,吸引观众的注意力,为故事的发展打下了紧凑而紧张的基础。

4. 间接性开场

间接性开场是指通过对人物、环境、情境等的间接描述,引导观众进入故事情节的开场方式。这种开场方式的优点在于能够通过对环境和人物的刻画,引起观众的好奇心,激发他们对故事的探究欲,使得故事情节更有内涵和深度。电影《肖申克的救赎》的开场是一个经典的间接性开场,通过细腻的镜头语言和导演的铺垫,让观众沉浸在电影的世界中。开场的第一个画面是主人公安迪坐在车上,目光呆滞。接着,我们看到安迪一步一步地走向法庭,他被控谋杀妻子和她的情人,但安迪始终保持沉默。在法庭上,控方用各种证据证明了安迪的罪行,他最终被判处终身监禁。整个开场的画面构图非常精美,镜头运用细腻而严密,以暗示和隐喻的方式呈现出了安迪的内心世界。比如,安迪在车上的呆滞目光,暗示了他内心的绝望和迷茫;安迪走向法庭的画面则通过透视和空间的布置,暗示了安迪的无助和被动;安迪保持沉默的场景,则强调了他的坚定和沉稳。《肖申克的救赎》开场通过细腻的画面语言和导演的铺垫,让观众沉浸在电影的世界中,感受到主人公安迪的内心世界和被动遭遇。这种间接性的开场手法,让电影的故事情节更为深入,也更能引起观众的共鸣和思考。间接性开场的缺点在于容易让观众失去耐心,因为这种方式开场通常比较平淡和缓慢,需要更多的时间和耐心来理解和接受。此外,间接性开场可能会陷入过度说明和描述的境地,导致故事情节变得乏味和无趣。因此,在使用间接性开场时,需要注意保持故事的张力和节奏,避免过度说明和描述。同时,还需要尽可能地展现出人物的独特性格和情感状态,以引起观众的兴趣和共鸣。

剧本标题:《急诊室之谜》

【场景:急诊室——凌晨】

(场景切换至急诊室的候诊区)

(凌晨时分,急诊室里只有几个疲惫不堪的医护人员和一位焦虑不安的患者。)

(患者焦急地四处张望,表情痛苦。)

医护人员1:(安抚地)先生,请您耐心等待,医生很快就会来为您诊治。

(患者继续焦虑地踱步,医护人员们交头接耳,低声讨论着什么。)

医护人员2:这个患者的症状真奇怪,我们已经进行了各项检查,但仍然没有找到明确的原因。

医护人员1:我们需要尽快解决这个谜题,患者的痛苦越来越剧烈。

(此时,医生艾丽森匆匆走进急诊室,脸上带着一丝紧张。)

艾丽森:大家注意!刚刚收到了一位类似症状的患者信息,他们来自不同的地方,但症状相似。

医护人员2:这么巧合? 难道是某种传染病?

艾丽森:目前还不确定,但这确实是一个令人困惑的谜题。我们需要尽快找出病因,否则这种情况可能会蔓延开来。

(医护人员们面面相觑,紧张的氛围在急诊室中弥漫开来。观众产生好奇和疑问,想知道这些神秘病症的原因和解决办法。)

通过以上的间接性开场,剧本成功引发观众的好奇心和疑问。观众注意到有一位焦虑不安的患者,同时听到医护人员们讨论着一系列令人困惑的病例。医生艾丽森的出现进一步加剧了紧张氛围,暗示这些病例背后可能有更大的问题存在。观众渴望了解这些神秘病症的原因和解决办法,这种悬念和好奇心为剧本的后续发展奠定基础。

基于以上间接性开场的情境,剧本可以进一步发展,揭示出患者们神秘病症背后的故事。医生艾丽森和医护团队将展开一系列调查和实验,与患者们互动并收集更多信息,试图解开这个谜题。

随着剧情的推进,可能会有更多患者出现相似的症状,甚至出现严重的并发症。医生和医护人员将面临巨大的压力,必须抓紧时间,与时间赛跑,找到治疗方法。

在剧本的后续部分,可以展示医生们的努力、挫折和探索的过程,通过实验、分析和团队合作来逐渐解开病因的谜团,可能还会涉及医疗伦理和道德抉择的议题,以及与医疗系统和政府机构的互动。

最终,医生们将揭示出神秘病症的原因,并找到一种有效的治疗方法。这个发现可能会对医疗界产生重大影响,为患者们带来希望和救赎。

通过间接性开场,剧本在一开始就引发观众的好奇心和疑问,激发他们对故事发展的兴趣。观众将跟随医生艾丽森和医护团队一起探索、解决谜题,共同体验他们的挫折和成就,为剧本的高潮部分和结局打下扎实的基础。

剧本的间接性开场成功地引发了观众的好奇心和疑问,营造了紧张和神秘的氛围。让我们对这个剧本的间接性开场进行分析。

(1) 引起观众好奇心:开场的焦虑不安的患者和医护人员们的交头接耳让观众不禁产生好奇心,想要了解患者的症状和问题的来源。观众会思考这个患者有何病症,以及医护人员是否能够解决问题。

(2) 建立紧张氛围:患者的焦虑不安和医护人员的紧张氛围在急诊室中形成对比,使观众感受到紧迫感和紧张情绪。这种紧张氛围引发了观众的情感共鸣,让他们对剧情发展产生更多关注。

(3) 提出谜题:医生艾丽森的突然出现和她带来的信息引发了观众的好奇心。观众开始思考这些类似症状的患者之间是否存在联系,以及这个谜题的解决方法。这个谜题成为剧本的推动力,激发观众的兴趣和参与度。

(4) 暗示更大问题存在:医护人员讨论不明原因的病例,以及患者的症状奇怪和类似性,给观众暗示了可能存在更大问题的可能性。观众会开始思考这些病例是否只是个别事件,还是背后隐藏着更大的危机。

通过这样的间接性开场,剧本成功地吸引了观众的注意力,营造了紧张、神秘和引人思考的氛围。观众希望了解更多关于这个谜题的信息,以及医生和医护人员如何解决这个问题。这种悬念和好奇心为剧本后续的发展提供了强大的动力。

突破性开场通常采用戏剧冲突的方式,通过一个突发事件来吸引观众的眼球,例如突然的爆炸、暴力冲突、惊心动魄的场景等。这种方式通常会在电影或电视剧的开头几分钟内呈现出来,以快速吸引观众的注意力,让他们对故事产生兴趣。而行动性开场则更注重动作和节奏,通过精彩的场景、快节奏的镜头语言、丰富多彩的动作表现等方式来吸引观众的视觉和听觉,让他们体验到电影或电视剧的节奏感和紧张感。描述性开场通常通过文字、画面和旁白等方式,以描述的形式向观众展示故事的背景和主要角色的特征,帮助观众更好地理解和把握故事情节。而间接性开场则不像描述性开场那样直接地介绍故事背景和人物特征,而是通过间接的方式,让观众逐渐了解角色和情节,增加观众的好奇心和探究欲。

戏剧开场是引起观众兴趣和吸引他们继续观看的关键时刻,它可以设置剧情的基调和情感氛围,并激发观众的好奇心。好的开场能够吸引观众,带来观众的兴趣和参与感,增加观众的持续观看时间和忠诚度。而不好的开场则可能导致观众的流失,失去他们的兴趣和关注,进而影响整部作品的评价和传播。好的开场如《肖申克的救赎》,安迪在法庭上被判有罪的场景。这一场景展示了安迪所处的困境和被剥夺的自由,引起了观众的同情和好奇心,同时为后续的剧情铺设了基础。而不好的开场则可能是《暮光之城》中的第一场戏,一名女性在夜晚的森林里被猎杀。这一场景缺乏必要的背景信息和角色设定,同时也缺乏对剧情的直接关联,可能会使观众感到困惑和无聊,从而失去观看的兴趣。《暮光之城》的开场戏在评价上有一些争议,有人认为很有吸引力,有人则持否定看法。对于支持者来说,该开场戏以其独特的摄影技巧、音乐和编辑技术为特点,展现了一系列令人惊叹的场景和人物,吸引了观众的注意力,让他们对接下来的情节感到好奇和兴奋。但是,一些批评者则认为该开场戏太慢了,没有足够的紧张感和动作场面。他们认为这个开场戏没有很好地传达影片的主题和情感,没有引起观众的兴趣。无论如何,一个好的开场戏应该能够引起观众的兴趣,并传达影片的主题和情感,才能吸引观众留下来继续观看整个故事。

第 三 章

微电影创作

一、概　　述

对于微电影,曾经有三种不同的看法。

第一种观点认为微电影的实质不过是加长版的广告。如毕明就宣称:"有种广告形式,现称'微电影'。"而著名导演王小帅也曾直言:"什么微电影,就是广告,没有电影两个字,谁会关心它的存在,它就是一个大箩筐,什么都能往里装"。[1] 这种看法并非空穴来风,在微电影走上舞台之际,广告就曾成为微电影生产和传播的重要动力。如佳能的 *Leave Me*,凯迪拉克的《一触即发》《66 号公路》,Oppo 的 *Find Me* 等,都是相关公司精心制作的商业大片。凯迪拉克的《一触即发》不管场面如何宏大,剧情如何刺激,本质上依然是凯迪拉克的广告宣传。这种看法当然是以偏概全的,实际上微电影广告只是其中投资较大、制作精良的一种,与之共存的还有很多艺术微电影、宣教微电影、科普微电影等,它们与广告明显不同。

第二种观点从学术的角度出发,认为所谓的微电影不应该被归入电

---

〔1〕 闵云霄. 微电影产业链已清晰,8 集影片换亿元广告费[N]. 中国企业报,2012 - 10 - 30.

影范畴。倪祥保对微电影持怀疑态度,认为"从相对严格的学术意义上来说,将目前所有被称为'微电影'的那些视频内容归入电影的范畴,其实是很有问题的,至少是值得商榷的"。[1]电影批评家列孚则从电影的标准和专业要求出发,也认为:"暂时看来微电影和电影根本没关系。或者说微电影只能算是视频,……我们所谈的电影是一种工业,无论是灯光、摄影、布景还是造型,等,电影本身有个系统,不是简单拿着 DVD 就能拍出来的。电影已经有上百年的发展历史,而微电影只是这几年才出现的产物,微电影至今尚未成为工业。"[2]如果用电影的标准来要求微电影,至少在微电影发展的早期,很容易得出微电影不是电影的结论。但从制作水准的高低和影片本身的质量优劣来评论某部作品是否可以称得上电影是不科学的,判断是否电影的标准只能是构成要素。

第三种观点则承认微电影的电影地位,如新浪微电影节曾给了微电影一个相对规范的定义,认为"微电影属于专业性制作,是以电影手法讲述故事,主要通过以微博为代表的社交平台进行收看、分享和传播的短片。"[3]这个定义中,"电影手法讲述故事"确实道出了微电影的本质特征。微电影是短视频的一种,微电影和视频的主要区别,就是其作为电影属性的最重要特征:故事性。一段视频是否能成为微电影,关键是看其是否用电影的手法讲故事(包括视听语言的组合,剪辑手段的运用,故事构成,人物、情节、主题的设置等)。因此有学者认为,"微电影本质上就是带有故事情节的视频短片。""它只不过是借用了一个电影的概念,而这个概念具有一定的传播效应。"[4]而一个视频不管拍摄如何精美、如何吸引人,如果不是在讲故事,那就不能称为微电影。如朴载相的《江南 style》虽然是网络上最火的视频之一,但其并不能算微电影。被视为

---

[1] 倪祥保."微电影"命名之弊及商榷[J].电影艺术,2012,5,60.
[2] 何晶,黄飞.微电影和电影没关系[N].羊城晚报,2012-2-26.
[3] 周再宇.新浪:定义微电影的标准与方向[N].新营销,2012,1.
[4] 于思奇.微电影的火爆路[N].中国科学报,2013-1-11.

全球最佳大学形象宣传片之一的《北大光影交响曲》，2014年火爆的《小苹果》以及众多的流行的MV也是如此。杨晓林将符合电影特征的、长度短于60分钟的短视频称之为微电影，认为一部电影长片的标准长度一般为90分钟，最短的为60分钟，因此微电影的长度应比长片短，否则就成了大电影。[1] 我们认为这个定义是比较符合实际的。

实际上，从电影发展史的角度看，中外电影都是从短片起步的。这种短片制作成本低，耗时少，作为电影创作者的"练笔"之作是合适的。检视20世纪中国电影短片的发展历程，我们会发现，短片往往出现在电影发展的早期或者年轻导演的习作当中，比如田壮壮的《小院》《角落》，贾樟柯的《小山回家》等。中国早期电影，如京剧纪录片《定军山》时长30分钟，第一部故事片《难夫难妻》时长40分钟，而与其同时的《庄子试妻》20分钟。在西方，即使是现在，美国奥斯卡短片奖仍然长盛不衰。只不过，随着电影的发展，为了满足商业、娱乐等需要，电影制作才逐渐从短片走向长片。当然，随着技术的发展和社会生活节奏加快等诸多因素的影响，微电影这类的短片又一次走向繁荣。微电影的兴起和繁荣不是偶然的，而有着其背后的多重逻辑，主要有数字技术的革新以及文化和商业等的影响。

微电影的兴起和发展首先离不开现代技术的进步。正是科技的发展使得微电影制作和传播更加便捷、快速和灵活，也为微电影的内容和形式提供了更多的可能性。数码设备的普及是微电影兴起的重要技术背景之一。过去，电影制作需要昂贵的摄影设备和复杂的制作工艺。而现在，随着智能手机、数码相机、平板电脑等数码设备的普及让微电影的制作门槛更低，也让更多人参与到微电影的制作中来。任何人都可以轻松地拍摄、编辑和制作微电影。后期制作技术的进步也为微电影的制作和发展提供了关键的支持。随着计算机软件技术的不断进步，后期制作

---

[1] 杨晓林. 微电影的定义之辩[J]. 民族艺术研究，2019，3.

工具越来越便捷和强大。例如,视频剪辑软件和特效软件等工具可以让微电影创作者轻松地添加各种效果、音乐和字幕等元素,打造出更加专业、精美的微电影作品。数字媒体的兴起则为微电影的传播提供了强有力的支持。随着互联网的普及和社交媒体的兴起,微电影有了快速、便捷的传播渠道。微电影可以通过在线视频网站、社交媒体平台、手机应用程序等多种渠道传播,观众也可以随时随地观看微电影作品,享受到更加丰富的文化和娱乐体验。

微电影的兴起还与社会文化的变化密不可分。受众文化的多元化是微电影兴起的重要影响因素。信息技术的发展使得人们可以随时随地方便地获取世界各地的信息,这使得任何一部作品都有可能获得全球传播,而全球的受众是非常多元的。受众文化的多元化使得人们对影视作品的需求也变得更加复杂、多样。微电影这种短小精干、贴近生活的影视形式满足了人们对于多样化文化需求的渴望。随着世界经济的发展,越来越多的人脱离了第一二产业,从而导致了文化产业的繁荣发展。在电影和电视剧等传统影视产业越来越重视商业性和票房收入的情况下,微电影则更加关注创意性和艺术性,为观众提供了更为多样化的选择。独立电影文化的影响让人们开始更加注重影片的艺术性和思想性,微电影则为这些有创意和独立思想的电影人提供了一个表达和实现自己创意的实验平台。微电影是一种轻量级的影视作品,不仅易于传播,而且可以通过网络等渠道实现全球化的交流和互动。微电影的繁荣也有其深厚的商业背景与逻辑。数字媒体技术的发展,特别是移动互联网的普及,让人们可以随时随地观看视频。而短小精悍的微电影也适应了现代人短时间内获取信息的需求,成为人们快速获取娱乐的选择之一。自21世纪第一个十年末期开始,微电影投资市场开始变热,吸引了越来越多的资本涌入。许多投资机构开始注重投资优质的微电影制作公司和作品,试图寻找新的商业模式和机会。随着微电影的受众和影响力逐渐扩大,更吸引了越来越多的企业投入广告费用在微电影制作上,以期在影片中进行植入式广告,实现品牌曝光和产品推广。

二、微电影的镜头语言

电影是视听艺术,既是一种语言,也是一门艺术。这语言把人类从巴别摩天塔的咒语中解救出来,跨越了种族与国家,成为全人类都能够编码和解码的通用国际语言,这也是电影艺术的极大魅力之处。我们可以从银幕上看到,细腻的、千变万化的动作和优美的肢体语言表现着个人的气息、内心的所想、微妙的情感,甚至一草一木、一片阳光或一抹色彩都可突围屏幕触碰心灵。这门艺术,用动态和静态的多重空间,用超越文字的视觉语言与观者直接对话[1]。从这段描述可以看出,微电影的最主要的艺术特色就是用画面和声音为表现形式,而其中又以画面最为重要,早期的无声电影就能够说明这一问题。电影是一种视听艺术,指的是电影这种艺术形式既包含了视觉方面的艺术表现,也包含了听觉方面的艺术表现。视觉方面的艺术表现主要是通过影像、画面来表达电影中的故事情节、人物性格、氛围等,包括各种镜头、色彩、构图、特效等;而听觉方面的艺术表现主要是通过音乐、声音来加强电影的情感表达,包括音效、配乐、对白等。在电影中,视觉和听觉是相互补充、相互配合的。视觉和听觉在电影中的运用,可以使得电影更加生动、有趣、感人。通过视觉和听觉的有机结合,电影可以更好地表达故事情节和主题,也可以更好地传达电影创作者的意图和思想。微电影作为电影的一种,自然也是如此。

由于画面在微电影的故事叙事与情感表达中占有最重要地位,而画面又是以拍摄镜头的方式呈现的,因此一般将画面称为镜头语言,亦即

---

〔1〕 庄晓东,阮艳萍. 微电影导论[M]. 北京:清华大学出版社,2016,9.

镜头所拍摄的画面就像叙述人的语言一样可以叙事故事、表达情感。因此对镜头语言的理解与运用是微电影创作的重中之重,基础之基础。我们重点要了解的是镜头语言的景别。景别是指由于在焦距一定时,摄影机与被拍摄物体的距离不同而造成被拍摄物体在摄影机录像机中所呈现出的范围大小的不同。一般我们可以将景别分为大景别(如大全景、远景、大远景)和小景别(如近景、中景、特写与大特写等)。当然,对景别的划分也有其他种类,但大体可以分为远、中、近三类。一般来说,大景别适宜慢叙事的影片类型,而小景别适宜屏幕较小、节奏较快的微电影叙事。

　　大全景是指将画面中的全部或大部分背景都包含在镜头中的景别,通常被用于描绘一个广阔的场景,例如自然风光、城市街景或大规模人群聚集的场面等。大全景的功能主要有以下几个方面:(1)营造环境氛围。大全景可以展示出场景的环境特点,让观众感受到场景的气氛和氛围。例如,在历史片中,大全景可以呈现出古代城市的规模和风貌,让观众感受到那个时代的气息。(2)呈现人物关系。大全景可以展示出人物之间的关系和相对位置,让观众更好地理解故事情节。例如,在战争片中,大全景可以呈现出整个战场的格局,让观众了解各个部队的位置和相对强弱。(3)推进故事情节。大全景也可以用来推进故事情节,例如展示出人群的动向或某个事件的规模等。例如,大全景可以展示出整个城市的情况,让观众明白主角所面对的挑战的艰巨程度等。

　　大远景通常用来展示场景的环境和规模,强调人物所处的环境气氛或表达人物的情感。具体来说,大远景的功能包括以下几点:(1)展现场景环境:大远景可以用来展示自然环境、建筑物、城市等场景的环境和规模,为观众呈现出一个宏伟的场景。(2)突出角色的某种处境。如大远景可以将角色置于一个辽阔的环境中,突出其孤独和无助感。这种构图通常用于表达角色的内心感受和情感状态。(3)表达人物的情感。如可以用来表达宽广的胸怀和气势。大远景的功能在于通过环境和场景的宏大来突出角色的情感和内心感受,营造出宽广、开放、自由的视觉氛围。

远景的功能包括以下几点:(1)可以将场景作为一个整体呈现出来,让观众了解场景的环境和氛围。(2)远景可以传达距离感,让观众感受到画面中人物和物品之间的距离关系,从而增强观影体验。(3)远景还可以增强叙事效果,比如展示人物的行动和情感状态,强调人物在场景中的位置和角色,以及场景对情节发展的影响等。(4)远景可以引导观众视线,使观众关注画面中的某些元素,比如人物、物品或景观等。举例来说,远景可以用来呈现广阔的自然风光,比如大海、高山和森林,让观众感受到场景的壮美和辽阔。(5)远景也可以用来展示人物的行动和情感状态,比如人物在广袤的草原上独自奔跑,表达出他的孤独和追求自由的情感状态。这三种大景别的主要区别及其功能特点大致如上所述,在具体的创作中,还要根据剧情、环境和人物特点适当采用。

小景比如中景、近景、特写与大特写等也各有不同的特点。中景是指距离人物或场景较远的画面,通常可以看到人物的全身或半身以及周围环境的一定范围。中景在电影中的作用主要有以下几个方面:(1)展现人物关系。中景可以通过将不同的人物放置在同一个画面中以表现他们之间的关系。例如,将两个人物放在画面的左右两侧,可以强调他们之间的对比或者冲突关系。(2)展示环境背景。中景可以在表现人物的同时,展现出周围的环境背景,让观众更好地理解人物所处的情境。例如,将一个人物置于某一特定的环境中,让观众感受到人物的情感和内心世界。(3)打破封闭感。中景可以打破画面的封闭感,让观众看到更多的细节和情境。例如,将人物放置在宽阔的空间中,可以让观众感受到开阔的氛围,从而更好地融入电影情境。(4)转换画面。中景可以作为不同画面之间的转换,起到过渡作用,使整个故事更加流畅自然。例如,将一个人物从远景逐渐推进到中景,可以使观众更好地关注到人物的表情和动作,从而更好地理解情节发展。

近景是指镜头非常接近被拍摄对象的画面,通常用于展现角色的情感、心理和细节,能够将观众的注意力集中在角色的表情、动作和道具等细节上,进一步加深观众对角色的了解和感情投入。具体来说,近景在电影中有以下几个作用:(1)展现角色情感和表情。近景能够清晰地展现角色的面部表情和眼神变化,通过角色的表情和动作来传递情感,帮助观众更深入地理解角色内心的感受。(2)突出道具和细节。让观众更清晰地看到角色手中的道具、衣着和装饰品等细节,进一步展现角色的特点和个性。(3)增加叙事的张力。通过将镜头拉近到角色的脸部或局部,近景能够将观众带入角色内心的世界,让观众更深入地感受角色的情感波动,增加情感张力。(4)聚焦主题和情感。近景能够聚焦主题和情感,让观众更加专注于角色的情感和内心体验,从而更好地理解电影的主题和情感。比如,在电影《泰坦尼克号》中,当杰克和露丝在船头上舞蹈时,镜头使用了近景,让观众更清晰地看到两人的面部表情和眼神交流,进一步突出他们之间的浪漫情感。

特写是指摄影机放置在非常近的距离之下,把被拍摄事物的某个部位放大显示,以达到强调细节、突出情感、表达思想的效果。在电影中,特写的作用主要有以下几个方面:(1)强调情感和细节。通过对某个物体、人物的某个部位进行特写,凸显细节,表达人物的情感,增强观众的代入感。例如,当某个角色因为某种原因十分悲伤时,可以通过特写表现出他的流泪、颤抖等细节,以此来加强情感的表达。(2)突出主题。特写可以将某些重要的细节突出出来,达到强调主题的目的。例如,在描写医院故事的电影中,可以通过特写展现医生的手术过程,以此来突出医学治疗的主题。(3)产生对比效果。通过对比不同的特写镜头,可以产生强烈的视觉对比,达到强调某些情感或主题的效果。例如,在描写战争的电影中,可以通过特写的方式来对比士兵的血淋淋的伤口和平时他们英勇无畏的形象,以此来突出战争的残酷和痛苦。(4)表达内心世界。通过特写表现人物的内心世界,使观众更好地理解人物的思想感情,产生共鸣。例如,在一部描写失恋的电影中,可以通过特写展现主角内心的痛苦和无助,以此来表达他的失落和孤独。

大特写是一种非常近距离的特写,通常只展示物品或人物的一部分细节。它的作用包括:(1)强调细节、情感或者是引起观众的注意力。大特写常常用于表现人物的情感,例如通过展示人物的眼睛或嘴唇来强调他们的表情。(2)表现细节,例如电影中的枪战场景,可以使用大特写来展示子弹的射出或者枪口的烟雾。大特写还可以用于揭示物品的细节,例如电影中的犯罪场景,可以使用大特写来展示工具或证据。(3)切换场景,例如在电影中通过展示一个地方的特写来引导观众进入下一个场景,或者在电视剧中通过展示一个人物的特写来引出下一个情节等。总之,大特写也是电影中常见的一种画面语言,可以用来强调情感、揭示细节以及引导观众进入下一个场景。

三、微电影的叙事

对故事的叙述是某一视频可以称之为微电影的本质特征,因此叙事在微电影中具有举足轻重的作用,也是创作者必须深刻理解的问题。一般而言,微电影的叙事问题主要包括:微电影怎样讲述一个故事? 讲述故事的视点是什么? 以及谁在讲述故事? 罗兰·巴特指出,叙述是在人类启蒙,发明语言之后,才出现的一种超越历史、超越文化的古老现象。叙述的媒介并不局限在语言,也可以是电影、绘画、雕塑、幻灯、哑剧等,叙述可以说包括一切。他认为人类只要有信息交流,就有叙述的存在。[1]微电影作为一种叙事作品,必然存在一个叙述者将信息传递给接受者的过程。在叙事传播过程中,叙述者为了自己的目的,必然采用

---

[1] 庄晓东,阮艳萍. 微电影导论[M]. 清华大学出版社,2016,9.

某种叙事方式进行叙事。因此,叙述者是重要的。与叙述者相对应的是接受者,叙述者的叙事目的的达到,还与接受者有关。叙述者需要针对不同的接受者采取适当的叙述方式,只有方式合适,才容易被接受者所接受,叙述者才能达到叙事目标。

作为微电影创作者的叙述者,其主要任务是通过选择合适的叙述视角和叙述手法,将故事情节、角色性格和情感状态等元素呈现给观众,从而传达出自己的创作意图和观点。①微电影创作者需要选择合适的叙述视角。常见的叙述视角有第一人称视角、第三人称视角、多视点视角等。不同的叙述视角会对故事的呈现产生不同的影响,比如第一人称视角能够让观众更好地了解主人公的内心世界,而第三人称视角则能够呈现更全面的故事情节和人物关系。②微电影创作者需要选择合适的叙述手法。常见的叙述手法包括对白、解说、内心独白、场景交代等。不同的叙述手法会对故事的呈现方式产生不同的影响,比如内心独白能够让观众更深入地了解角色的内心想法,而场景交代则能够帮助观众更好地理解故事的背景和情节。③微电影创作者还需要注意叙述方式与受众的需求相匹配。不同的受众有不同的观影需求和审美偏好,因此创作者需要根据目标受众的特点来选择合适的叙述方式和手法,从而使得故事能够更好地被观众理解和接受。因此,微电影创作者作为叙述者,需要具备一定的叙述技巧和创作经验,能够灵活运用不同的叙述手法和视角,从而让故事更生动、更有说服力地呈现在观众面前。

微电影创作中,叙述视角也是非常重要的。不同的叙述视角会影响观众对故事的理解和情感共鸣。常见的叙述视角有第一人称视角、第三人称视角和多视点视角。第一人称视角是指以一个人物的视角来叙述整个故事。这个人物可以是主角,也可以是配角,但他们都会亲身经历故事发生的每一个环节,并将这些经历通过自己的叙述方式呈现给观众。由于第一人称视角叙述者是从自身的经历出发,所以观众更容易产生情感共鸣,并且能够更加深入地了解主角的内心世界。但是第一人称视角也有局限性,因为观众只能看到主角所能看到的,而可能会错过一些关键情节。电影《少年派的奇幻漂流》采用了第一人称视角叙述,通过主角少年派的视角来叙述整个故事。观众可以跟随着少年派的视角来探索神秘的海洋世界,感受他的孤独、恐惧、勇气和成长。这种视角让观众更加身临其境,能够深入地理解主角的情感和经历。

第三人称视角是指故事的叙述者不参与到故事中,而是以旁观者的身份来叙述整个故事。这种视角是最为常见的,因为它比较客观,能够让观众看到整个故事的全貌,而不仅仅是一个人物的视角。电影《红高粱》采用了第三人称视角叙述。在电影中,观众通过电影画面所呈现出来的人物行动、对白以及镜头语言来了解故事的情节发展。由于采用了第三人称视角,观众可以看到多个角色的行动、情感和思维,包括那些并不出现在屏幕前的角色,这种视角增强了观众的参与感,也让观众更加全面地理解和感受电影的情感和氛围。电影中通过第三人称视角展示了中国农村的历史、生活、文化等方面,同时也展现了人性的复杂和残酷。

多视点视角是指故事的叙述者会切换不同的视角,以不同的人物视角来叙述故事。这种视角能够让观众更加全面地了解故事,同时也能够让观众更加深入地了解每个角色的内心世界。《罗生门》采用了多视角叙述。电影中通过多个人物的不同视角来叙述同一个事件,让观众可以看到不同的版本和角度,而没有一个确定的真相。这种叙事手法让观众对事件的真相产生怀疑和反思,同时也呈现了人性的复杂性和主观性。多视角叙述也使得影片具有更高的艺术性和探索性。

叙事元素则是电影创作者将叙事加以呈现的具体手段,主要对白、解说、内心独白、场景交代、字幕或者画外音等,各自有着不同的作用和效果。对白是指人物之间的对话交流,是电影中最常见的叙述手法之一。它能够直接表达人物之间的情感、思想和态度,让观众更好地理解故事情节和人物性格。通过对白,观众也能更深入地了解人物之间的关系和背景。例如,《肖申克的救赎》中,主人公安迪和牢友瑞德之间的对白让观众更加深入地了解他们的关系和彼此的背景。

解说是由电影中的叙述者或主人公对故事进行叙述的手法。它能够提供故事的背景信息,引导观众进入故事情境。同时,解说也可以向观众传达主人公的感受和想法,让观众更好地了解人物内心。如《肖申克的救赎》中,主人公安迪通过内心独白和解说,向观众讲述了他在监狱中的经历和感受。内心独白是指人物在内心中自我对话或向观众直接表达自己的感受和想法,一般通过解说的方式呈现。

内心独白能够让观众更加深入地了解人物的内心世界和思想感受。在《肖申克的救赎》中,安迪在监狱中的内心独白让观众更加深入地了解他的内心世界。

场景交代是指通过场景设置和道具等视觉元素来传达故事的信息和背景。它能够让观众更好地了解故事的环境和背景,同时也能够加深人物的形象和情感。例如,在电影《少年派的奇幻漂流》中,通过场景的设置和美丽的自然景色,让观众更好地理解主人公派的奇幻漂流的经历和感受。

字幕和画外音也是常见的叙述手法,它们主要有以下作用:(1)字幕和画外音可以提供背景信息和情境说明,帮助观众更好地理解故事情节和人物关系。比如,在一部关于生态保护的微电影中,可以通过字幕和画外音的形式,向观众介绍野生动物的生态环境和保护现状。(2)字幕和画外音可以引导观众的情感和思考,加深观众对故事情节和人物的理解和认知。比如,在关于失去爱人的微电影中,可以通过画外音的形式,表现出主角内心的孤独和痛苦,引导观众的情感体验。(3)字幕和画外音可以补充叙述信息,弥补画面和对白的不足。比如,在一部关于旅行的微电影中,可以通过字幕和画外音的形式,补充旅行地点的介绍和特色,增加观众的兴趣和参与感。如在微电影《天台》中,字幕和画外音的形式被用来介绍男主角的内心世界和矛盾冲突,增强了观众对故事的理解和共鸣。在微电影《幸福的味道》中,画外音的形式被用来介绍菜品的制作过程和背后的故事,增强了观众对美食文化的了解和情感体验。在微电影《回到你身边》中,字幕和画外音的形式被用来补充旅行地点的介绍和情景描写,营造出一种诗意和浪漫的氛围等。

四、微电影的剧本创作

本节以具体案例说明微电影剧本的创作过程,主要内容按照剧情梗概、剧本大纲与剧本的顺序排列,可根据前面所述理论仔细体会三者之间的生成过程。剧本之后附原文,更可以体会叙事文章与剧本的差异以及由文到剧的形式变化。

1.《红娘妈妈》

【剧本梗概】

患有乳腺癌的母亲,为了使儿子努力振作,用乐观的心态面对病魔,每天最大的乐趣就是在病房里为儿子牵红线……

【剧本大纲】

明宇和晓晓因病结缘,明宇的母亲患有乳腺癌闷闷不乐,经过晓晓的细心劝导,为了照顾自己的儿子,终于决定打起精神,当起了红娘,在病房中为儿子寻找女朋友。长辈的不懈努力,让两个年轻人的心走到了一起,在感情面前,病魔是不堪一击的。

【剧本】

1-1【第一幕】

【病房,日,内】

【人物:晓晓、李阿姨、明宇】

△晓晓在各个病房中穿梭,忙得不可开交,听到有人叫她,转身

看去。

明宇:晓晓,我们又来报到了。

△晓晓回头,李阿姨坐在轮椅上,面容消瘦,明宇推着妈妈,看着晓晓笑,阳光照在明宇脸上。

晓晓:明宇,阿姨。

△二人合力将李阿姨扶上床躺好。

晓晓:阿姨,我要给您做一下检查,看看您的皮肤状况,您把衣服撩一下好吗?

△李阿姨头扭向一边,不说话,拒绝配合。

晓晓:阿姨,一会医生来查房,问您什么您就说,您有什么不舒服也都告诉医生好吗?

李阿姨(烦躁):哎呀,你烦不烦啊,该怎么做我都知道,我又不是第一次住院了。

△明宇和晓晓二人对视一眼,无奈走出房间。

1-2【第二幕】

【走廊,日,内】

【人物:晓晓、明宇】

△二人站在走廊

明宇:晓晓,对不起啊,我母亲生病,情绪不稳定,你多担待啊。

晓晓:嗨~说什么呢,阿姨不舒服,有情绪是难免的,我们医护人员要做的不就是体谅患者照顾他们吗?

明宇:谢谢!

晓晓:而且你也挺不容易的,以前每次阿姨住院都是你在照看,也没有人帮你。

明宇:唉,家里还有一个。

晓晓:啊?

明宇:我爸爸脑梗卧床在家,生活不能自理,我妈乳腺癌又要住院,我每天都是两边跑的。

△明宇语气轻松,晓晓一脸惊愕看着他。

△特写阳光照射在明宇身上。

晓晓:放心吧,阿姨这边我会帮你多照顾的,你平时也要多注意休息,你可是家里的顶梁柱,可不能倒下。

明宇(笑):哈哈,放心吧,我不会的,我身体可好了。

△明宇一拍胸脯,惹得晓晓笑。

1-3【第三幕】

【走廊,日,内】

【人物:晓晓、医生、李阿姨】

△晓晓走向病房,正巧遇到医生从病房出来

晓晓:王医生,李阿姨怎么样了?

医生:不太好,我刚才给她做检查,李阿姨的骶尾部有两处压疮伤口。

晓晓:不会吧,李阿姨没有瘫痪,怎么会有压疮呢?

医生:李阿姨很不配合治疗,我问她什么都爱答不理,我要给她做PICC导管维护她也不让,动都不想动,脾气还不小,这不配合医生治疗,这样下去病怎么会有好转呢?

晓晓(皱眉):我会和李阿姨多聊聊的,努力开导开导她,这样下去可不行。

医生:没错,患者的心态是决定病情发展的重要因素,晓晓,平时要多麻烦你了。

晓晓:没事,这都是我工作分内的事。

1-4【第四幕】

【病房,日,内】

【人物：晓晓、李阿姨】

△晓晓走进病房，李阿姨躺在床上一动不动。

晓晓：李阿姨。

△李阿姨没有回应，晓晓走过去坐在床边。

晓晓：阿姨啊，明宇说这两天有点事，暂时过不来了，您有什么事就跟我说，我帮您办。我跟明宇是好朋友，您别客气。

△李阿姨没有回应，特写晓晓看到旁边桌子上没有动过的午饭。

晓晓：阿姨，怎么没吃饭呢，是做的不合您胃口吗？您得吃饭啊，这好几次了，给您打的饭都没见你动过，这样身体怎么受得了呢？病好的也慢啊，这要让明宇看见，他不得心疼坏了啊。

△李阿姨的肩膀抽搐，呜呜哭了起来。

晓晓：阿姨，您怎么了？怎么哭了啊，有什么心事您和我说说？

△李阿姨越哭越伤心，晓晓轻拍肩膀安抚她。

李阿姨（泣不成声）：是我拖累了明宇，我和他爸病的病、瘫的瘫，这么多年，他全部的精神支柱就是照顾我们老两口，把自己的事全耽误了，我真怕我们走了，他接受不了。我和他爸一直劝他找个对象，他就是不愿意，你说万一我们走了，他连个陪他的人都没有，多孤单啊……

晓晓：阿姨，别瞎想，您心疼明宇，就更得照顾好自己啦，只有您身体好了，明宇才能安心啊。

△李阿姨哭声弱了，确认的眼神看着晓晓。

晓晓：明宇这么优秀的男孩子，您还愁他找不着对象？我们院里的小护士都可喜欢他了呢。

李阿姨：真的吗？

晓晓：我骗您干什么？您说您不好好看病，他怎么能踏实地好好工作生活呢，只有您给了自己希望，他才看得到希望啊。就算他带了女朋友回家，肯定也是希望能看到一个开开心心的妈妈，您说是吗？

李阿姨：你说得对，我得振作起来，给我儿子找个好媳妇回来。

△李阿姨肚子咕噜一声,不好意思地看着晓晓。

晓晓:哈哈,这饭都凉了,我去给您弄点热乎的,多吃饭才有劲找儿媳妇呢。

△二人哈哈笑起来。

1-5【第五幕】

【病房,日,内】

【人物:晓晓、明宇、李阿姨、隔壁床患者】

△李阿姨拿着一大摞照片和病友有说有笑,明宇坐在一旁给阿姨削苹果,晓晓走进来。

明宇(笑):晓晓

李阿姨:哎,晓晓快过来,你看,这都是家里亲戚给介绍的女孩子,你喜欢哪个?

晓晓:哈哈,阿姨,我喜欢有什么用啊,得明宇喜欢才行啊。

李阿姨:你帮阿姨挑几个,我这都看花眼了。

患者:李姐,这还用挑啊,你想找儿媳妇,这不近在眼前嘛。

李阿姨:近在眼前?

△患者努嘴,李阿姨看向晓晓明宇二人,明宇将削好的苹果递给晓晓一块。

李阿姨:嘻! 我这可不是傻了嘛,晓晓这么好的姑娘,我还看这些干什么,哈哈哈。

晓晓(害羞):阿姨! 您说什么呢!

李阿姨:晓晓,我看我们家明宇,怎么样?

明宇(着急):妈!

患者:我看行,我们晓晓长得好看,性格好,能力又强,配你们明宇,般配!

△李阿姨握着晓晓的手笑着看她,明宇看着她也笑。

晓晓:哎呀,你们都说什么呢?

△晓晓离开病房,明宇追了上去。

1-6【第六幕】

【走廊,日,内】

【人物:晓晓、明宇】

△晓晓站在窗前

明宇:晓晓。

晓晓:阿姨的话,你可别瞎想啊,也别当真,他们说笑的。

明宇:我了解我妈,她可是认真的。

晓晓:那也不是真的。

△明宇不说话,与晓晓并肩站。

明宇:晓晓,谢谢你,我知道你一直在开导我妈,要不是你,她也不会像现在这么开朗乐观。

晓晓:这都是我应该做的,阿姨心情不好,对病情恢复也有很大影响。

明宇:其实我妈这些年一直都在硬撑,她也怕自己倒下了,没人照顾我,只是时间长了,谁都会崩溃。

晓晓:所以阿姨才要给你找个女朋友,他不是担心没人照顾你生活,而是怕自己去世后你对生活没了希望。

明宇:我怕拖累人家姑娘啊,再说了,就我这个情况,也没有女孩子喜欢啊

晓晓:谁说的,你长得这么帅,又孝顺老人,哪个姑娘不心动。

明宇(不好意思):没有吧。

晓晓:谁说没有的。

△晓晓掏出手机,拿出群聊天记录。

> ——这个男生真的蛮帅的……
>
> ——他真的很细心哎，照顾他妈妈周到得很……
>
> ——他脾气太好了吧……
>
> ——打听一下，他有女朋友了吗……
>
> ……

晓晓：你看，这都是我病区的小姑娘，都可喜欢你了，你看你多有魅力啊。

明宇（鼓起勇气）：那你呢？

晓晓：我？我什么？

明宇：你……喜欢我吗？

晓晓（脸红）：你瞎说什么呢！

△晓晓害羞跑走，明宇看着晓晓发呆。

1-7【第七幕】

【走廊，黄昏，内】

【人物：晓晓、医生、李阿姨】

△李阿姨积极接受治疗，和病友八卦儿子与晓晓的事情，嗑着瓜子，不亦乐乎。

△晓晓帮李阿姨查看身体。

晓晓：嗯，不错，压疮基本都痊愈了，还吃嘛嘛香，阿姨回复得不错！

李阿姨：那还不多亏了晓晓，要不是你，阿姨真的不知道该怎么办。

△明宇走进病房，手里提着东西，头发凌乱绑在耳后，满脸胡子拉碴，大家被吓了一跳。

李阿姨：儿子，你怎么了？

明宇（强打精神）：没事，妈。

△晓晓看了他一眼,走出房间,明宇追出去。

明宇:晓晓。

晓晓:你头发该剪了。

明宇:我爸突然发病,医生下了病危通知书,现在正躺在ICU里。

△晓晓很惊讶,明宇坐在走廊的排椅上,黄昏的阳光照在他身上,一副颓废的样子,晓晓坐到他旁边。

明宇:晓晓,我很害怕,如果我爸走了,我不敢想象我妈会怎么样。

想象:叔叔吉人天相,会没事的。

明宇:晓晓,我好累啊。

晓晓:累就睡一觉吧。

△明宇闭眼靠在晓晓肩膀。

明宇:晓晓,我喜欢你,和我在一起吧。

晓晓(沉默片刻):好。

1-8【第八幕】

【走廊,黄昏,内】

【人物:晓晓、医生、李阿姨、隔壁患者】

△晓晓走在走廊,看到明宇走来。

明宇(将背后的花拿出来):晓晓,送给你。

晓晓(接过花):谢谢,对了,叔叔没事了吧。

明宇:没事了,医生说已经脱离了危险,昨天已经从ICU出来了。

晓晓:那就好,虚惊一场啊。

△明宇看着晓晓笑。

△二人走进房间,李阿姨看见晓晓手里的花,乐得一拍手。

李阿姨:哎呀,成啦?哈哈哈,太好啦,太好啦,哎呀,你看着站在一起,郎才女貌的,多好啊。

患者:那下次是不是就可以吃到你们的喜糖啦?

李阿姨:有有有,人人有份!哈哈。

△病房里一片欢声笑语,两个年轻人对视一笑,双手紧紧握在一起。

剧本改编自

《医者的人文关怀——护理的感想、感悟、感知》
想当红娘的妈妈

原文

想当红娘的妈妈

段晓晓 张 蕾

故事主人公:肿瘤内科护士

肿瘤内科病房的工作总是一如既往地忙碌。那天我正在各种忙碌地穿梭于病房时,"晓晓,我们又来报到了。"转身一看,原来是李阿姨的儿子带着她来办理住院。不过转身看到的这个画面有点震惊到我。轮椅上的李阿姨比上次出院的时候消瘦了很多。抬头再看李阿姨的儿子,凌乱的头发随意地绑在耳后,下巴和脸颊胡子拉碴。

针对行动不便的新入院患者,我们都要常规查看患者的皮肤情况。看着李阿姨骶尾部的两处压疮伤口,我皱起了眉头。虽然,李阿姨这次入院的身体状态是先前差了点,但也不至于会发生压疮。

进入病房后,李阿姨对我不搭理,医生来查房不配合,不愿意进行PICC 导管维护,拒绝检查和治疗,就连简单地翻个身也不行。

这个情景让我想到了几年前,最初见李阿姨的时候。为什么对李阿姨印象这么深呢?初见李阿姨时,我只是一个刚刚工作的小护士,什么都不懂,遇事紧张胆小。她是我负责的第一个患者。她不爱说话,眼神凶凶的,在工作中没有少挨李阿姨的训斥。每当这个时候也都是她儿子过来道歉,

"我母亲生病情绪不稳定,你们多担待,不好意思了哈。"

"没事没事,你也是挺不容易的,每天下班过来照顾你妈妈。"

"家里还有一个呢。"看我愣了一下,他继续说道:"我爸爸脑梗卧床在家,生活不能自理,我母亲乳腺癌住院,我每天两边跑。"

他云淡风轻地说着背后不为人知的辛酸。了解到他家的情况后,我开始理解了李阿姨的情绪。之后的工作中,我对她的护理也更加耐心细致,慢慢地,李阿姨对我的态度也改观了。这几年的相处下来,与其说我们是护患关系不如说是朋友。

下班经过楼梯间,昏暗的楼道里一缕夕阳照进来。楼道里坐着一个人,垂着头、佝偻着背,逆着光看过去平添了几分落寞和颓废。走近发现是李阿姨的儿子。

我轻轻坐下来说:"你的头发有点长了,可以剪一剪了。"

听到这句话他瞬间低下了头说:"晓晓,你说一个人如果没有了爸爸妈妈的话该怎么生活呢?"我一时间不知道如何接话。

他继续说道:"前两天我父亲去世了。按我们那里的习俗,七七四十九天不能剪头发。"

我该怎么描述我当时的感受呢?反正就是鼻子一酸想落泪的感觉。

我平复了一下情绪问他:"你妈妈这次这么不配合治疗是不是也是因为这个原因?"

"其实妈妈这些年也是硬撑着乐观,怕影响到我的情绪。她和爸爸也总是尽可能表现得很坚强勇敢。爸爸的去世摧垮了她的心理防线,爸爸已经去世了,她也深知自己时日无多,放心不下我,她一直觉得我一个人过不好的。"

"你年纪不小了,为什么不找个女朋友呢?你妈妈放心不下的不是你的生活能力,是怕她去世之后你对生活没了希望。"

他抬头看了看我说:"我害怕拖累人家姑娘,一直没找,而且我一直觉得自己这个情况,应该也不会有女生喜欢的。"

我调侃他说:"你这么多年照顾两位老人,寒冬酷暑各种奔波也毫无怨言,就冲这点,哪个姑娘不心动啊。"

他不好意思地笑了笑:"没有吧。"

"怎么会没有,我们病区的几个小姑娘就经常私下议论你哦。不信?来,我给你看看我们微信群的聊天,你都不知道自己有多少隐形粉丝吧。"

——这个男生真的蛮帅的……

——他真的很细心哎,照顾他妈妈周到得很……

——他脾气太好了吧……

——打听一下,他有女朋友了吗……

……

我说:"和妈妈好好聊聊,让老人家放心。我也会帮你和她说说这事儿,好吗?"

他默默点了点头。

再次走进病房,李阿姨还是入院时的左侧卧位躺着不动。喊了她一声没有回应,我坐在她床边。

"李阿姨,我刚刚和您儿子聊了一会儿天。您儿子挺棒的,他说他打算要好好地打算一下今后的生活,他打算去试试谈恋爱,去好好工作生活,为了更好地和您一起继续过好每一天。"

李阿姨猛地转身问我:"真的吗?他说,他想找女朋友了?"

她蒙着被子哭了起来,声嘶力竭地喊道:"是我们拖累他这么多年啊,这么多年他全部的精神支柱就是照顾我们老两口,我一直害怕我走了之后他接受不了,日子没了盼头,我没有办法。"

"我和他爸爸一直劝他,赶紧找个对象。万一我们都走了,他也不会孤孤单单。可这孩子,就是不愿意,说要先照顾我们。现在,他爸爸走了,我这病也……"

"这下好了,如果他真的愿意找个对象了,那我也安心了……"我抚着李阿姨不停抽动的双肩:"您给了自己希望,他才看得到希望啊,他刚没了爸爸,您又不好好看病,他怎么好好工作好好生活呢?就是他带了女朋友来看您了,也是希望看到一个开开心心的妈妈,您说是吗?"

自那之后,李阿姨积极治疗的同时,还帮儿子牵线相亲,每天打听儿子的八卦成了她的乐趣。从每天自己翻身,到现在扶着她能下床走两步,压疮也几乎痊愈了,出院的时候还开玩笑说:"说不定下次来就给你们带喜糖了。"看着母子俩搀扶着走出医院的背影,我感慨颇深。

在医学发展的今天,癌症仍旧未被攻克,有患者说:"癌症是能摧毁一个家庭的。"疾病固然可怕,但我们不该放弃爱与希望,生活总是向前看,愿每个患癌家庭都能走出泥沼,走向希望!

2.《我的闺蜜患者》

【剧本梗概】

一个发生在肿瘤重症室里的故事,作为护士的周周接手了一个年轻的肿瘤重症患者,她们兴趣相投成为闺蜜,并许下康复后的约定,可惜事与愿违,年轻的生命在逐渐凋零……

【剧本大纲】

嘉佳是周周的看护患者,作为一名肿瘤重症患者,嘉佳有着让人心疼的阳光乐观,二人是很好的闺蜜,在住院的这段日子里,周周照顾陪伴着嘉佳,陪她欢笑玩乐,许下病好后的约定,可惜事与愿违,嘉佳的病情一直在恶化,在生命的最后,周周陪伴她缓缓闭上了眼睛。

【剧本】

1-1【第一幕】

【病房,日,内】

【人物：周周、嘉佳、同病房患者阿姨】

△嘉佳坐在病床上，面前一排化妆品和小饰品，她拿着镜子臭美，周周走进病房。

周周：哟，嘉佳，一大早就开始臭美啦？

嘉佳（举起其中一个）：谁臭美了，我在试新买的眼影，周周你看，这都是我在网上买的，好看吧，你看这个，我觉得这个特别适合你，送给你。

周周：好看好看，个个都好看，嗯，我们嘉佳的眼光就是好。

阿姨（笑呵呵）：哎哟年轻就是好啊，小姑娘长得跟花儿一样，嘉佳还没有男朋友吧，回头阿姨给你介绍一个啊。

△嘉佳微笑沉默。

周周（看了她一眼，赶紧接话）：那我可舍不得，我们嘉佳还要在我身边多留几年呢，阿姨，您有没有什么合适的小伙子给我介绍一个啊，我也还单着呐。

阿姨：哈哈哈，好好好，阿姨都给你们留意。

周周（旁白）：我是一名肿瘤重症室的监护护士，嘉佳是我负责的监护患者，还记得我刚见到她的时候……

△病房里欢声笑语，周周看向沉默微笑的嘉佳，开始插叙回忆。

1-2【第二幕】

【病房，日，内】

【人物：周周、嘉佳、嘉佳爸爸、嘉佳妈妈】

△嘉佳背着双肩包一脸好奇地走进病房，爸爸妈妈拿着医院的生活用品跟在后面，周周紧跟着走进病房。

周周：哪位是患者？

嘉佳（一脸笑嘻嘻）：患者就在你面前啊，我就是患者，哈哈看不出来吧。

周周（一愣，转而笑，指着床铃）：你的床位在这，我是你的责任护士,有问题随时叫我。

嘉佳:嗯,你好,我叫嘉佳。

周周:叫我周周就好。

1-3【第三幕】

【病房,日,内】

【人物:周周、嘉佳、同事】

△周周与同事在病房走廊沟通工作,病房突然传来嘉佳的喊声。

嘉佳:周周! 周周!

周周(赶紧紧张地跑过去):怎么了,怎么了,是不是哪里不舒服?

△嘉佳手里举着平板,特写平板上正在放文艺节目,上面有男明星。

嘉佳(一脸兴奋):你看看,你最喜欢的"爱豆"!

周周(松口气,冲上去敲嘉佳脑袋):你吓死我了,你啊!

△嘉佳抱着脑袋抗议,二人笑作一团。

周周(旁白):我们年龄相仿,兴趣相投,很快就成了最好的朋友。

△配画面:周周在办公室值班,嘉佳带着奶茶来找她聊天,陪她加班,与她聊天。

△周周休息日穿着常服来到病房,嘉佳一脸无聊,看到她转为惊喜。

嘉佳:周周! 你怎么来啦。

周周:怕你无聊,来陪你啊。

嘉佳:你太棒了,我一个人可无聊了……

周周:为什么不让家人来陪你呢,自己一个人住院多不方便啊。

嘉佳(沉默片刻):我不想因为自己的原因,打扰家人本来的生活,他们平时照顾我已经很辛苦了。

周周(心疼地看着她):那下次你有什么需要就跟我说,反正我住得近,很方便,平时我也可以陪你

嘉佳:嗯! 我就知道你最好啦!

△嘉佳捧着周周的脸大大亲了一口。

嘉佳:哎呀,好想吃火锅,好想吃烤肉啊,周周,我们出去吃烤肉吧,我吃过外滩旁边有一家特别好吃。

周周:那可不行,你还在住院呢,没有医生批准,不能随便出去的。

嘉佳(仰天长啸):啊,我不,我想吃烤肉,烤肉啊!啊!我好难受啊!吃不到烤肉,我感觉病都要加重了。

△嘉佳在床上打滚要赖,周周无奈地拍了拍她屁股。

周周:行啦!多大人了,还玩要赖呢,这招过时了啊。

△嘉佳继续要赖,周周无奈。

周周:好啦好啦,我有办法。

△嘉佳立刻爬起来。

嘉佳(一脸坏笑):招不在新,管用就行。

△周周翻白眼。

1-4【第四幕】

【食堂后厨,日,内】

【人物:周周、嘉佳】

△二人在厨房里忙忙活活,周周在烤肉,嘉佳着急想吃烤肉,被烫得龇牙咧嘴,周周轻打她一下,让她别急。

周周:还没熟呢。

嘉佳:周周,你太聪明了,能想到这个好办法

周周:嘘,食堂平时是不让闲杂人等劲来的,我们悄悄地,等会再收拾干净,别被人发现。

嘉佳:嗯嗯,放心吧。

周周:只是味道肯定是比不上你说的那家了,将就吃吧。

嘉佳:周周的手艺,比外面的任何一家店都好吃!

嘉佳:等你出院了,我们约好再去你说的那家餐厅吃。

嘉佳:嗯!拉钩!

周周:拉钩!

△二人拉钩哈哈笑,外面突然有动静,二人赶紧抱着烤肉溜走。

1－5【第五幕】

【病房,夜,内】

【人物:周周、嘉佳、医生】

△嘉佳结束一次化疗,脸色苍白,浑身无力地躺在床上,周周担心地走到她旁边。

嘉佳(勉强微笑):没关系,过两天我就好了。

△周周和医生们分析嘉佳病情,表情严肃,纷纷摇头。

△周周夜班巡视,来到病房,嘉佳坐在床边透过窗子看月亮。

嘉佳:周周,这么晚了怎么不睡啊

嘉佳:我睡不着,周周,你能抱抱我吗?

△周周走过去,坐在病床上抱着嘉佳,二人沉默不语,特写月光照映在二人身上。

1－6【第六幕】

【病房,日,内】

【人物:周周、嘉佳、嘉佳爸爸、嘉佳妈妈】

△嘉佳侧躺在床上,双目紧闭,面无血色,特写吸氧罩和心电监护器,爸爸妈妈在一旁收拾东西照顾嘉佳。

妈妈(挂着眼泪):周周。

△爸爸妈妈放下手里的东西,和周周走出房间。

爸爸:唉……嘉佳的情况一天比一天差,现在睡觉都不能平躺了。

妈妈(哭):这孩子,可怎么办啊,我们就这一个女儿,医生都束手无策了周周:阿姨别难过,我们医生和护士都在全力救治,嘉佳会没事的。

△安抚了阿姨,周周回到病房,嘉佳看到我,挤出一丝笑容。

嘉佳:周周,你来了。

周周:嘉佳,你想吃什么吗? 我去给你买。

△嘉佳微微摇头。

周周:那要不喝点水吧。

△周周正准备拿杯子,嘉佳又摇头。

嘉佳:你陪我聊聊天吧,我爸妈这两天都累瘦了,他们这个年纪正是享清福的时候,应该我照顾他们了,现在却反过来要照顾我,我真对不起他们。

周周:你别这么说,你生病了嘛,等你病好了,不就可以去照顾他们了。

嘉佳:我还能好吗?

周周:当然能了,你要有信心,等你好了,我们还要去吃烤肉呢,你忘了?

嘉佳:嗯,拉过钩的,不会忘。

(画外音):周周?

周周:来啦,我要去忙了,你好好休息啊!

嘉佳:嗯。

△嘉佳看着周周走出病房。

1-7【第七幕】

【病房,夜,内】

【人物:周周、嘉佳、嘉佳爸爸、嘉佳妈妈】

△周周巡夜走进病房,看到嘉佳在吃草莓。

嘉佳(拿着草莓):周周,一起来吃草莓。

周周:你今天精神很好啊。

嘉佳:嗯,今天一天都挺舒服的,也不那么喘了。

周周:叔叔阿姨呢?

嘉佳:我让他们回去休息了,这两天太累了。

周周:那今晚我来陪你吧,正好我巡夜的工作也快结束了。

嘉佳:好啊,你也躺在床上,我们聊天。

△周周爬上床,和嘉佳挤在一起。

嘉佳:周周,你知道吗? 你是我认识的朋友里对我最好的,除了爸爸妈妈,还没有人对我这么体贴照顾过。

周周:真假的,你以前的男朋友也没有这样吗?

嘉佳:那些男人,没一个靠谱的,还是姐妹好。

周周:这话说得没错,男人没一个靠谱的。

嘉佳:周周,我好久没有出去玩了,我好想走出去,看看外面的世界,吹吹风,闻闻花香。

周周:还要闻闻烤肉香。

嘉佳(笑):对,还有烤肉香,我们一定要去大吃特吃一次。

周周:吃饱了站在外滩上吹风,看黄浦江,闻花香,好不好。

嘉佳(哭腔):嗯,我还想出去旅游,看大山大河,吃各种当地的好吃的。

周周:去,等你好了,我们一起去。

嘉佳:周周,我有点困。

周周:困了就睡一觉吧。

△嘉佳靠在周周肩膀上,突然开始呼吸急促。

△周周看向一旁的医疗仪器,特写仪器上的氧饱和度指数开始下降,赶紧叫来其他护士,通知医生和家属。

△嘉佳呼吸越来越急,周周哭着帮她顺背,嘉佳的呼吸开始缓慢,进入了睡眠。

1-8【第八幕】

【病房，日，内】

【人物：周周、嘉佳爸爸、嘉佳妈妈】

△特写嘉佳的床位空出来了，嘉佳的爸妈站在周周面前。

妈妈（拉着周周的手）：嘉佳前几天说过，如果她不在了，记得带周周去吃我们家边上的外滩烤肉，她说了，这是她和你的约定。

爸爸：这也算是她的遗愿了。

△妈妈拿出一个发卡递给周周

妈妈：这是她留给你的，你收好

△周周接过发卡，爸妈转身离开。

△周周走到窗前，窗边有一盒草莓，里面只剩下根蒂，和一些叶子，打开窗户，风吹进来。

△周周将发卡别在头上。

△特写草莓盒里的其中一片叶子，被风吹走，飘到半空。

剧本改编自

《医者的人文关怀——护理的感想、感悟、感知》
我的闺蜜患者

原文

我的闺蜜患者

周雨婷

故事主人公：肿瘤重症病区护士

她，是我的好朋友。我是她的责任护士。

初见最开始办理入院时。

我说："患者是哪位？"

她笑着对我说："患者就在你面前啊，我就是患者，哈哈看不出来吧。"

我稍微有些诧异。年轻的患者见过不少,但是这么乐观活泼的,倒是不怎么多见。

初识

经常早上交班时,她都在化妆或者照镜子。不得不说,她还是很漂亮的,有时候大家会夸她今天戴的耳钉或者项链好看,她都会很自豪地说:"好看吧,我老公送的。"

一次在我值班时,她突然跑来,喊我快过去,非常激动地对我说:

"周周,你快来看,你喜欢的'爱豆'出来了。"原来是她在看联欢晚会,刚好看到上次我说的喜欢的明星。

于是,我们两个手拉手,傻兮兮地对着屏幕中的明星乐着。

成为小闺蜜

可能是年龄差距不大,可能是很多喜好相同,也可能同是巨蟹座的互相吸引,我们俩仿佛有很多共同话题,经常在我值班的时候,她会在护士站和我聊天,我忙的时候,她就坐在那里等我,后来,即使是我休息的时候,也常常会来医院陪她说说话,有次我问她,为什么不让家里人来陪着呢,自己在这里很多时候还是挺不方便的,她说,我不想因为自己的原因,打乱了家人原本的生活。我对她说,那下次你有什么需要帮助的就跟我说,反正我住得近,也很方便,她笑着说好。

她常与我说:"哎呀,好想吃火锅,好想吃烤肉啊,周周,下次我请你吃烤肉好吗,我吃过外滩旁边有一家特别好吃。"

我开玩笑地跟她说:"那可不行,我们俩还是护患关系,我可不能让你请我吃饭。"

她说:"那等我好了,我们就不是护患关系了,那时候我们再去吃,反正我肯定会好的。"

我也笑着对她说:"嗯,会的。"

　　每次化疗结束,她都会十分乏力,没有精神,但是她还是那么阳光,依旧笑着说:"没关系,过两天我就好了。"

　　后来,她的血小板一降再降,医生也尝试了很多方法,似乎都效果不大。

　　一次夜班巡视病房时,她端坐在床上,我问她怎么不睡觉,她说:"我睡不着,周周你能抱抱我吗?"我拥抱了她一会,也不知是否真的安抚到她,她让我快去休息,自己也要赶紧睡觉了。

　　分别这几天,她已经不能平躺着睡觉了。氧气和心电监护也已经用上了,她妈妈和老公轮流过来照顾她。她的脸上几乎没有一丝血色。

　　每次过去看她,她还是笑着对我说:"周周,你来了。"

　　有次在病房听见她妈妈说,本来我们这个年纪应该享清福了,现在还要反过来照顾她,一瞬间,我仿佛如鲠在喉,更是心疼她的体贴和阳光。

　　一天夜班,交接班时,我发现她的精神似乎比前几日好些,说话也没那么喘,还招呼我让我吃草莓。我和她说了几句话便去继续巡病房,一夜安稳地过去了。早上和白班护士交接班时,她的氧饱和度突然开始下降,呼吸急促,接班护士立马通知了医生,最后,家属还是放弃了抢救,她老公在门口给她父母打电话通知过来见最后一面,我看着她喘不上气,扶着她靠在我肩膀上,帮她顺顺背,慢慢地,她的呼吸开始缓慢,眼睛渐渐也闭上了。

她的遗愿

　　临别时,她妈妈拉着我说:"她前几天说了,如果她不在了,记得带周周去吃我们家边上的外滩烤肉,这是她的遗愿。她说了,这是她和你的约定。"

我的遗憾

　　我没能完成她的遗愿。因为我和她的约定,是等她好了我们一起去她们家边上的外滩烤肉,她会一直在我的记忆里。

她走了。但是每次想起她,我总是感到温暖。她是我的一个患者,我是她的责任护士。我们是一对好伙伴、好闺蜜。

3.《最后一次陪伴》

【剧本梗概】

一位患有认知功能障碍且性格固执的老人多次走丢,记性越来越差,唯独不会忘记儿子,在生命的结尾里,儿子陪伴他度过了最后的时光。

【剧本大纲】

一天夜里,护工着急地找到护士,一位患有认知功能障碍的老人走丢了,老人的性格很固执,几乎什么都要对着干,让大家很头疼,老人遗忘了很多事情,唯独不忘自己的儿子,儿子却以工作忙为由很少过来陪伴,后来老人再一次走丢引起风波,原来老人是找儿子去了,在护士的强烈要求下,儿子赶过来,陪老人度过了生命的最后时光。

【剧本】

1-1【第一幕】

【肿瘤姑息病区病房,夜,内】

【人物:老人、护士长、护工魏阿姨、隔壁床患者】

△肿瘤姑息病区,特写钟表时间:11:40,护士长正在做夜巡病房工作,护工魏阿姨急吼吼跑过来。

魏阿姨:护士长,护士长,不好了,23床的老大爷不见了。

护士长:不见了?什么叫不见了?

魏阿姨(越说越急):我刚才太困了,就眯了一会,结果睁开眼他就不见了,哪都没找着,护士长,你是知道的,我一个人要看护三个患者,我好不容易的,这就一会没看住,人就没了,哎呀,我怎么办啊……

隔壁床患者:我看到他出去了,蹑手蹑脚地,那个老头很固执的,平时干什么都不要别人帮忙,上厕所也不要人扶,我以为他上厕所去了,就没在意,结果这都过了 15 分钟,也没见他回来。

魏阿姨:你看看,这怎么办啊……你怎么不叫我呢?

△二人的争执被护士长打断。

护士长(安慰):没事没事,魏阿姨,我知道您是太累了,这样,我帮您一起找,就五分钟,不会走多远的。

隔壁患者:我也帮忙

护士长:不用不用,您好好休息吧,我们俩就够了

△二人分散寻找。

1－2【第二幕】

【楼梯转角,夜,内】

【人物:老人、护士长】

△护士长找了好多地方,额头渐渐出汗,在一个楼梯拐角,看到老人背着黑包,扶着墙,颤巍巍地往下走。

护士长:老先生?

△陈大爷缓缓转身,护士长快走几步走到大爷面前。

护士长:老先生,这么晚了您背着包要去哪啊?

老人:我找我儿子。

护士长:您儿子前两天不是来过了吗?还给您找了个护工阿姨照顾您,您忘了吗?

老人:我不要护工。

护士长:好,好,不要护工,那我们先回去睡觉好不好?您一声不吭就走了,把我们都担心坏了呢。

老人神情呆滞地看着护士长,不说话,护士长接过老人手里的包,搀扶着转身走上楼梯。

1-3【第三幕】

【病房,夜,内】

【人物:老人、护士长、魏阿姨】

△二人走在走廊里。

护士长:您知道自己是几床吗?

老人(摇头):不知道。

护士长:那您知道是哪个房间吗?

老人:不知道。

护士长:那您知道自己在哪吗?

老人:不知道,我儿子在哪我就在哪。

△二人走回房间,护工在里面正着急。

魏阿姨:哎哟～您可算回来了,吓死我了,去哪了啊

△二人搀扶老人躺到床上,帮他盖好被子。

护士长:您好好休息,有事情叫阿姨好吗? 他就在旁边。

老人(摇头):不要阿姨。

护士长:或者您按床头铃,有事叫我们。

老人(摇头):我不要你们。

△老人起身要找东西,二人拦住他。

魏阿姨:您找什么,我帮您找。

老人:我要找包。

护士长:包在椅子上呢,您要拿什么东西吗?

魏阿姨:老头记性不好,没什么都忘,就是不忘这个包,走哪带哪,上厕所都不撒手。

护士长:里面有什么贵重物品吗?

魏阿姨:嘻～还能有什么,都是他儿子给他买的成人纸尿裤。

△护士长不说话,看向旁边的桌子,特写桌子上的安眠药。

护士长:老人家每天睡觉都要吃安眠药吗?

魏阿姨:这是上回他儿子来忘在这儿的,老头谁都不让碰,就让放在那,我怕老人家乱吃,就把里面的药给扔了。

△护士长交代阿姨照顾好老人,走出病房。

1－4【第四幕】

【病房,日,内】

【人物:老人、护士长、魏阿姨、隔壁床患者】

△护士长走在走廊,听到病房里有动静,赶紧走进去。

△老人坐在床边,身上和附近的床边都湿了,水壶一类的东西倒在地上,阿姨拿着拖把拖地收拾东西。

魏阿姨:哎呀～我说您不行吧～我要给您倒,您非不让,这下好了。

护士长:怎么了?

魏阿姨:嘻,刚才老头要喝水,我说我给他倒吧,他不让,非要自己来,自己又拿不稳,这不,倒得到处都是。

老头:我想倒给我儿子喝。

魏阿姨:您儿子在哪呢?

老头:不知道。

魏阿姨:不知道还给人家倒水喝。

患者:哈哈哈,这老头,真有意思,整天嚷嚷找儿子。

魏阿姨:谁不说,他儿子,十天半个月才来一趟,把老头一个人扔在这,想想也怪可怜的,我看这儿子,一点也不孝顺。

老人(打魏阿姨):不许你说我儿子。

魏阿姨:诶～你这老头,怎么还打人啊。

护士长(拦住魏阿姨):行了行了,(转向老人)老人家,您儿子工作忙,来的时间不多,您以后有事和我说,我帮您行吗?

老人:我不要你,我要找儿子。

魏阿姨:唉,您啊,跟他说不通。

△魏阿姨继续收拾卫生,护士长沉思片刻走出房间。

△护士长来到走廊,拨通电话。

护士长:您好,是张先生吗? 我是负责您父亲的护士长,老人家有认知功能障碍,最近状况不太好,有时间您到医院来一趟吧,看看您父亲,他很想你,每天都念叨你,嗯,谢谢。

△护士长挂断电话,提起一个微笑,转身走回病房。

1－5【第五幕】

【办公室,夜,内】

【人物:护士长、魏阿姨】

△护士长在办公室看执勤表,魏阿姨着急忙慌地跑进来。

魏阿姨:护士长啊,帮帮忙吧,23床的老爷子我实在是搞不定了。

护士长:这次又是怎么了?

魏阿姨:唉,也怪我,刚才我劝他睡觉,他不睡,非要找儿子,我怎么说都不听,我一急就骗他儿子不会来了,结果谁知道他一听这话就来了精神,背着包就要走,谁劝都不听。这怎么办啊?

护士长:魏阿姨,你让我说你什么好? 对待患者要有耐心,这样怎么行啊?

魏阿姨:对,对,我知道错了,那现在怎么办啊?

护士长:我去一趟。

1－6【第六幕】

【病房,夜,内】

【人物:老人、护士长、魏阿姨、隔壁患者】

△病房里吵闹声乱作一团,老人非要走,谁拦都不听。

患者(看到护士长):哎呀,谢天谢地,您可算来了。这可怎么办啊?

护士长:我来吧,您早点休息。

△护士长安抚老人。

护士长:老人家,您想要什么跟我说?

老人:我要去找儿子。

护士长:现在很晚了,明天我们再说好吗?

老人:人家说我儿子不要我了。

魏阿姨(着急):我哪里说这种话啊,哎呀。

护士长:这怎么可能,您儿子是不可能不要您的,他只是工作忙。

老人:我想找儿子。

护士长:那这样,明天我让您儿子过来看您,现在这么晚了,您儿子知道您这么晚还不休息,会着急的。

老人(两眼放光):他会过来吗?

护士长:当然啦,您儿子对您可上心了,刚刚还给我打电话,他今天加班,很晚才到家,一到家就给我打电话问您的情况,他说今天太晚了就不过来了,让您先安心睡觉,等明天一大早就过来看您,还要给您带您最喜欢的早餐呢,然后还得去上班。

△护士长一边说一边示意大家扶老人躺下睡觉,等老人慢慢睡着,大家放下心。

患者:他儿子哪里会来啊,十天半个月不见个人影。

魏阿姨:唉,真可怜。

△护士长示意他们小点声,事态平息,护士长走出病房,再次拨通那个电话。

护士长:您好,张先生,您明天早上能不能来医院一趟,不不,您父亲没事,只是我想让您能抽出时间来陪陪他,他很想你,嗯,好,明天见。

1-7【第七幕】

【病房,日,内】

【人物:老人、护士长】

△老人呆滞地坐在床上吃早饭鸡蛋,儿子没有来。

魏阿姨:唉～您说,这儿子,说好了来也不来,这不让老人伤心吗。

△护士长叹息一声,摇摇头。

1-8【第八幕】

【病房,日,内】

【人物:老人、护士长】

△老人在病房偷偷抹眼泪,护士长看到走过去。

护士长:老人家您怎么了? 为什么哭啊? 哪里不舒服吗?

老人:我想我儿子,我好久都没见到他了。

△老人哭得很心酸。

护士长:您儿子刚才给我打电话了,他今天过来看你,让您等他。

老人:真的吗?

护士长:真的啊,您别哭了啊。

老人:嗯。

△安抚了老人,护士长想到什么走出房间,第三次拨通电话。

护士长:您好,我是您父亲的护士长,这次打电话是想跟您说,您父亲现在的状态很不好,刚做了脑部手术,走路、说话都呆呆的,肝功能也不好,随时有发生意外的可能性,我希望您能来看看他,我知道您每天都要上班,你有你的难处,我在这个岗位,还有魏阿姨,我们都有照顾老人的责任,可是您是他的儿子,您更有照顾他的义务,我不知道您的工作忙到什么样,能让您一次都不来看他,但是我希望能抽出哪怕一点的时间过来一趟,不要再让老人失望了,今天,我等您。

△护士长挂断电话。

1-9【第九幕】

【病房,夜,内】

【人物：老人、护士长、儿子】

△特写钟表时间：11：40，儿子来到病房，见到护士长。

护士长：您可算来了。

儿子（一脸歉意）：真对不起啊，我工作太忙了，这才刚下班。

护士长：再忙也得照顾老人。

△护士长走进病房。

护士长：老人家，您儿子来啦，开心吗？

老人（对护士长感谢地笑）：开心！我儿子呢？

△儿子走进病房。

儿子：爸，我来了，您最近怎么样，上次给您买的东西都吃完了吗？平时要乖乖听护士和阿姨的话，我一有空就会来看您的……

△老人不说话，一直呆呆地看着儿子，很安静。儿子照顾老人睡着后，陪伴了他一个晚上。

1－10【第十幕】

【病房走廊，日，内】

【人物：护士长、儿子】

儿子：非常感谢您一直以来对我父亲的照顾。

护士长：这是我们应该做的。

儿子（掩面哭泣）：我父亲临走的时候很安详，我知道他没有遗憾，我也安心了……我现在只是后悔，他在的时候我没有多陪陪他。

护士长：树欲静而风不止，子欲养而亲不待，好在最后你尽到了应尽的义务了，也算有孝心了。

儿子：嗯……谢谢您。

△看着儿子转身远去的身影，护士长长叹一口气，转身离开。

剧本改编自

《医者的人文关怀——护理的感想、感悟、感知》

最后一次陪伴

原文

最后一次陪伴

韩秀丽

故事主人公：肿瘤姑息病区护士长

树欲静而风不止，子欲养而亲不待！对于我们中年人来说，父母渐渐老去，对他们而言，子女的陪伴是晚年最大的幸福和满足，尤其是我们病房的一群特殊老人，生命也许会随时戛然而止，而作为子女的，工作和生活都不易，但是能陪伴父母和孝敬父母的日子又剩多少呢？记一个寂静的夜晚 11：40，中夜班准备床旁交班前的小插曲。

"护士，护士，23 床老先生不知哪里去了，一直没有回来"，护工魏阿姨气喘吁吁地跑过来，因为这是她照顾的患者，从家属把患者交给她的那一刻起，她的肩上就背负着胜似监护人的使命。可是，她要照顾三个重患者，兴许是太累了，小憩了一会。

隔壁床家属说："这个老先生轻手轻脚地从床上爬起来，很固执，上厕所不要阿姨扶，所以以为去上厕所了，没在意，可是过了大概 15 分钟，还是没见他回到床上……"

于是就有了开头的这一幕！

此时此刻，病房里都是已经入眠的患者，不能打扰到他们。我决定和阿姨两个人分头去找。幸运的是，在一个楼梯转角，我看到一个老人手上拿着黑色的背包颤颤巍巍走。我一叫名字，他缓慢地转过身来，他看起来毫发无伤，这让我感觉到无比幸运。

我问："老先生，这么晚了你手上拿着个背包准备去哪里呢？"老先生回答："我去找我的儿子，他怎么不见了？"我回答道："您儿子不是白天来看过你吗？晚上他给您找了一个护工阿姨来照顾您啊。您这样轻手轻脚地走了，阿姨一直在找您呢！我们先回病房再说好吗？"

老先生神情呆滞地看了我一会，没说话，就由我搀扶着走楼梯上去。

我问："你知道自己几床吗？"老先生支支吾吾道："我也不知道，我儿子在哪我就在哪……"

听到这句话，我意识到，这个认知功能出现障碍的老先生是那么地依赖儿子，多么想让儿子陪在身边啊！

老人躺到病床上后，我轻声问他"老先生，您是有什么不舒服吗？我看你在吃止痛药，是不是吃了还痛啊？"

"没有，不痛！"

"那您好好睡觉吧，有什么事情阿姨就在旁边，您要叫她好吗？或者床头铃在这里，您也可以随时打铃，我会来看您的！"

"我不要阿姨，我也不要你们！……"老先生不停地摇着头重复着这句话，任性得像个小孩。

"那我叫医生来看看您，您有哪里不舒服告诉医生好吗？"

"我也不要，咦，我的背包呢？"说完，老先生准备起身找他的背包。

"您别起来，背包我给您放在椅子上，睡觉拿着背包干什么呀？"

护工阿姨告诉我："老头什么都会忘记，就是这个背包走到哪都要拿着，连上厕所都是，因为里面都是儿子给他买的纸尿裤……"我彻底明白了，老先生其实没有不舒服，也不是因为无聊出去透透气，他是想着他的儿子来陪伴他。但是这么晚了，我心里总觉得不大合适，我想再和老先生交流一会，看看能不能让他理解一下。

"老先生，你知道现在几点了吗？这么晚了，还不睡觉，您儿子知道了会着急的，会连夜赶过来的"。

他突然两眼放光，用疑惑的眼神看着我："他会过来吗？"

"当然啦，您儿子对您可上心了。只是今天他要加班，现在也刚刚到家，所以打电话来问了您的情况。他说，今天太晚了，他在家睡几个小时,明天一大早就过来给您带您喜欢的早饭,然后再赶去单位上班。"

又是一片寂静后,老人默默地脱下了外套,躺到了床上。我替他盖好了被子,关上了壁灯。

老人对子女的感情永远是无私的。但是因为疾病的特殊性,有时候又像小孩一样有点任性……看着老人睁着眼睛倚着枕头的样子,我想还是满足一下他,至少他儿子来了他也能安心地睡个好觉了吧。

我打电话给他儿子,简单叙述了一下事情经过,然后我说:"可能你明天还要上班,你有你的难处。我在这个岗位,还有阿姨也接了这份活,我们有照顾他的职责。但是他好像有点呆滞,走路也颤颤巍巍,我看他做过脑部手术,肝功能也不怎么好,今天这个走失的过程我觉得有点后怕,万一摔跤什么的,后果很严重,您看今晚要不要来一下……"

对方没有半点犹豫道"谢谢你们,麻烦你们再照看一小时左右,我现在过来!"

挂了电话,我来到患者床边告诉他:"老先生,你儿子想今晚过来陪您呢!您开心吗?"

老人脸上突然露出了笑容,向我点了点头,没有说话,但我知道这是会心的笑,对我表示感谢的笑容!

大概四十分钟后,一个中年男人来了,大概和我了解了一下他父亲的情况,就走到了父亲的身边,说"爸,您吃了药还痛吗?我不是和你说了要乖乖听护士和阿姨的话,我有空会来看您的……"

老人还是没有说话,一直呆呆地看着儿子,很安静。一会儿工夫老先生就沉沉地睡着了。一个晚上都很安静,睡得很安心。

第二天,主治医师和主任查房,告知他儿子患者病情危重,嗜睡中,也许生命随时会停止……

第三天,老人没有醒来。

然而,也许对老人而言,哪怕他不再醒来,至少在他清醒入眠的那一晚,有最惦念的儿子在身旁。对于他的儿子而言,也是没有遗憾的,毕竟这也算陪伴在父亲身边尽到最后一点孝心了。大概半个月后，老人安详离世，在这期间，他一直没有醒来。

在老人睡去前的那一个多小时是多么的神奇啊，这短短的一小时，让一对父子享受了最后的相伴时光。我想，也许，是老人爱子心切，在那有如神助般的夜晚，不忍心让自己的儿子留下任何遗憾吧。

后记：成年人的世界，上有老下有小，除了工作，我们总想着把最好的陪伴给孩子，却疏忽了把我们含辛茹苦带大的父母，来日其实不方长。真的，所以，我们应该两者都要兼顾，这样哪怕某一天父母离开我们了，我们也不会有那么多的遗憾，不是吗？

第 四 章

微纪录片

一、纪录片概念及主要特征

关于纪录片的概念及其起源,历来有很多矛盾的观点。对于纪录片的英文 documentary,张锦认为"这个词最妥当的直译就是文献片或档案片。"[1]《电影术语词典》认为:"纪录片、纪录影片,一种排除虚构的影片。它具有一种吸引人的、有说服力的主题或观点,但它是从现实生活汲取素材,并用剪辑和音响来增强作品的感染力。"[2]埃尔文·莱塞认为:"较之于'纪录电影'(documentary),我宁可使用'非虚构电影'(nonfiction film)这个词,它表达了这样一种意思,这类影片不是人为创作的,剧中人也不是演员装扮的,他们有自己的名字,真实可信。'非虚构电影'的题材不是虚构的,而是一种事实,是一种存在的再现。人们一直在追求这样一种东西,它被这部影片的编剧和导演认为是重要的,而且是作为'真实'被发掘出来的;同时也是摄影机和录音带能够抓取的。对于'非虚构电影'的可能性来说,这意味着一种边界条件的确立,也就是

---

[1] 张锦. 文献纪录片前史 :术语的误生与概念的错乱[J]. 当代电影, 2019, 1, 99.
[2] 朱荣清. 电视纪录片创作:理论、观念与方法[M]. 北京:中国国际广播出版社,2017, 2.

对于表达的适用性的限制。"[1]

从上述三个不同的定义，我们大致可以得出纪录片的如下几个特征。①纪录片具有非虚构的特点。纪录片是一种非虚构的影片，与虚构电影相对，其内容基于真实的事实、事件或人物，通过记录和再现的方式呈现给观众。纪录片的目标是捕捉真实世界的片段，以便让观众更好地了解和体验真实的生活。②纪录片的素材来源于现实生活，可以采用采访、实地拍摄、档案资料等手段收集真实的素材。这些素材可以是自然景观、社会事件、历史文化、个人故事等各种真实存在的内容。③在主题和观点的表达方面，纪录片通过剪辑、音效、叙事等手法来增强作品的感染力，以表达导演或创作者对于某一特定主题的见解、观点或态度。纪录片旨在通过真实的素材和独特的视角来引起观众的思考和共鸣。④真实性和可信度是纪录片的重要特征。纪录片要求其所呈现的内容真实可信，人物和事件都是真实存在的，他们有自己的名字和身份，不是由演员扮演的角色。观众可以相信纪录片所展示的是真实的事实和情况，从而增强了其观看的可信度。⑤纪录片的创作也有一定的边界条件和限制。它需要在表达的过程中遵守一定的道德和伦理规范，尊重被记录对象的权益和隐私。同时，纪录片也需要保持一定的客观性和公正性，避免过度主观或夸大事实的呈现。

总起来看，纪录片的基本特征是两个，即带有主观特征的真实性与带有表演性质的纪实性。纪录片的真实性体现在其素材来源于现实生活。纪录片的创作者通过实地拍摄、采访、档案资料等方式收集素材，这些素材通常是真实存在的，与现实世界中的人、事件和事实相关联。这种素材的真实性为纪录片提供了基础。纪录片的制作人力求保持客观的观点和态度，避免过度的个人主观色彩和偏见。他们努力通过真实的

---

[1]　埃尔文·莱塞.合法的手段——纪录电影与历史.聂欣如，译.[M].北京：中国广播电视出版社，2001，569.

素材和叙事手法来呈现事实,让观众有机会亲眼见证真实的场景和听到真实的声音。需要注意的是,纪录片的真实性并非绝对无可置疑。纪录片的制作过程涉及剪辑、选择、排列等环节,这些环节都会对最终的呈现产生影响。制作人在剪辑素材时会作出选择,将其中一部分内容排除在外,这可能导致某些观点被放大或忽略。纪录片中也存在一些主观性的元素,比如导演的观点、叙事手法、音乐选择等。这些因素可能影响观众对于纪录片中呈现内容的理解和感受。

纪录片的纪实性是指其能够真实地记录和展现现实生活,追求对事实和真实事件的准确描述和呈现,力图通过观察和记录展示真实的场景、人物和情境。纪录片通过实地拍摄和采访等手段力求捕捉真实的场景和真实的人物。纪录片的制作人会深入到真实的环境中,亲眼见证和记录事件的发生,通过摄影机的镜头将现实的景象呈现给观众。纪录片注重对事实和事件的准确描述。它通过采访相关人物、查阅档案资料等方式收集信息,并以客观、准确的方式展现给观众。纪录片的制作人努力在呈现内容时尽量避免加入虚构元素或夸大事实,以保持纪实性。纪录片通过拍摄人物的真实生活、行为和情感,让观众感受到人物的真实存在和情感体验。制作人会通过自然的方式来捕捉人物的瞬间,展现他们真实的面貌和情绪。这种真实的人物形象可以让观众更好地了解和关注真实世界中的个体和群体。然而,需要注意的是,纪录片的纪实性也存在一定的限制和挑战。由于拍摄和呈现的选择性,纪录片无法完全还原复杂的现实情况。制作人的主观选择和编辑手法也会对纪实性产生一定的影响。此外,纪录片也可能受到制作人的意识形态、立场和审美观点的影响,从而导致一定程度上的主观偏向。有些纪录片也会采用扮演的方式重演已经发生的事件,以带领观众重温过去的历史。如弗拉哈迪的《北方的纳努克》虽然被人们视为经典的纪录片,但该片背后的拍摄方式却引起了很大争议。影片中的"冰屋起居""冰上捕猎""父子射箭"等代表着因纽特人独有的生活方式,在观众心中留下深刻印象。但是在弗拉哈迪拍摄影片的时候，因纽特人已经不再按照这种"传统"的方式生活了。为了能够再现这些内容，因纽特人亲自上阵集体"演出"了这种生活方式。

二、纪录片的主要类型

经过百年发展，特别是最近几十年以来，随着电视的普及，纪录片的题材也日益广泛，风格也逐渐丰富多样化，在表现手法上也有很多创新。这些现象既繁荣了纪录片的创作，也为研究纪录片带来了困难。在这种情况下，对纪录片进行分类研究就显得非常重要。对复杂事物进行分类有助于我们理解和组织信息，揭示事物之间的相似性和差异性，以及它们之间的关系。分类可以帮助我们对复杂的事物进行分解和组织，从而更好地理解和认知它们。通过将事物划分为不同的类别和子类别，我们可以将复杂的概念和信息转化为更易于理解和消化的形式。分类为我们提供了一个框架，帮助我们探索和掌握事物的本质、特征和关联。分类使我们能够识别事物之间的共性和差异。通过将事物分组，我们可以看到它们之间的共同特征和相似之处，以及它们之间的区别和独特性。这有助于我们辨别事物的特点、属性和模式，从而更好地理解事物的本质和特征。通过分类，我们还可以揭示事物之间的关系，观察不同类别中的共同特征和交叉点，进一步探索它们之间的联系和相互作用。分类还可以帮助我们发现事物之间的序列、阶层和逻辑关系，促进对事物演变和发展的理解。

根据题材，可以将纪录片分为两大类别，即人文社会类纪录片与自然科技类纪录片。这两大类型纪录片下还可以有很多细分种类，如人文社会类纪录片可以分为新闻类纪录片、历史类纪录片、人类学纪录片以及社会类纪录片等；自然科技类纪录片可以分为自然和科技两种。我们择要介绍。

新闻类纪录片兼具新闻和纪录片两者的基本要素。新闻的生命在于新鲜与真实,而纪录片要求对事件和人物作出较为完整系统的展示和反映,更加注重对过程的记录。因此,新闻类纪录片是一种以报道和呈现真实新闻事件为主题的纪录片类型,旨在通过纪实的手法和新闻的原则,深入挖掘和展示当代社会中的重要问题和现实情况。新闻类纪录片关注当下的热点和时事问题,通常选择具有广泛社会关注度的话题,如社会问题、环境议题、政治事件等,力求及时地反映和记录社会的变化和发展。新闻类纪录片注重事实真实性和准确性,通过采访、调查和收集证据等方式,对所报道的事件进行深入核实,以确保呈现的信息和观点具有可信度和可靠性。此类纪录片追求公正客观的立场和观点,力求多方面的报道和多个声音的呈现,以展现问题的多维度和多样性。同时,也会避免强加个人或团队的主观观点和立场,让观众自行判断和评估。新闻类纪录片常常以调查性报道为主要手法,对事件背后的问题进行深入挖掘和揭露,通过采访相关人物、搜集证据和展示现场情况等方式,呈现出问题的实质和复杂性。在表现形式上,新闻类纪录片常常采用多媒体的形式来呈现信息和故事。它可能会运用文字、图像、视频、音频等多种媒介元素,以增强信息的传达和观众的体验效果。

历史类纪录片是一种以历史事件、人物或时期为题材的纪录片类型,通过采集和呈现历史资料、专家访谈、现场考察等手段,以真实记录和再现的方式展现过去的历史情境。历史类纪录片的主要特征是以真实的历史事实和依据为基础,通过对历史事件的研究和调查,收集并使用可信的历史资料和证据,确保呈现的内容具有历史的准确性和可靠性。此类纪录片通常邀请历史学者、专家等作为参与者和讲解者,对历史事件进行解读和分析,通过他们深入的研究为观众提供专业的历史背景和观点,帮助观众更好地理解历史事件的背后故事。在叙事方面,历史类纪录片力求呈现多个不同的视角和观点,采访历史事件的当事人、目击者或相关人物,以展示不同人群对历史事件的记忆和理解。通过多元视角的呈现,观众可以更全面地认识历史事件的复杂性和多样性。历史类纪录片通常会使用大量历史材料来支持叙事,包括历史照片、影像记录、档案文件等,通过这些原始材料的展示和运用,使观众能够复原历史事件的发生和发展。历史类纪录片经常采用重现场景、演员表演等手段,让观众仿佛亲临历史现场,体验历史事件的情感和氛围。就历史类纪录片的功能来看,教育性是其重要特点,通过真实的历史故事和事件,向观众传递历史知识和智慧,激发观众对历史的兴趣和思考,促使观众对过去和现在进行对比和反思。

人类学是致力于研究人类生活、文化和社会行为的一门学科。它关注人类的各个方面,包括社会组织、经济活动、政治制度、语言、宗教、艺术、习俗和价值观念等,以全面理解和解释人类的行为和文化。如生物人类学研究人类的生物特征、遗传变异和进化过程以及人类的遗传学、进化史、生理学等方面的内容,以了解人类的身体构造和生物特征的变化。文化人类学研究不同文化群体的社会和文化生活,关注文化的多样性、文化传承和变迁、社会组织、价值观念、符号系统等,以揭示人类社会和文化的特点。考古学则研究过去文明和人类活动的遗存和痕迹,通过对遗址、遗物和古代人类活动的研究,还原过去社会和文化的面貌,揭示人类社会的发展和演变。应用人类学则将人类学的理论和方法应用于解决实际问题,关注人类社会和文化的实际应用领域,如发展项目、环境保护、医疗服务、社会政策等,以提供实际的解决方案和改善人类生活。人类学的研究方法包括田野调查、参与观察、访谈、文献研究等。人类学纪录片是一种以人类社会和文化为主题的纪录片类型,它通过对人类社会和文化多样性的观察和记录,展现人类生活的各个方面。人类学纪录片关注文化多样性,关注不同地区、民族和文化群体的生活方式、传统习俗和价值观念。它致力于呈现世界各地的文化多样性,让观众了解和体验不同文化之间的差异和相似之处。此类纪录片多采用深入观察的方法来研究和记录人类社会和文化,可能会对特定社群或文化群体进行长时间的观察和参与,以获得对其生活和习俗的全面了解。人类学纪录片的制作者可能会与被研究对象建立密切的互动关系,以获取更深入的洞察和理解。也有可能参与到当地的生活和活动中,以获取真实而全面的素材和信息,并通过展示个人的故事和经历来呈现社会和文化的方方面面。比如可能会讲述特定个体或家庭的故事,通过个人的视角和经历,反映出更广泛的社会和文化现象。

社会现实类纪录片与历史类纪录片相对,常以当下的普通人和社会现实为记录对象,特别重视对人的情感与生存状况进行记录和反映,具有当代生活的鲜活性和与接受者的接近性,也是最为常见的一类纪录片。这类纪录片通过对社会现象和个人故事的观察和记录,旨在深入挖掘和呈现当代社会的重要问题和现实挑战。真实性是社会现实类纪录片的主要特征,它通过真实记录和观察社会现象、人群生活和个人经历,力求传递真实的信息和情感,反映社会的真实状态和问题。社会现实类纪录片关注当代社会中的重要问题和挑战,经常探讨社会不公、贫困、移民问题、环境破坏等与人们生活密切相关的议题,通过深入观察和讲述,揭示问题的本质和影响。在表现手法上,社会现实类纪录片常常通过展现个人的故事和情感来触动观众的共鸣,通过讲述特定人物的生活经历、困境和奋斗,使观众更加深入地了解社会问题的影响和个人的反应。在叙事方面,社会现实类纪录片也力求呈现多个不同的视角和声音,通过采访相关人物、专家、学者等,展示不同人群和专业领域对社会问题的认知和观点,以提供全面而多样的观察角度。此类纪录片也经常使用真实的现场记录、影像档案、音频素材等,使观众能够更加直观地感受到社会现实的氛围和紧迫感。社会现实类纪录片往往希望引发观众对社会问题的关注和反思,并呼唤变革和行动。通过揭示问题的根源和影响,鼓励观众思考现实挑战的解决方案,促使社会变革和进步。

医学类纪录片是一种以医学或健康领域为主题的纪录片类型,它通

过对医疗实践、疾病治疗、医学科研和健康问题的观察和记录,旨在传递
医学知识、探索健康问题和启发观众关于身体和健康的思考。医学类纪
录片注重传递医学科学知识,可能涉及医学的基础知识、疾病的发病机
制、诊断和治疗方法等方面的内容。通过科学的解释和专家的讲解,使
观众能够了解和理解医学领域的重要概念和医疗实践。医学类纪录片
常常关注各种疾病和健康问题,探索不同疾病的病因、流行病学特征、防
控措施等,或关注重大公共卫生事件和全球健康挑战。通过展示疾病对
个人和社会的影响,引发观众对健康问题的关注和思考。医疗实践和技
术创新也是此类纪录片关注的重点,如医疗实践和技术创新。它可能展
示医疗团队的工作、手术过程、医学技术的应用等,通过记录医疗实践的
现场和过程,使观众能够了解现代医学的发展和技术创新对医疗实践的
影响。患者故事也是医学纪录片的重要内容,通过讲述患者的故事和个
人经历来引发观众的共鸣。此类纪录片可能通过记录患者的治疗过程、
康复经历和生活挑战,展示疾病对个人和家庭的影响,以人文的方式探
讨医学的人性关怀。伦理和道德问题也是医学类纪录片常常关注的问
题,探讨医疗资源的分配、医疗决策的伦理考量、科学研究的伦理问题
等,引发观众对医学实践中的道德和伦理困境的思考等。医学纪录片既
可以是社会现实类纪录片,还可以是科技类纪录片,也可以是历史类纪
录片,可以说,医学纪录片是纪录片中最为复杂的类型之一。

三、纪录片叙事、拍摄与剪辑

纪录片是表现真实的人或事的存在状态的一种影视意识形态,但究
其本质,纪录片也是一种叙事艺术。纪录片要在多样的艺术形式中得到
人们的青睐,离不开强大的叙事技巧。对于纪录片来说,真实是容易做
到的,而好的叙事则需要人的创造力。只有通过叙事,更好地衔接各类

人物和事实事件,才能引起人们足够的欣赏兴趣,"说明书"式的影片是不能吸引人的。

实际上,现代的纪录片创作也越来越重视人的作用,也就是将人作为贯穿纪录片的线索以引导叙事。叙事对象的具体化有利于深度挖掘主题,增强事件、情节的可信性和感染力。个体化叙事在纪录片中显得非常重要。个体化叙事是一种叙事方式,强调个人的经历、感受和观点。它将焦点放在个体的独特性和个人经验上,通过个人的视角来传达故事或表达观点。在个体化叙事中,个体是故事的核心,个体的经历和情感是故事的基础。个体化叙事可以通过采访、记录真实场景和情境,以及使用个体的声音、影像和文字等方式来呈现。个体化叙事的目的是让观众更深入地了解和感受个体的经历,通过个体的视角来传达特定的信息、观点或主题,能够激发观众的情感共鸣,让观众更好地理解和关注个体所面临的挑战、困境、成长和反思。个体化叙事在纪录片、文学等领域中应用广泛。它强调每个个体的独特性和价值,通过个体的叙述和表达,为观众提供更加亲近和具体的体验。同时,个体化叙事也可以反映社会、历史和文化等层面的问题,通过个体的经历来揭示普遍的人类经验和价值观。在纪录片中,个体叙事扮演着重要的角色。个体叙事能够引发观众的情感共鸣,使观众与受访者的经历产生情感联系。通过展示个体的挣扎、成长、痛苦或喜悦,使观众能够更深入地理解和感受主题或事件的影响力,从而与受访者产生情感共鸣。个体叙事在纪录片中能够增强作品的真实性和可信度,通过直接展示个人的经历和见解,观众能够更容易相信和接受所呈现的故事。个体叙事也能够为纪录片注入情节张力和戏剧性,通过展示个体在困境、挑战或冲突中的经历,可以产生更加引人入胜的情节。观众会被个体的旅程所吸引,进一步投入到故事中,体验情节发展的紧张和悬疑。比如《舌尖上的中国》第四集《时间的味道》中,将美食依附于漂泊在外的金顺姬和母亲一起做泡菜的母女之间的亲情交流与手艺传承,观众看到的不仅仅是美食,更重要的是其中蕴藏的真情与亲情。如果单纯讲述泡菜的制作方法,就失去了这种情的因素,变成了冷冰冰的说明书。

情节化叙事是一种强调故事情节和剧情发展的叙事方式。它将焦点放在事件的发生、发展和解决上,通过时间的推移和角色之间的相互作用,展示故事的起承转合。在情节化叙事中,故事通常按照线性的时间顺序展开,具有明确的开始、中间和结尾。它包含了一个或多个主要情节,通过情节之间的衔接和发展,构建出一个完整的故事框架。情节化叙事强调故事的紧凑性和连贯性,注重情节之间的逻辑关系和衔接,通常包含引入、发展、高潮和结局等阶段,通过情节的起伏和冲突的展开,吸引观众的注意力,引发观众的情感共鸣。情节化叙事可以通过多种手段来呈现,包括对话、场景设置、动作和冲突等,通常以第三人称的方式呈现,通过叙述者或角色的视角来揭示故事的发展和转折。情节化叙事在许多形式的叙事艺术中广泛应用,包括文学、电影、戏剧等。它强调故事的结构和情节的连贯性,通过引人入胜的情节发展和高潮的呈现,吸引观众的兴趣和注意力。情节化叙事的目的是通过故事的起伏和情节的发展,引发观众的情感共鸣和思考,营造紧张、悬疑或感人的情感氛围,让观众陷入故事的世界中,并与角色一起经历故事的起伏和冲突。情节化叙事在纪录片中起着重要的作用,能够帮助纪录片更好地组织故事,吸引观众的兴趣,以及传达主题和信息。

情节化叙事可以通过引人入胜的情节和剧情发展,吸引观众的注意力并增加他们对纪录片的兴趣。例如,纪录片 Super Size Me(《大号的我》)讲述了导演摄制快餐连锁店食物的实验,以展示快餐对健康的影响。通过记录导演在 30 天内只吃快餐的经历,该纪录片利用情节化叙事吸引观众的关注,让他们想要了解实验的结果和导演的体验。情节化叙事可以帮助纪录片建立一个明确的故事结构,使得观众更容易理解和跟随故事的发展。例如,纪录片 March of the Penguins(《帝企鹅日记》)讲述了帝企鹅在南极的繁殖过程。通过按照季节和事件的顺序组织故事,情节化叙事使得观众可以清晰地了解帝企鹅的繁殖习性和面临的挑战,呈现出一个连贯的故事线索。情节化叙事还可以通过情节的起伏和冲突,激发观众的情感共鸣,让他们与纪录片中的人物和事件产生共鸣,也可以帮助纪录片有效地传达主题和信息,使得观众更容易理解和吸收所呈现的内容。纪录片《手术两百年》的第五集《打开心脏》中关于心肺机的叙事为例。本集故事从中国患者孙凤在人工心肺机的帮助下顺利进行心脏手术入手,然后跳转到国外,讲述人工心肺机的发展历史。故事以《心脏之王》的作者韦恩·米勒拜访早期心脏手术亲历者迈克·肖恩为引,通过肖恩的个人叙述、历史影像画面以及明尼苏达大学的专家讲解,共同组合成关于人工心肺机的前身——"活体交叉循环技术"的历史叙事。在这一历史故事叙述完后,又再次跳转回现实,记述肖恩一家的家庭聚会,折射出"活体交叉循环技术"改变肖恩一家人命运的科学价值。最后,再回到最初的故事叙事,人工心肺机的使用让现实中的中国患者孙凤顺利存活下来。

纪录片的拍摄方式与一般的电影、电视有很大区别。在电影、电视剧等虚构类型的作品中,整个拍摄过程不是实际生活本身,而是经过导演的安排、演员的扮演来完成的。在虚构作品的拍摄过程中,所有拍摄行为都是以摄影机为中心的,演员的动作、场景的搭建、灯光的位置都要配合摄影机的运动。但纪录片的拍摄与此不同。在纪录片中,拍摄过程力求捕捉真实的事件、人物和场景,以展现现实生活的真实性和客观性。纪录片的拍摄追求真实性,力图客观地呈现真实的事件和人物。摄制组通常以观察者的身份记录现实中的情况,不对事件进行干预或刻意安排。而虚构类型的作品,如电影和电视剧,是基于编剧的创作和导演的指导,剧情和场景是虚构的,通过演员的扮演来呈现。纪录片通常使用真实的人物作为主要角色,他们是真实生活中的存在,而非演员。这些人物在纪录片中以自己的身份出现,讲述自己的经历和观点。与之相反,虚构作品中的角色由演员来扮演,他们按照剧本和导演的指导来表演。纪录片的拍摄通常发生在真实的场景和环境中,摄制组会前往现场进行拍摄,以展现真实的地理位置和社会背景。相比之下,虚构作品可能会在片场或搭建的布景中进行拍摄,以营造特定的剧情和视觉效果。纪录片的拍摄方式强调真实性和客观性,旨在呈现真实的事件和人物。这使得纪录片与虚构作品有明显的区别,并赋予它们独特的观看体验和社会意义。

在纪录片中,拍摄者与拍摄对象之间的关系是非常重要的,能够直接影响纪录片的呈现方式和观众对事件的理解和感受。拍摄者在纪录片中扮演着观察者的角色,他们以中立和客观的立场记录现实世界中的事件和人物。拍摄者通过镜头捕捉到的画面和录音设备记录下的声音,呈现真实的场景和对话。被拍摄对象则是纪录片的主要内容,他们是现实生活中的人物或事件,拍摄者通过记录他们的行为和讲述,展现真实的生活面貌。拍摄者与被拍摄对象之间的互动和沟通是纪录片制作过程中至关重要的一部分。拍摄者需要与被拍摄对象建立信任和合作关系,以便能够获取到更真实和深入的素材。拍摄者可能需要与被拍摄对象进行面对面的采访,观察他们的日常活动,或者参与到他们所处的环境中。通过与被拍摄对象的互动,拍摄者能够深入了解他们的思想、情感和经历,从而更好地呈现他们的故事。在拍摄纪录片时,拍摄者需要尊重被拍摄对象的权益和隐私。拍摄者应该尽量减少对被拍摄对象的干扰和干预,不操控他们的行为或对话。同时,拍摄者也应该保护被拍摄对象的隐私,避免泄露他们不愿意公开的个人信息或敏感事项。这要求拍摄者在拍摄过程中保持敏感性和谨慎性,并尊重被拍摄对象的意愿和边界。拍摄者在纪录片中也扮演着呈现主题和立场的角色,他们通过选择拍摄对象、决定拍摄内容和编辑影片来传达特定的观点或主题。拍摄者的选择和处理方式会影响观众对事件的理解和感受。因此,拍摄者在纪录片制作过程中需要有明确的目的和立场,并通过相应的呈现方式来表达。

纪录片由若干画面组接而成,画面的剪辑就是通过一系列不同景别、不同角度的镜头画面来叙述动作和事件的。画面的剪辑要着重于动作、形态以及造型的连贯性和流畅性。剪辑是一种取舍组合的法度,人们没有必要把动作、事件的全部过程搬到屏幕上,而是表现一种视觉上能够接受的、屏幕特有的时空连贯,是对事物发生时间和空间的重新组合。剪辑也可以从不同角度展示同一个动作,以达到表现创作者意图的目标。一般来说,剪辑所依据的依据主要是生活逻辑。

生活逻辑主要包括时间的连续性、空间的统一性与事物间的关联性等。在纪录片的画面剪辑中,时间的连续性是一个重要的原则和依据。它指的是将拍摄到的素材按照事件发生的时间顺序进行剪辑,以呈现出连贯的时间流逝和事件发展的过程。通过遵循时间连续性的原则,将拍摄到的素材按照事件发生的先后顺序进行剪辑,可以增强纪录片的真实感。观众能够感受到时间的流逝和事件的发展,就像目睹了现实生活中的场景和情节。这种真实感使得观众更容易沉浸于纪录片的世界,与其中的人物和事件产生共鸣。时间连续性的剪辑可以保持观众的关注和理解。通过按照事件发生的顺序进行剪辑,观众可以跟随故事的发展,了解事情的因果关系和逻辑顺序。这种连贯性和流畅性使得观众更容易理解故事的内容,并持续地与纪录片保持连接和参与。时间连续性的剪辑可以展示事件的演变和变化过程。通过将不同时间点的素材有机地连接起来,观众可以看到事件的发展,从而更好地理解事件的背景、起因和结果。这种演变和变化的呈现使得纪录片更具有故事性和戏剧性,激发观众的兴趣和情感共鸣。时间连续性的剪辑还可以突出纪录片中的情感和思考,通过将不同时间段的素材交叉剪辑,展现人物的情感变化和思考过程。观众可以感受到时间的流逝对人物产生的影响,同时也能更好地理解人物的情感内核和心路历程。

空间的统一性也是一个重要的剪辑原则和依据,指的是在剪辑过程中,将拍摄到的素材按照地理位置和场景的关联性进行组织,以呈现出连贯的空间感和场景转换的流畅性。空间统一性的剪辑可以帮助观众理解纪录片中发生的事件和人物之间的关系。通过按照地理位置和场景的关联性进行剪辑,观众可以更清晰地了解人物在不同地点的行动和互动。这种导向性使得观众在观看纪录片时更容易跟随故事的发展和理解人物的活动轨迹。纪录片常常涉及多个地点和场景,通过空间统一性的剪辑,可以将这些地点和场景有机地连接起来,展示出丰富多样的现实世界。观众可以通过不同地点之间的切换,了解到不同地区的文化、环境和社会背景,进一步丰富对纪录片所探讨主题的认识。这一剪辑原则还可以创造出连贯的视觉体验,使得观众在观看纪录片时感受到一种流畅和连贯的空间感。观众可以在不同的场景之间切换,感受到空间的延伸和拓展,进一步增强观影体验的沉浸感和连贯性。空间统一性的剪辑还可以强调环境对人物和事件的影响和背景,通过将不同空间中的素材有机地连接起来,观众可以感受到不同环境对人物行为和故事发展的影响。这种空间的统一性使得观众更好地理解故事的背景和情境,进一步丰富对纪录片内容的解读和理解。比如,一部关于世界各地音乐文化的纪录片可以通过空间统一性的剪辑,将不同地区的音乐表演场景有机地连接起来,展现出世界各地多样化的音乐风貌。观众可以感受到不同地方音乐的独特韵味和文化背景,同时也能够更清晰地了解音乐家在不同场景中的表演和互动。这种空间统一性的剪辑方式有助于打破地域限制,将观众带入一个更广阔、更多元的音乐世界。

画面剪辑接点的选择也非常重要,好的剪辑接点,能使作品动作连续、形象逼真、镜头转换自然流畅,使作品的内容和情节既合乎生活逻辑,又富有艺术节奏。剪辑接点的选择有动作剪接点、情绪剪接点、节奏剪接点和声音剪接点。动作剪接点是通过物体、人物或摄影机的动作来实现的剪辑方式。在选择动作剪接点时,要考虑到动作的连贯性和一致性,以使画面过渡自然流畅。例如,两个镜头之间可以通过相似的动作来过渡,比如一个人从一个场景中走出,然后另一个人在下一个场景中走入。这样的剪辑接点不仅保持了画面的连贯性,还可以传达人物的移动或行为。情绪剪接点是根据人物的情绪和表情来选择的剪辑方式。通过选择情绪上衔接的镜头,可以传达出一种连续的情感状态。例如,一个人的愤怒表情可以与下一个镜头中的另一个人的愤怒表情相衔接,以表达出紧张或冲突的情绪。节奏剪接点是根据画面的节奏和韵律来选择的剪辑方式。通过控制镜头的长度和频率,可以创造出不同的节奏感。例如,快速剪辑可以传达出紧张和激烈的氛围,而慢镜头和静态镜头则可以带来安静和沉思的效果。节奏剪接点的选择可以影响整个作品的节奏感和视觉节奏。声音剪接点是通过声音的转换和连接来选择的剪辑方式。声音在纪录片中是非常重要的,它可以传达情感、氛围和背景信息。通过合理选择声音剪接点,可以创造出音频上的连贯性和和谐感。例如,通过将一个场景中的环境音效与下一个场景中的音乐进行平滑过渡,可以使观众在音频上感受到流畅和连贯。通过巧妙地运用这些剪辑节点,可以使纪录片的画面和声音更加连贯、自然和富有艺术节奏。这种剪辑方式不仅符合生活逻辑,还能够增强观众的观影体验和情感共鸣。同时,剪辑节点的选择也要根据纪录片的主题、风格和目的进行调整,以达到最佳的效果。

四、微纪录片案例

1.《微笑真的会传染》

【剧本梗概】

本纪录片以肿瘤重症病区护士长蒋慧萍为视角,真实讲述一个患有腹膜后肿瘤的女孩接受肿瘤切除手术前后护理的全过程。

【剧本大纲】

慧慧是一名 26 岁的肿瘤重症患者,蒋慧萍是肿瘤重症病区的护士长,因工作二人相识,本纪录片从蒋护士长的视角,介绍了慧慧手术前后,护士所做的一系列护理准备工作,并讲述了慧慧术后六天的恢复过程,无论多么艰难,慧慧始终保持微笑,让我们看到了一个坚强团结的家庭。

【剧本】

镜号	内容	对话旁白	音效
1/3s	虚背景白字,打字输入:初识		敲键盘声
2/3s	中午,病房走廊,有患者、护士路过,蒋慧萍在护士室里忙碌。旁边白字:12：00	蒋慧萍(旁白):我叫蒋慧萍,是肿瘤重症病区的护士长,每天经手的患者,我都会各种各样的患者。	
3	蒋慧萍在护士室查看资料,同事走过来递给她一张单子。蒋慧萍接过来。特写手中的申请单内容。	同事:护士长,这是今天的临床用血申请单。蒋慧萍:慧慧,26 岁,O 型血,做的是腹膜后肿瘤切除。同事:对,明天手术要用的,术后应该还要在监护室观察一下。蒋慧萍:好,我知道了。	
4	蒋慧萍拿着单子走出去,开始做备血工作。	蒋慧萍(旁白):这是我第一次见到慧慧的名字,感觉很亲切。	
5	虚背景白字,打字输入:手术日		敲键盘声

（续表）

镜号	内容	对话旁白	音效
6	医生护士忙碌地走来走去,做术前准备,慧慧躺在病床上,慧慧爸爸在一旁照顾,小声安慰她。		
7	准备就绪,慧慧被推进手术室。 特写"手术中"红灯亮。 旁边白字:09：00		
8	慧慧爸爸坐在手术室门口,蒋慧萍拿着单子走过来,将慧慧爸爸请到监护室,介绍相关事宜。 旁边白字:10：15	蒋慧萍:哪位是慧慧家属? 慧慧爸爸:我,我是慧慧爸爸。 蒋慧萍:您好,我是监护室护士长,姓蒋,手术后慧慧会进监护室观察一段时间您知道吗? 慧慧爸爸:嗯,知道,王医生和我说过。 蒋慧萍:好的,那我先跟您简单介绍一下监护室的基本情况,探视要求和收费情况。 慧慧爸爸:嗯。 蒋慧萍:慧慧以前做过手术吗? 慧慧爸爸:之前开过一次刀,这次是肿瘤再次复发了。护士长,您知道手术大概什么时间可以结束吗?	

（续表）

镜号	内容	对话旁白	音效
		蒋慧萍:应该下午就会结束,然后进监护室,您可以在手术室门口等,也可以回病房等,等手术回来了,我再叫您。 慧慧爸爸:哦⋯⋯哦⋯⋯	
9	慧慧爸爸和其他做手术患者的家属一起坐在手术室门口。 旁边白字:14:25,患者陆续从手术室转入监护室。 慧慧爸爸着急,来到监护室。	慧慧爸爸:护士长,我女儿怎么还没出来,别人都出来了。 蒋慧萍:您耐心再等等,手术还没做完。	
10	手术室中,医生正在做手术。 蒋慧萍和麻醉师忙碌交接。 特写一些镜头侧面描写手术的内容。	医生:伤口出血大,准备血袋。 蒋慧萍(旁白):肿瘤切除范围大,牵连部位广,合计出血渗液4000ml,对于慧慧这样一个娇小的女孩子来说,相当于全身换血2次。	
11	慧慧爸爸一个人坐在手术室门口的角落等待。 旁边白字:16:00 慧慧爸爸再次来到监护室。	慧慧爸爸:护士长,怎么手术还没好啊? 蒋慧萍:您放心,我们都在,这个点应该差不多快出来了。	

（续表）

镜号	内容	对话旁白	音效
12	特写手术室的灯变绿，旁边白字：18：00 医护人员推着慧慧走出手术室，转移到监护室，慧慧爸爸紧随其后。		
13	慧慧躺在床上，面色灰白，浑身颤抖，爸爸紧握她的手，慧慧勉强睁开眼睛，给予反应。医护人员在旁边做保暖措施，加盖被子关空调。	慧慧爸爸：慧慧？慧慧？蒋慧萍：慧慧刚做完手术，还很虚弱，这是正常的，注意保暖，让她好好休息。	
14	慧慧爸爸依依不舍离开监护室，看着监护室的门缓缓关上。镜头监护室内慧慧躺在床上。	慧慧爸爸：辛苦你们了！蒋慧萍（旁白）：监护室不能陪护，慧慧爸爸只待了十分钟，手术虽然结束了，但是对于慧慧的身体来说，还有一场硬仗要打。	
15	夜晚的监护室，慧慧平躺在床上，身上厚厚的纱布和各种仪器。旁边白字：22：00 护士们在一旁照顾慧慧，慧慧偶尔牵一下嘴角，回应护士。	蒋慧萍（旁白）：术后第一个晚上是最难熬的，手术的范围是从腰椎到盆腔，再到腹部，创伤口很大，身上一共6根引流管，为了压迫止血，避免腰椎二次损伤，慧慧只能平卧位躺在床上，腹部厚厚的纱布缠在慧慧瘦小的身体上，使得她每次喘气都很艰难，呼吸急促，为了能让她快速恢复体温，只能暂时不	

（续表）

镜号	内容	对话旁白	音效
		让她睡着,用手的温度温暖她,叫她的名字。 蒋慧萍:慧慧? 醒醒,听到了吗? 笑一笑好吗?	
16/5s	时间流逝,钟表的指针快速转动。		钟表走针的声音,声音速度逐渐加快。
17/3s	虚背景白字,打字输入:术后 第一天		敲键盘声
18	特写镜头血压器等仪器在正常工作。 慧慧躺在床上面带微笑,蒋慧萍拿着体温计。	蒋慧萍:嗯,体温正常了,脸色也好了很多啊,慧慧,现在我要给你做抽血检查,可能会有点痛。 慧慧:嗯。	
19	慧慧爸爸站在监护室门口,等着探视慧慧,问了护士几个问题。	慧慧爸爸:护士长,我女儿怎么样了,手术还好吧。 蒋慧萍:手术很成功,你去看看女儿吧。	
20	慧慧爸爸探视慧慧的画面,照顾她。 等探视结束,和护士长对话。	蒋慧萍:您放心,医院现在也是汇集所有力量在救治,从院长书记,到主任教授,我们都在和患者一起努力,昨天晚上是最难的时候,每做一个动作都会很疼,但慧慧很坚强,一直都在笑。 慧慧爸爸:谢谢你们了。	

（续表）

镜号	内容	对话旁白	音效
21	慧慧爸爸站在监护室外面,透过窗子看着女儿,久久沉默。		
22/3s	虚背景白字,打字输入:术后 第三天		敲键盘声
23	慧慧躺在床上,护士长站在一旁。 二人对话。 护士长安慰慧慧。	蒋慧萍(旁白):今天是术后第三天,慧慧的情况明显好转,开始有力气说话了。 蒋慧萍:慧慧,我考考你,看你恢复得怎么样,你认识我吗? 慧慧:我不认识你,但我记得你的声音,我想睡觉的时候,你一直在喊我的名字,让我不要睡,你的手也很温暖,还一直让我笑一笑。 蒋慧萍:慧慧,你是不是特别喜欢笑啊?哪怕是没有清醒的状态,你也是一直在笑。 慧慧:嗯,我从小就喜欢笑,小时候还经常因为不自觉地笑被老师罚。 蒋慧萍:那位罚你的老师一定会内疚的,因为爱笑的人通常运气不会差,一定是可爱的,将来一定会很幸福的。就好像你一样,经过了这一次磨难,相信未来一定会更美好!	

（续表）

镜号	内容	对话旁白	音效
		慧慧:谢谢你,护士长! 蒋慧萍:这几天你爸爸很辛苦,你要赶紧好起来,给爸爸一个快快乐乐的笑脸。 慧慧(哭):是我拖累了爸爸妈妈。 蒋慧萍:你已经特别棒啦!	
24	慧慧一家人的画面。	蒋慧萍(旁白):通过和慧慧爸爸的交谈,我大致了解过一些情况。慧慧妈妈身体也不好,还有一个要上学的弟弟,这次为了治病,慧慧爸爸卖了一套房子,情况很困难。在医院里,这样因病致困的家庭有很多,但是仍能保持微笑的,却不多,在我们看来,慧慧和她爸爸就是这样乐观的人。	
25/3s	虚背景白字,打字输入: 术后 第五天		敲键盘声
26	慧慧爸爸把食盒摆在桌子上,照顾慧慧吃东西。慧慧喝着鸽子汤对爸爸笑,爸爸笑着拆鸽子肉。	蒋慧萍(旁白):今天是术后第五天,慧慧可以吃东西了,大家都很开心,尤其是慧慧爸爸。 蒋慧萍:早上是大一碗粥,这又炖了只鸽子,哈哈,慧慧爸爸,慧慧现在还吃不了这么多东西。	

（续表）

镜号	内容	对话旁白	音效
		慧慧爸：能吃多少就吃多少，吃了好得快。 慧慧（偷偷对蒋慧萍说）：其实我可不喜欢鸽子了，一股腥味。 蒋慧萍：我也不喜欢鸽子汤，哈哈。	
27/3s	虚背景白字，打字输入： 术后 第六天		敲键盘声
28	慧慧躺在普通病房，爸爸在一旁和她说笑，画面温馨。	蒋慧萍（旁白）：今天是术后第六天，慧慧转到普通病房，慧慧的身体恢复得很好，因为她是一个爱笑的女孩。	
29	蒋慧萍微笑地看着慧慧一家，还是和往常一样继续着自己的工作。	蒋慧萍（旁白）：人生百味，品不完的苦辣，尝不尽的酸甜。所以当你痛苦的时候，不要总想着痛苦会永远笼罩着你，其实，快乐会像风一样吹过你。一个微笑，可以让人温暖。在患者最为艰难的日子里，我们更需要微笑。我们的微笑给予患者和家庭以依靠和力量，患者和家属间也需要微笑互相支撑。微笑让所有人走得更近、更紧。让我们用微笑对待患者，对待家属，对待身边的每一个人。	

剧本改编自

《医者的人文关怀——护理的感想、感悟、感知》

微笑真的会传染

原文

微笑真的会传染

蒋慧萍

故事主人公：

蒋慧萍——肿瘤重症病区护士长

慧慧——一个和我小名一样的女孩，26 岁。

初识

第一次在《临床用血申请单》里看见这个名字，便感觉很亲切，她是一位腹膜后肿瘤患者，明日手术，术中要备血，O 型血，手术后应该会住监护室进行观察。

手术日

第二天手术整整持续了一整天，从上午 9 点进手术室，一直到下午 6 点。

监护室就在手术室隔壁，为了减少家属的焦虑，一般我们会在患者进入手术室后，先请家属来监护室进行沟通和入科宣教。监护室的医护团队能够提前接触患者家属，获取信息。

当天 10 时许，我到手术室门口询问："哪位是慧慧家属？"

"我是，我是慧慧爸爸。"一个瘦瘦小小、50 岁开外的男子回答。

"您好，我是监护室护士长，姓蒋，手术后慧慧会进监护室观察一段时间，您知道吗？"

慧慧爸爸："嗯，知道，王医生和我说过。"

"好的，那我先跟您简单介绍一下监护室的基本情况、探视要求和收费情况。"

慧慧爸爸:"嗯"。

当我介绍完相关事宜后,询问既往史时,她爸爸说这次是肿瘤复发,之前已经开过一次刀了。

慧慧爸爸问:"护士长,您知道手术大概什么时间可以结束吗?"

"应该下午就会结束,然后进监护室,您可以在手术室门口等,也可以回病房等,等手术回来了,我再叫您吧。"

"哦……哦……"慧慧爸爸咧开一丝干干的笑。

下午2时许,和慧慧一起进手术室的患者已经陆陆续续转入监护室。

下午4点,手术室门口只剩下慧慧爸爸一个人,默默地靠坐在角落里等待。其间,他也来监护室问过两次,为什么其他人都好了,他女儿还没有出来。我只能回答他,放心,我们都在,应该差不多快回来了。

直到下午6点,慧慧才回到监护室。手术创伤非常大。我们和麻醉师交接时,了解到由于肿瘤切除范围大,牵连部位广,术中合计出血渗液4 000 ml。对于慧慧这样一个娇小的女孩子来说,相当于全身换血2次。此时慧慧爸爸看见女儿手术结束了,在床旁紧握女儿的手,呼叫慧慧名字。因为手术时间长再加失血过多,慧慧的全身都是冷冷的,面色灰白,浑身颤抖,虽然她很虚弱,但是听见了爸爸的声音,还是很费劲地睁开了眼睛,轻抬嘴角,一个浅浅的微笑后,又睡了过去。我们一边安慰慧慧爸爸,告诉他情况,为什么会这样,一边进行保暖措施,关闭了空调,加盖了被子。

因为监护室不能陪护,慧慧爸爸只停留了10分钟就需要离开。

监护室关闭前,慧慧爸爸在那张疲惫不堪的脸上依旧挤出了一丝微笑,说了一句:辛苦你们了!

对慧慧来说,最难熬的就是手术后第一个晚上。由于手术范围从腰椎到盆腔,再到腹部,身上一共6根引流管,为了压迫止血,避免腰椎二次损伤,所以她只能平卧位。腹带裹着厚厚的纱布压在她瘦小的身体上，让她每次呼吸都很急促。为了让她能快速恢复体温，暂时不让她睡着，我们用自己的手的温度去温暖她，断断续续地轻呼她的名字：

"慧慧，醒醒，听到了吗？笑一笑好吗?"每次被我们叫醒，她都会牵一牵嘴角，给予回应。

术后第一天

经过一个夜晚的守护，慧慧虽然还有出血，血压也还很低，但总算比之前有所好转。体温也恢复正常，面色由灰白转为苍白。当我打算为她抽血检查时，告诉她可能会有点痛，她微笑着看看我，很轻地回应了一句"哦"。

慧慧爸爸第一次来探视，显得很焦虑，不知所措，他问了几个问题，显得很无助。他想知道女儿手术的情况，想了解现在女儿有没有脱离危险，想知道他还能做什么帮助到女儿。但是他不会表达。

等探视时间结束后，我简单地和慧慧爸爸说了一下第一天晚上的情况：医院现在汇集了所有力量在救治，从院长书记，到主任教授，我们都在和慧慧一起努力。慧慧自己也很坚强，一直是微笑地面对，我们帮她的每一次治疗，每一个变换姿势，哪怕只是在脚下垫一个枕头，其实她都会很疼，但即使再难受，她也只有淡淡的微笑，慧慧很坚强。

术后第三天

慧慧情况明显好转，开始有力气讲话了。

我问她："慧慧，我考考你，看看你恢复得怎么样，你还认识我吗?"

"我不认识你，但我记得你的声音，在我想睡觉的时候，一直在喊我的名字，让我不要睡觉，你的手也很温暖，还一直让我笑一笑!"又是一个浅浅的微笑。

"慧慧，你是不是特别喜欢笑啊？因为即使你在不知道的情况下，也一直在笑!"

"嗯,我从小就喜欢笑,小时候还因为经常不自觉地笑被老师罚。"

"那位罚你的老师一定会内疚的,因为爱笑的人通常运气不会差,一定是可爱的,将来一定会很幸福的。就好像你一样,经过了这一次磨难,相信未来一定会更美好!"

"谢谢你,护士长!"

"这几天你爸爸很辛苦,你要赶紧好起来,给爸爸一个快快乐乐的笑脸。"

此时的慧慧却突然掉下了眼泪。她觉得因为她的病拖累家人,还要让年迈的父母为她担心。其实在这几天和他父亲的交谈中,我们大概了解了一些情况,为了给慧慧治病,家里卖了一套房子,还有一个上学的弟弟和身体不好的母亲。虽然这样因病致困的家庭有很多,但是在这样的家庭里依能保持微笑的人却不多,在我们看来,慧慧和她爸爸就是这样乐观的人!

术后第五天

慧慧可以吃东西了。爸爸非常开心。一大早就端来一大碗粥,中午又炖了一只鸽子。其实对于现在的慧慧来说,还吃不了太多东西,她还偷偷告诉我最不喜欢闻鸽子的味道,有腥味,我也笑着回答她我也不喜欢炖的鸽子。慧慧大口喝着鸽子汤,缓缓咽下,朝着爸爸眯起双眼、咧开嘴巴,娇笑着。慧慧爸爸乐呵呵地给女儿拆着鸽子肉。

术后第六天,我休息

慧慧转到了普通病房,她让当班的小伙伴告诉我。我当然也迫不及待去普通病房看她,因为我很是想念慧慧和她爸爸的笑容。

人生百味,品不完的苦辣,尝不尽的酸甜。所以当你痛苦的时候,不要总想着痛苦会永远笼罩着你,其实,快乐会像风一样吹过你。一个微笑,可以让人温暖。在患者最为艰难的日子里,我们更需要微笑。我们的微笑给予患者和家庭以依靠和力量,患者和家属间也需要微笑互相支撑。微笑让所有人走得更近、更紧。让我们用微笑对待患者,对待家属,对待身边的每一个人。

2.《我是谁》

【剧本梗概】

通过对医生护士和患者家属的采访,讲述一位患有阿尔茨海默病老太太的故事,从老太太儿子的视角展开,带领我们走进患病老人的世界,但显然这不是一件容易的事情。

【剧本大纲】

本纪录片采用对话访谈与影片记录两种形式,全面讲述了如何护理患有阿尔茨海默病的老人,以患者儿子为出发点,告诉我们生活上的照顾与内心的呵护同样重要,每个人都有老的时候,本片呼吁我们多多关注阿尔茨海默病患者,与此同时,医患双方都在努力。

【剧本】

镜号	内容	对话旁白	音效
1	被采访者胡军言、张权芳,坐在椅子上讲述。	采访者(画外音):现在很多人都不觉得老年痴呆是一种病,大家还是理所当然地认为,他们只是老了,记性不好,生活能力退化了而已,关于这个,您是怎么认为的? 胡军言:老年痴呆也是一种病,它是老年病的一种,医学上有个专用术语叫作阿尔茨海默病,是一种持续性神经功能障碍。	

镜号	内容	对话旁白	音效
		采访者(画外音):那这种病可以治愈吗? 张权芳:老年痴呆至今仍然无药可治愈,目前能做的只有护理和维持治疗,减缓病发速度,它是医学上的痛楚。 胡军言:这种病起病隐匿,常常被人忽视,随着病情的发展,繁重的生活护理也成了家庭沉重的负担。 张权芳:我们就曾遇到一位患者,她是一位被老年痴呆折磨了8年的老太太,通过她的故事,我们能看到家人护理的不易和患者本身的苦痛。	
2	胡军言、张权芳两位护理医师走进病房,赵老太太坐在病床上,面容消瘦,面无表情地看着对方。 儿子站起来打招呼。	胡军言:老太太您好啊! 老太太(无反应) 老太太儿子:您好,我是她的儿子。	
3	在护理医师的帮助下,三个人合力给老人翻身、拍背、换药,整理衣服和被子,一系列流程,老太太全然无感。		
4	儿子坐在病床前,安静地看着老太太。		

（续表）

镜号	内容	对话旁白	音效
5	转场回忆,老太太拎着菜走回家,收拾好东西,开始摆弄花草,躺在椅子上织毛衣,一旁桌子上摆着老伴的黑框照片。		
6	儿子拎着东西走进来,儿媳妇跟在后面。	儿子:妈,我们来啦! 老太太:快进来,东西都准备好了,就等你们来呢!	
7	老太太走进厨房,开始准备做菜,动作麻利又忙碌。		
8	儿子走到父亲的照片前,拿起照片看了看,又放回去。		
9	老太太端着菜走出来,大家一起摆好餐桌。 围坐在一起吃饭,说说笑笑。 儿媳妇听到儿子的话表情有点不自然,没有说话。	儿子:妈,自从父亲突发脑出血去世,您就一直一个人住,干脆搬到我们那去,还能照顾照顾您。 老太太:哎呀,这话你都说多少次了,你不嫌烦啊哈哈! 儿子:说多少次您也没去啊。 老太太:我一个人挺好的,为什么要去给你们添麻烦。 儿子:我真拿您一点办法都没有。	

（续表）

镜号	内容	对话旁白	音效
10	吃完饭,孩子们都走了,老太太收拾了餐桌,继续躺在椅子上织毛衣,抬头看向窗外,特写外面的风景,老太太表情落寞。		
11	老太太在家找东西,脖子上挂着钥匙,手里拿着钱包,儿子在一旁等她。	儿子:妈,好了吗,我们要出发啦! 老太太:儿子,你见我钥匙了吗? 我找不到钥匙了。 儿子:这不在你脖子上挂着吗? 老太太(一摸胸前):嘻,唉,我钱包呢,钱包又找不着了。 儿子(无奈):钱包不在您手上的吗?	
12	老太太哈哈笑,儿子无奈又担心。		
13	老太太在家里织毛衣,打着盹犯困。 儿子回家闻到空气中的煤气味,走到厨房。	儿子:什么味儿啊? 哎哟,妈,您怎么不关煤气啊,这多危险啊! 老太太:我忘了。	·
14	老太太一脸无辜,儿子更加担心。	儿子:妈,您最近忘事可越来越厉害了啊! 老太太:年纪大了,忘事不是很正常嘛。	
15	儿子搀着老太太来到医院,特写"神经内科"。	老太太:我都说了不来,你非让我来。 儿子(拉住要走的妈):妈,来都来了,就让医生看看吧	

（续表）

镜号	内容	对话旁白	音效
16	二人坐在医生面前,医生看着诊断结果。 听到结果后,二人面面相觑。	医生:经过诊断,我们确定老太太得了阿尔茨海默病。 老太太:啊什么? 医生:阿尔茨海默病,就是我们俗称的老年痴呆。 老太太:啊?	
17	儿子帮老太太收拾行李。	儿子:妈妈,这次您必须听我的,搬到我那去,没得商量。 老太太:行行行,听你的听你的。	
18	二人回到儿子家,儿媳妇看到老太太,表情不悦地回到房间,关上门。 老太太不安地看着儿子,儿子领着老太太来到收拾好的房间,嘴里不停地嘱咐。	儿子:没事,别管她,妈,以后您就住着,有什么事就跟我说。 老太太:诶,好。 儿子:想找什么东西,想要什么,或者缺什么了,就记下来,这样就不会忘了,到时候我给你弄。 老太太:哎哟好啦,我又不傻,年纪大,忘事正常,没事。	
19	早上,儿子去上班,老太太准备好早餐。 儿子拿起一个包子离开家,儿媳妇没有理她直接出门上班。	老太太:儿子,吃早饭! 儿子(看手表):哎哟,妈,我来不及,您自己吃吧。 老太太:诶,再拿一个,(看着儿媳妇)吃……	

（续表）

镜号	内容	对话旁白	音效
20	老太太默默吃完饭，收拾好餐桌，坐在沙发上，拿出毛衣继续织。外面的树叶从绿变黄，掉落，老太太坐在沙发上织毛衣，毛衣从一开始的一小部分到现在变成一大半。		
21	老太太在外面散步迷路，想要回家忘记了地址。老太太什么都记不起来，站在原地泪流满面。	老太太：这是在哪啊，我怎么走到这的，家……家怎么走啊……这……	
22	好心人走过来把她送到派出所。	好心人：老太太怎么了，遇什么难事了？ 老太太：我想回家，忘了路，也忘了儿子的电话。 好心人：没事，那你跟我走，我送你回去。	
23	儿子来到派出所，老太太坐在里面，见到儿子，立刻站起来。儿子搀着老太太走出派出所。	儿子：妈。 老太太：儿子。 警察：老太太的情况可不太好，你们最好不要让她一个人出去，这次幸好遇到好心人，下次可就没这么好运气了。 儿子：是，谢谢警察同志，我下次会注意的，妈我们回家吧。	

（续表）

镜号	内容	对话旁白	音效
24	儿子早上上班,关上门,思考片刻,掏出钥匙锁门。	儿子:妈,我上班去啦!	
25	儿子周末在家休息,老太太坐在沙发上无聊,儿子拿出清洁工具。老太太自信地接过来,二人忙得不亦乐乎。	儿子:妈,今天咱大扫除。 儿子:妈,您以后要是在家无聊,就帮忙做做家务,也可以打发时间。 老太太:行,儿子,你就交给我吧,我保准打扫得干干净净。	
26	场景切换,老太太每天在家做家务。 一开始得心应手,后来反复擦同一块地板,最后呆坐在沙发上一动不动。 儿子走过来,拿起一旁织了一半的毛衣,特写毛衣脱线跑针,乱七八糟,儿子心疼地看着老太太。		
27	半夜,老太太回到卧房,关上门,儿子紧接出来,闻到臭味,走到厨房,看到地上一滩小便,愣住。		

（续表）

镜号	内容	对话旁白	音效
28	白天饭桌上,老太太对儿子发脾气,不认识他,把他当陌生人,大喊大叫,说他要害自己,把饭碗打翻。		
29	半夜,儿子睡得迷迷糊糊,睁开眼,老太太凑在他面前,眼睁睁看着他,把他吓一大跳。		
30	白天,儿子在家里,老太太不认识他,自己什么也不会做。	老太太:哥哥?……儿子?……	
31	公司,儿子递了辞职信。		
32	回家,全天照顾老太太,为她刷牙、洗脸、洗澡、喂饭、换尿布……		
33	晚上,儿子照顾母亲睡着,回到房间,老婆翻身默默睡觉不理他,儿子无语,翻看手机里母亲以前的生活照,默默流泪。		

（续表）

镜号	内容	对话旁白	音效
34	白天,儿子坐在沙发上,妻子收拾行李离开家,桌上放着一张离婚协议,老太太呆呆地坐在一旁。		
35	老太太躺在床上,表情痴呆,儿子给她喂饭,面容惆怅。		
36	老太太发烧了,躺在床上,儿子看着温度计,一脸担心,掏出手机打电话。		
37	医院里,胡军言医生和张权芳护士教他如何给老太太翻身、拍背、做肢体被动运动;如何在床上擦身、喂食,防止误吸;如何测量体温、血压,做些简单的监测等。	胡军言:老太太卧病在床生活不能自理,这次肺炎,也和长期卧床没有得到专业护理有关,你按照我们教你的方法,定期给老太太护理,慢慢就会好转的。 儿子:谢谢!	
38	儿子照顾老太太,笑着看着她,幻想曾经还记得儿子的那个妈妈就像在眼前。		

（续表）

镜号	内容	对话旁白	音效
39	老太太坐在轮椅上，儿子为她整理好衣服，梳理好花白的头发，老太太笑了。 旁白：两周后。		
40	儿子推着老太太走在楼下，阳光照在二人身上，温暖和煦。		
41	被采访者临床护士朱珠，坐在椅子上讲述。	朱珠：在大学期间上叙事护理课时，杨青敏老师给我们讲述的一个个生动感人的与叙事护理相关的小故事，让我们在眼泪与欢笑中得到了许多收获与启示。 我认为叙事护理就是需要护士倾听患者讲述自己的生活与疾病，聆听其内心的声音，让患者得到更多的理解，在讲述故事的同时向医护人员敞开心扉，放飞心灵，从而在心理上积极主动地接受治疗；在叙事的过程中，患者不仅生理上得到有效治疗，心理上也得到更多照顾与关爱。此外，通过叙事护理在临床中的不断实践与应用，护士在工作中给予患者更多的人文关怀，其自身能力也不断得到提高。	

（续表）

镜号	内容	对话旁白	音效
		经历过今天的叙事护理查房，我对叙事护理有了进一步的认识。叙事护理实施中，我们通过与患者及家属的倾听交流，可以获得十分有价值的护理要点。消除患者及家属的焦虑情绪，获得患者与家属的理解与配合，从而有针对性地对患者进行护理干预。对患者及家属的双向访谈，我发现叙事护理不仅仅是针对病患这一个群体的心灵治愈，还有对家属的安慰。以及对护士自身也能从中得到许多启发与感悟。 在今后的护理工作中，我会积极主动运用叙事护理的方法，与患者进行心与心的交流，做患者的树洞，倾听患者的诉说，让患者在住院期间有归属感与安全感，提高患者的满意度。 今天参加了 24 病区老年痴呆叙事护理查房，我认为患者目前最需要的是护士及家属的理解与陪伴。由于老年痴呆的发病因素涉及方面较广，不能单单依靠药物治疗，应该加强对家属进行疾病知识的健康教育，给予患者更多耐心的倾听与陪伴。通过叙事护理与家属的悉心照顾，对患者行为矫正、记忆恢复有着	

（续表）

镜号	内容	对话旁白	音效
		非常重要的作用。让患者以积极的心态面对自己的病情,配合治疗,以延缓病情的发展。 疾病是漆黑无光的无尽长夜,我们虽然没有办法把黑夜变成白昼。但我们可以通过叙事护理,做陪伴患者在漫漫长夜中孤独前行的那一盏灯,为患者照亮脚下的路,为患者带去温暖。	
42	被采访者研究生龚晨,坐在椅子上讲述。	龚晨:患阿尔茨海默病的老年人有一个很重要的症状就是记忆减退,认知障碍。很多年前有一个公益广告,儿子带着年迈的父亲去饭店吃饭,在饭桌上,父亲在众人的目光中将饺子装进口袋,儿子觉得很难为情,问父亲要干什么,父亲却说,儿子最喜欢吃饺子,要拿回去给儿子吃。父母可以什么都不记得,却记得孩子的喜好。父母的回忆里我们还是那个很小很小的孩子,关于我们,父母保存了很多美好的回忆,这些回忆很纯净,很美好。即使得了阿尔茨海默病,老人也永远忘却不了孩子。孩子是父母今生唯一的不舍与牵挂,父母是孩子和死神之间的一堵墙。	

（续表）

镜号	内容	对话旁白	音效
		中国人讲究养儿防老,但以家庭为主的养老模式在一定程度上掩盖了阿尔茨海默病的严重性,老年人无法在第一时间得到有效的诊治,造成不可逆的失智、失能。老吾老以及人之老,做老年护理是需要爱心的,做阿尔茨海默病患者的护理尤其需要爱心和同理心。因为我的毕业课题也是和老年人认知障碍相关的,在给老年人做认知评估的时候,有些家属非常关心老年人的认知状况,精心照顾,老年人虽然认知障碍严重,但心情愉悦,生活质量不错。另有部分老年人独自来做认知评估,发现患有认知障碍的同时伴有严重的抑郁症状。研究结果也显示,认知障碍和老年抑郁之间是互为因果关系的。家属和医护人员的关怀照顾对提升老年人生活质量非常重要。	
43	被采访者老年科代教老师,坐在椅子上讲述。	代教老师:叙事护理是指护理人员通过对患者的故事倾听、吸收,帮助患者实现生活、疾病故事意义重构并发现护理要点,继而对患者实施护理干预的护理实践。它能够使患者充分地表达自己的感情,述说内心的痛苦和需求,建立积极的心理	

（续表）

镜号	内容	对话旁白	音效
		防御,有助于疾病的恢复。 这种叙事护理的形式能提升我们和患者及家属的沟通能力和人文素养。当患者和家属面对生命态度、生命要求和生命抉择的纠结时刻,我们使用叙事护理走进他们的内心世界,给予患者及家属及时、到位、专业、规范、安全、舒适的护理服务,充分发扬人本位为中心的护理理念,注重了人文关怀。	
44	被采访者老年科护士长,坐在椅上讲述。	护士长:老年、康复、叙事护理三校一院创新实践基地的建立,无疑给护理事业做了一件大实事,大好事。以前很多学生进入临床后,表现为不会和患者沟通,她不太会身临其境、感同身受地理解患者与家属的做法,也很难理解老师为什么要这么说,为什么要这么做。基地建立后,通过这种叙事护理素材,为学生开展人文关怀教学提供了内容丰富、主题鲜明、专业特色明显的叙事护理教材。 今天我们科准备的是老年痴呆的病例。从病例中我们也看到,老年痴呆患者的生活没有质量,家属也非常痛苦。	

（续表）

镜号	内容	对话旁白	音效
		2022 年,国家卫生健康委员会在新闻发布会上表明,预计到 2035 年左右,我国会进入重度老龄化阶段,老龄化所带来的公共卫生问题将愈发严峻。2015 年我国老年痴呆的人数已经达到世界第一,给社会和家庭带来了沉重的负担。因此,照料问题已成为痴呆诊疗中不可或缺的一部分。适宜的照料管理模式可以延缓痴呆患者病情进展、改善生活质量,从而延长生命并减轻照料者压力。 特别是后期,要给予足够的陪伴和关怀,无微不至的照顾,还要承受很大的心理压力,我觉得老人的儿子做得还是比较好的,他能较及时地发现问题,及时处理,为了母亲不顾一切,放弃自己的很多时间与生活,同时当他不能独立处理问题时,也会及时寻求社会和家人的帮助,取得支持,这是很好的。但是如果他能再积极一点,事先做好功课,及时去了解这个疾病的进展,不要等事情发生了再去解决,就能有备无患,可能会更顺利些。这位患者应该来说在生理上、社会上、环境上他儿子都给予了很大的帮助。护理上,目	

（续表）

镜号	内容	对话旁白	音效
		前我们会在患者的生活护理上给予更专业的指导，同时站在患者家属的立场，主动去关心他们，理解他们，找个合适的时间，我想对他说，你母亲的病目前医学上无法逆转，还不能治愈，要他正确对待疾病的发展。过几天，我想给他点资料，让他正确面对生老病死，不要老是自责，他已经做得很好了。将疾病的过程与进展讲得更明白些，让患者家属更容易理解些，能更好地陪患者走完人生的最后旅程。通过叙事护理查房，希望能让护生更清楚地了解到疾病发展的过程，每个阶段患者或家属的心理，从而有的放矢，身临其境地感同身受，能站在患者、站在家属的角度，多层次地考虑问题，能为实施人文关怀提供帮助，为和谐护患关系作出贡献。	

【剧本改编自】

《医者的人文关怀——护理的感想、感悟、感知》

第三篇：来自护士记录的生命故事——复旦大学附属第五人民医院护理教学叙事

案例五：老年痴呆患者及其家属的痛楚——我是谁，我们是谁

访谈人：胡军言、张权芳

原文

案例五　老年痴呆患者及其家属的痛楚
——我是谁，我们是谁

访谈人：胡军言、张权芳

老年痴呆至今仍然无药可治愈，成为医学上的痛楚。它起病隐匿，常常被人忽视，随着病情的发展，繁重的生活护理常成为家庭沉重的负担。今天要叙述的正是这样一位被疾病折磨了8年的老太太。

初见赵老太太，一张消瘦的脸上面无表情，双目无神地看着我们，我们和她打招呼，她也没有反应。我们示意要给她翻身、拍背，接着换药。老太太身体僵硬，我们3个人一起才翻动她，麻利地拍好背，换好药，整理好衣服与被子，她依然淡淡地看着我们，仿佛这一切与她无关，舒不舒服，好不好都已全然不知。

站在病床前照顾老太太的正是她的儿子，8年如一日，无微不至地照顾着她的母亲。据他所说赵老太太退休在家后，每天买菜做饭，种种花草，经常还为老伴织织毛衣，生活悠闲而平静。9年前因父亲突发脑出血匆忙离世，她拒绝孩子们的好意，执意选择独居。虽然孩子们每周回来看她，陪她吃饭，但寂寞还是无尽地长。渐渐地他们发现老太太忘性大了，常常拿着钥匙找钥匙，还经常搞些丢钱找钱的事，不知所以然，求医后才得知，老太太得了阿尔茨海默病，俗称"老年痴呆"。

生病后的老太太在儿子强烈要求下和儿子一家一起住，她完全没有意识到自己忘性大是因为生病，而一味地把它归结于年纪大，忘事属于正常现象。直到有一天，她出门散步迷了路，记不起家里的地址，记不起儿子的电话号码，百感交集，坐在地上像一个犯了错的孩子，委屈得泪流满面，被好心人送到附近派出所，在警察的帮助下，才安全回了家。至此，家人把她反锁在家里，以免再次走失。

儿子怕她在家无聊，让她帮忙做家务，刚开始，老太太很乐意，也能自己基本完成,渐渐地她只会擦同一块地板,连她最自以为骄傲的毛衣也不能成型了。慢慢地什么事也不想做了,就想发呆。眼看着曾经做事麻利、心灵手巧的母亲,被疾病一点一点吞噬着她的记忆,侵蚀着她的身体,四十几岁的硬汉在背地里不知流了多少眼泪,中间的酸甜苦辣只有经历过的人才能体会。有时半夜起来看到老太太把厨房当成卫生间,大小便全在那里,臭气熏天,让他不知所措;有时莫名地冲他发脾气,说儿子要谋害他,不肯进食;有时半夜不睡觉,走到儿子跟前,眼睁睁地看着他,也让他着实吓了一跳;有时,老太太会看着他叫"哥",有时又叫他"儿子",慢慢地开始不认识人了,什么也不会做了……为了更好地照顾母亲,儿子辞去工作,刷牙、洗脸、洗澡、喂饭、换尿布……样样都是他来照顾,就像小时候母亲照顾他们姐弟几个一样细心。

生病往往不是一个人的事,而是整个家庭甚至是整个家族的事。照顾是个漫长的过程,没有好的耐心是不可能走到今天的。有时两个女儿会过来搭把手,但是绝大多数的重任都压在儿子身上。他说照顾母亲,完全没有自己的生活,甚至离了婚。有时也怨恨母亲拖累自己,有时也想母亲就这样痛快地死去,不要熬痛苦,但那只是一刹那飞闪的念头,毕竟那是养育自己的最亲爱的母亲,他怎能舍得。

如今老太太卧病在床,生活完全不能自理,此次得肺炎,也和长期卧床没有得到专业护理有关。我们指导他如何给老太太翻身、拍背、做肢体被动运动;如何在床上擦身、喂食,防止误吸;如何测量体温、血压,做些简单的监测等,他表示很感谢,他期待他母亲能好起来,当他叫她老太太时,她能看着他,对他微笑……

我不想打破他美好的念想,就让他沉浸在那一刻……

一个人从出生起,家庭是他的第一所学校,母亲是他的第一位老师,我想每个人对母亲都有着非常深厚的感情,所以无论怎样,都会去善待她,爱护她,哪怕她不认识他,也会拼命去保护她。生命是如此脆弱,总有去世的那一天,如果在她的有生之年有你无微不至的照顾,如果能让你爱的人在生命的最后时刻过得满足而安详,能真正地死如秋叶般静美,那么,这样的生命也是灿烂的。

经过两周的治疗与护理,老太太出院了,我们帮她换上干净的衣裤,梳理好满头花白的头发,消瘦的脸上竟然泛起些许笑容,坐着轮椅一路送到楼下。看着在家人陪伴下一路远去的身影消失在和煦的阳光中,顿时心中一股暖流。你养我小,我养你老,如是而已,知与不知已不再重要,重要的是,爱我的你一直默默在身边,直到永远。

临床护士朱珠:

在大学期间上叙事护理课时,通过杨青敏老师给我们讲述的一个个生动感人的叙事护理相关的小故事,让我们在眼泪与欢笑中得到了许多收获与启示。

我认为叙事护理就是需要护士倾听患者讲述自己的生活与疾病,聆听其内心的声音,让患者得到更多的理解,在讲述故事的同时向医护人员敞开心扉,放飞心灵,从而在心理上积极主动地接受治疗;在叙事的过程中,患者不仅生理上得到有效治疗,心理上也得到更多照顾与关爱。此外,通过叙事护理在临床中的不断实践与应用,护士在工作中给予患者更多的人文关怀,其自身能力也不断得到提高。

经历过今天的叙事护理查房,我对叙事护理有了进一步的认识。在叙事护理的实施中,我们可以通过与患者及家属的倾听交流,获得十分有价值的护理要点。消除患者及家属的焦虑情绪,获得患者与家属的理解与配合,从而有针对性地对患者进行护理干预。对患者及家属的双向访谈,我发现叙事护理不仅仅是针对病患这一个群体的心灵治愈,还有对家属的安慰。以及对护士自身也能从中得到许多启发与感悟。

在今后的护理工作中,我会积极主动运用叙事护理的方法,与患者进行心与心的交流,做患者的树洞,倾听患者的诉说,让患者在住院期间有归属感与安全感。提高患者的满意度。

今天参加了 24 病区老年痴呆叙事护理查房,我认为患者目前最需要的是护士及家属的理解与陪伴。由于老年痴呆发病因素涉及较广,绝不能单单依靠药物治疗,应该加强对家属进行疾病知识的健康教育,给予患者更多耐心的倾听与陪伴。叙事护理与家属的悉心照顾对患者的行为矫正、记忆恢复有着非常重要的作用,使患者以积极的心态面对自己的病情,配合治疗,以延缓病情的发展。

疾病是漆黑无光的无尽长夜,我们虽然没有办法把黑夜变成白昼。但我们可以通过叙事护理,做陪伴患者在漫漫长夜中孤独前行的那一盏灯,为患者照亮脚下的路,为患者带去温暖。

研究生龚晨:

阿尔茨海默病老年人很重要的症状就是记忆减退,认知障碍。很多年前有一个公益广告:儿子带着年迈的父亲去饭店吃饭,在饭桌上,父亲在众人的目光中将饺子装进口袋,儿子觉得很难为情,问父亲要干什么,父亲却说,儿子最喜欢吃饺子,要拿回去给儿子吃。父母可以什么都不记得,却记得孩子的喜好,父母的回忆里我们都是那个很小很小的孩子,关于我们,父母保存了很多美好的回忆,这些回忆很纯净,很美好。即使得了阿尔茨海默病,但老人心里永远忘却不了的就是孩子。孩子是父母今生唯一的不舍与牵挂,父母是孩子和死神之间的一堵墙。

中国人讲究养儿防老,但以家庭为主的养老模式在一定程度上掩盖了国内阿尔茨海默病的严重性,老年人无法在第一时间得到有效的诊治,造成不可逆的失智失能。老吾老以及人之老,做老年护理是需要爱心的,做阿尔茨海默病患者的护理尤其需要爱心和同理心。因为我的毕业课题也是和老年人认知障碍相关的,在给老年人做认知评估的时候,有些家属非常关心老年人的认知状况,精心照顾,老年人虽然认知障碍严重,但心情愉悦,生活质量不错。另有部分老年人独自来做认知,患者认知障碍的同时伴有严重的抑郁症状。研究结果也显示,认知障碍和老年抑郁之间是互为因果关系的。家属和医护人员的关怀照顾对提升老年人生活质量非常重要。

老年科带教老师:

叙事护理是指护理人员通过对患者的故事倾听、吸收,帮助患者实现生活、疾病故事意义重构并发现护理要点,继而对患者实施护理干预的护理实践。它能够使患者充分地表达自己的感情,述说内心的痛苦和需求,建立积极的心理防御,有助于疾病的恢复。

这种叙事护理的形式能提升我们和患者及家属的沟通能力和人文素养。当患者和家属面对生命态度、生命要求和生命抉择的纠结时刻,我们使用叙事护理走进他们的内心世界,给予患者及家属及时、到位、专业、规范、安全、舒适的护理服务,充分发扬人本位为中心的护理理念,注重了人文关怀。

老年科护士长:

老年、康复、叙事护理三校一院创新实践基地的建立,无疑给护理事业做了一件大实事、大好事。以前很多学生进入临床后,表现为不会和患者沟通,不太会身临其境、感同身受地理解患者与家属的做法,也很难理解老师为什么要这么说,为什么要这么做。基地建立后,通过这种叙事护理素材,为学生开展人文关怀教学提供了内容丰富、主题鲜明、专业特色明显的叙事护理教材。

今天我们科准备的是老年痴呆的病例。从病例中我们也看到,老年痴呆患者的生活没有质量,家属也非常痛苦。

2022 年,国家卫生健康委员会在新闻发布会上表明,预计到 2035 年左右,我国会进入重度老龄化阶段,老龄化所带来的公共卫生问题将愈发严峻。2015 年我国老年痴呆的人数已经达到世界第一,给社会和家庭带来了沉重的负担。因此,照料问题已成为痴呆诊疗中不可或缺的一部分。适宜的照料管理模式可以延缓痴呆患者病情进展、改善生活质量,从而延长生命并减轻照料者压力。

特别是后期,要给予足够的陪伴和关怀,无微不至的照顾,还要承受很大的心理压力,我觉得她的家属做得还是比较好的,能较及时地发现问题,及时处理,为了母亲不顾一切,放弃自己的很多时间与生活,同时当他不能独立处理问题时,也会及时寻求社会和家人的帮助,取得支持,这是很好的。但是如果他能再积极一点,事先做好功课,及时去了解这个疾病的进展,不要等事情发生了再去解决,就能有备无患,可能会更顺利些。这位患者应该来说在生理上、社会上、环境上他儿子都给予了很大的帮助。护理上,目前我们会在患者的生活护理上给予更专业的指导,同时站在患者家属的立场,主动去关心他们,理解他们,找个合适的时间,我想对他说,你母亲的病目前医学上无法逆转,还不能治愈,要他正确对待疾病的发展。过几天,我想给他点资料,让他正确面对生老病死,不要总是自责,他已经做得很好了。将疾病的过程与进展讲得更明白些,让患者家属更容易理解些,能更好地陪患者走完人生的最后旅程。

通过叙事护理查房,希望能让护士更清楚地了解到疾病发展的过程,每个阶段患者或家属的心理,从而有的放矢,身临其境地感同身受,能站在患者、站在家属的角度,多层次地考虑问题,能为实施人文关怀提供帮助,为和谐护患关系作出贡献。

3.《小白老师》

【剧本梗概】

本纪录片改编自肿瘤内科护士长负责的其中一个患者,小白老师蓉蓉的故事,通过她的自述,让我们了解了一位花季少女患病后的心路历程。

【剧本大纲】

蓉蓉本来是幼儿园的一名老师,孩子们亲切地叫她小白老师,后来一场突然的大病,彻底改变了她的人生轨迹,交界性黏液性肿瘤让她失去做母亲的可能,但命运的打击没有让她低头,她仍然坚强地笑着向阳而生。

【剧本】

镜号	内容	对话旁白	音效
1	蓉蓉在幼儿园带着孩子们唱歌跳舞。	蓉蓉(自白):我是一名幼儿园老师,孩子们都喜欢叫我小白老师。30岁那年,我生病了。	
2	幼儿园的忙碌日常。	蓉蓉(自白):2017年12月,正是幼儿园复验的日子,大家都很忙碌。	
3	蓉蓉吃午饭,不舒服。	蓉蓉(自白):中午吃午饭的时候,胃里突然很不舒服,吃一点东西就觉得顶胃。 同事:没事吧。 蓉蓉(摆摆手):没事。	
4	蓉蓉在医院拿到检查单,去找医生。	蓉蓉(自白):第二天,我去了国际和平妇幼保健院做检查,没想到结果出人意料。 医生:左卵巢长了一个28cm的肿瘤,一直到胃上和腹部的两侧,先做一个微创,看看病理。	

(续表)

镜号	内容	对话旁白	音效
5	蓉蓉办理出院手续,走出医院,去往幼儿园的路上,和孩子们上课。	蓉蓉(自白):医生很快给我安排了微创手术,做了病理,查出来是交界性黏液性肿瘤,后来我的病情好转了,复查两年都没有复发的迹象,我以为我的病好了。	
6	蓉蓉在幼儿园上课的时候腹痛。	蓉蓉(自白):2020年10月,我的肚子又出现了腹胀感。	
7	蓉蓉和妈妈在医院等待检查,和医生对话。	蓉蓉(自白):妈妈陪我去瑞金医院验血复查,我的多项肿瘤指标高出了六七百多,左卵巢又长了一个15cm的肿瘤。 蓉蓉(担心):医生,这应该不会把我的卵巢给拿掉吧。 医生:放心吧,能不拿就不拿。	
8	蓉蓉躺上手术台。	蓉蓉(自白):第二次微创手术,手术做完后,冷冻切片和上一次的病理结果是一样的,"交界性黏液性肿瘤"。	
9	蓉蓉请假在家休息。	蓉蓉(自白):我请了好长时间的病假,等着第二次手术的病理报告。	
10	蓉蓉看着孩子们专门给她录的视频,感动泪目。 孩子们在视频中,齐声喊着:小白老师,我们想你了。		

（续表）

镜号	内容	对话旁白	音效
11	蓉蓉拿着报告和妈妈痛哭。	蓉蓉(自白):天不遂人意,第二次手术的病理报告出来了:腺癌,三期。我彻底崩溃了。 蓉蓉:我不想做手术,我不想摘除子宫卵巢,我才 30 岁,我还没有做过妈妈…… 妈妈:蓉蓉别怕,没事,现在医疗技术这么发达,医生一定能把你治好,一个小病而已,不算什么,不做妈妈也没事,现在不是还流行丁克嘛。	
12	蓉蓉来到闵行区肿瘤医院。 记录蓉蓉接受手术的过程。	蓉蓉(自白):2020 年 12 月,我来到闵行区肿瘤医院,接受了我的第三次手术,摘除了全部的卵巢和子宫。幸运的是,手术很成功,手术结束后,主任给我介绍了殷教授,她是化疗科的权威,术后的化疗疗程都会由她来负责。	
13	蓉蓉第一次接受殷教授团队对她进行化疗治疗的过程。 团队合作研究治疗方案。	蓉蓉(自白):2021 年 1 月,漫长的化疗路程开始了。 我心里又紧张又害怕,我以为化疗是一个很痛苦的过程,但好在它并没有我想象的那么恐怖。	
14	蓉蓉住院的日常,接受化疗的过程。	蓉蓉(自白):殷教授的团队给我用了一个静脉的化疗药和腹腔的化疗药,这些药对我来说,并没有带来多少那些所谓的化疗痛苦。	

（续表）

镜号	内容	对话旁白	音效
15	蓉蓉住院期间和大家欢笑聊天的日常。	蓉蓉（自白）：在医院住院的这大半年里，我一直都非常开心，还结识了很多病友和医生护士，大家成了非常好的朋友，病友们给我分享了他们的抗癌经历和经验。我开始感悟人生，感悟生命，逐渐得到启迪和释然。	
16	医生在和蓉蓉聊病情。	蓉蓉（自白）：经过几次化疗疗程，我的肿瘤指标正常了，腹部里的癌细胞也消失了，这对我来说真的是个再好不过的好消息了。	
17	蓉蓉和妈妈在一起吃饭，笑容灿烂。	蓉蓉（自白）：在饮食上，除了辣的我都能吃，而且一次次的化疗让我的体重也增加了不少！"能吃是福"这句话说得一点都没错！	
18	蓉蓉看着幼儿园里孩子们给她录的视频，哈哈大笑。		
19	护士走进来，准备一些护理工作，大家有说有笑。	蓉蓉（自白）：有时候想想，其实自己还是挺幸运的，家里人一直支持我，单位也很照顾我，遇到的医生都很好很厉害，护士们也都温暖体贴。	

（续表）

镜号	内容	对话旁白	音效
20	蓉蓉看着窗外,楼下院子里,人们走来走去。	蓉蓉(自白):我常常想,作为癌症患者,除了按医生制定的科学的医疗方案,积极配合治疗以外,还要保持开朗豁达,凡事不可计较,更不能怨天尤人,要善于宽解自己和家人,相互鼓励、体贴和安慰。也要学会微笑,善于微笑,用微笑消除恐惧,感染自己、感染别人!	
21	蓉蓉翻看孩子们的照片视频。	蓉蓉(自白):有时候我也会很想学校,想我的学生和同事,休息了这么久,真心觉得上班真好。等我好了,我一定还要回去上班,和孩子们在一起,陪他们一起玩,一起做游戏,扎辫子,教知识……	
22	孩子们和蓉蓉的曾经画面。	蓉蓉老师:在孩子的心里,我是她们的小太阳,而我,也愿意做你们的小太阳,燃起你们的健康快乐。	

剧本改编自

《医者的人文关怀——护理的感想、感悟、感知》

一次耗时最长的导管护理

原文

一次耗时最长的导管护理

杨金蓉

故事主人公:肿瘤内科护士长

蓉蓉,30岁,曾是我女儿幼儿园的一名老师。之前我女儿上幼儿园的时候我们并不熟悉,只听说她们学校有个小白老师,也常常听女儿提起过这个小白老师。

我推着治疗车来到蓉蓉床边,给她进行腹腔引流管的换药护理。

我熟练麻利地洗手、戴手套、轻轻地撕着覆盖在她腹部的透明薄膜。

蓉蓉告诉我,她认识我女儿,于是,她开始缓缓讲起了自己的故事。

"2017年12月,我们幼儿园正在复验,非常忙碌,那些时候我突然察觉到胃口突然有了变化,吃一点东西就觉得顶胃。复验结束后的第二天,去了国际和平妇幼保健院进行检查。没想到结果出人意料,我的左卵巢居然长了一个28cm的肿瘤,一直到胃上和腹部的两侧。后来医生很快给我安排了微创,做了病理,查出是交界性黏液性肿瘤。然后我的病情也好转了,复查两年里没有复发的迹象。"

"2020年10月,我的肚子又开始出现腹胀感。随后在妈妈的陪同下带我去瑞金医院复查验血检查,我一下子呆住了:多项肿瘤指标高出了六七百多,查出来左卵巢长了15cm的肿瘤……我一下子懵掉了。我又进行了第二次微创手术。那个时候我很害怕医生会把我的卵巢给拿掉!那时,医生真的很好,安慰我'能不拿就不拿'。手术做完后,冷冻切片和上次的病理结果是一样的'交界性黏液性'肿瘤。"

"那些日子,我一直休息在家,等待第二次手术病理报告。最后等来的结果是腺癌,3期。我再一次崩溃了,那是癌症啊!我还要接受第三次手术的折磨,要把卵巢和子宫全部拿掉!我才30岁,还没有经历过"妈妈"这个头衔,我从来没有想过自己会得这种病,我一直哭,像发了疯似的,眼泪止也止不住,还有想自杀的念头。"此时,我正夹着棉球擦拭着蓉蓉的腹腔导管。看着她腹部一起一落,听着她微微颤动的鼻音,我渐渐放慢了动作。我感受到了一个同龄人的揪心。我似乎变身成了一个刚刚毕业的新护士,不再有原先的娴熟和麻利。

"蓉蓉,慢慢说,我听着。"我鼓励着蓉蓉。

"家人安慰我,要相信医生,相信现在的医疗技术,医生一定会把你治好,这只是一个小小的病,不算什么大病,做不了妈妈怎么了,现在很多都是丁克。"

"2020 年 12 月,我来到了你们肿瘤医院,做了第三次手术,把我的卵巢和子宫全部拿掉了。手术很成功,手术后,主任还给我介绍了殷教授。后来我才知道,殷教授是一名化疗科的权威,她让在这里继续接受化疗。"

"2021 年 1 月,我开始了漫长的化疗路程。我一直以为化疗是一个很痛苦的过程,其实没有我想象得那么恐怖,殷教授团队给我用了一个静脉的化疗药和腹腔的化疗药。在这大半年里我觉得非常开心,因为在这里我结识了很多病友和医生护士,我们成了朋友。病友们给我分享了他们的抗癌经历和经验。我开始感悟人生,感悟生命,逐渐得到启迪和释然。"

我前倾着身体,给她做最后一遍消毒。听着她的哽咽声,我拿棉签的手不禁一颤,感受她此刻的忧伤和无助,我好想给她一个温暖的拥抱,而此刻只能给了她一个鼓励的爱的眼神,然后用棉签点了点她肉肉的小肚子。她揉了揉眼睛,撇了撇她可爱的小嘴巴,接着说。

"经过几次化疗疗程我的肿瘤指标也正常了,腹部里的癌细胞也消失了。在饮食上,除了辣的其他我都能吃,而且一次次的化疗让我的体重也增加了不少!'能吃是福'这句话说得一点都没错!"

"现在想想,其实自己还是挺幸运的。有家里人一直支持我,单位也很照顾我,遇到的医生都很好很厉害,护士们也和你一样温暖又体贴。"

"我现在也常常想,作为癌症患者,除了按医生制定的科学的医疗方案,积极配合治疗以外,还要保持开朗豁达,凡事不可计较,更不能怨天尤人,要善于宽解自己和家人,相互鼓励、体贴和安慰。要学会微笑,善于微笑,用微笑消除恐惧,感染自己、感染别人!"

望着蓉蓉闪着光彩的双眼,我心里想着:这应该是我,做得最慢、耗时最长的一次导管护理了吧！但是，真的好值得。

我轻轻抚平她腹部的敷贴，"蓉蓉，你说得真好。你的乐观真的很重要。我女儿经常提起她的小白老师，说小朋友们都很想念你。"

"我也想我的学校，我的学生们，我的同事们。休息了这么久，还是觉得上班真好啊。等我好了，我一定还要回去上班，和孩子们在一起。"

早就听女儿说起过，小白老师特别好，皮肤白、人很善良、会唱歌、会梳各种可爱的小辫子，同学们都很喜欢她。这么可爱又出色的老师，小朋友们天天盼着她回去给他们上课、陪她们一起玩、一起做游戏、扎辫子、教知识……

在孩子的心里，小白老师是她们的小太阳，而我们，也愿意做你的小太阳，燃起你的健康快乐。

第 五 章

医护脱口秀栏目创作实践

一、健康脱口秀节目创作及策划

脱口秀是一种以单人表演形式为主的喜剧表演形式,通常由一个喜剧演员独自站在舞台上,通过讲述笑话、观点、个人经历和即兴等方式与观众进行互动,引发观众的笑声和娱乐。脱口秀通常侧重于个人的幽默和生活观察,以幽默的方式探讨社会、文化、人际关系等主题。

一般认为,现代的脱口秀节目起源于 18 世纪英格兰地区的咖啡吧,英格兰的贵族人士喜欢在咖啡吧集会讨论当时社会的热点现象,这种形式就孕育了后来的脱口秀节目的形式。二战后,电视业迅速发展起来,各种类型的节目出现在电视上。[1] 尽管发端于英国,但却壮大兴盛于美国,正是美国广播电视业推动了脱口秀的繁荣。20 世纪 30 年代,美国脱口秀节目就已纷纷出现,到 20 世纪 80 年代达到顶峰,对美国社会乃至全球产生了重要影响。典型的脱口秀节目《奥普拉·温芙瑞秀》自 1986 年开播到 2011 年最后一期,前后 25 年,播出 5000 余期,邀请嘉宾超过 3 万人,在 160 多个国家播出,是迄今为止美国历史上播出时间最

---

[1] 刘钰水.我国脱口秀节目探究[J].新闻研究导刊,2018,9.

长、收视率最高的脱口秀节目。[1]

中国古代也有一些类似脱口秀的节目形式，虽然它们在形式和演出方式上与现代的脱口秀有所不同，但同样以幽默和口头表演为主要特点。相声是中国传统的幽默艺术形式，通常由两位演员搭档进行，通过对话、说笑话、模仿声音和滑稽动作来引发观众的笑声。相声也可以由一人演出，也就是所谓的单口相声。相声的表演内容通常反映社会生活中的各种现象和人物，以幽默的方式进行讽刺和批评。评书是一种讲述故事的口头艺术形式，表演者通常独自站在舞台上，通过讲述故事、模仿不同角色的声音和语调等方式吸引观众的注意。评书的故事内容广泛，包括历史传说、神话故事、文学名著等，演员通过生动的语言和表演技巧来展现故事的趣味和悬念，从而引发观众的笑声和欢乐。

一些曲艺形式，如快板似乎也可以看作脱口秀的类似表演形式。演员通过快速而富有节奏感的词句和动作表演来吸引观众，表演内容更加自由和幽默。

健康脱口秀是一种以医学和健康为主题的脱口秀表演形式。它结合了喜剧和医学知识，通过幽默的方式向观众传递医学和健康相关的信息，同时让观众在笑声中获取健康知识和启发。医学健康脱口秀可以用多种方式呈现。如笑话和幽默故事，表演者可以利用医学和健康相关的笑话和幽默故事，以轻松幽默的方式吸引观众的注意力，并通过笑声让观众对医学和健康话题产生兴趣。也可以讲解医学知识，表演者结合自身的医学知识，通过幽默的语言和形象描述，向观众传达医学知识和健康常识。比如可以解释复杂的医学概念，揭示医疗行业中的笑话和趣事，从而让观众更好地理解和记忆医学内容。医学健康脱口秀还可以探讨健康话题，讨论各种与健康相关的话题，如生活习惯、饮食、锻炼、心理健康等。表演者可以通过幽默的方式分享健康经验和建议，提醒观众关

---

[1] 张璐璐，谭晓闯. 美国脱口秀节目的成功之道[J]. 传媒，2015，21.

注自己的健康,同时通过笑声减轻观众面对健康问题时的紧张情绪。

二、健康脱口秀的创作原则

健康脱口秀应该确保节目内容的准确性、有效性和趣味性,从而更好地传递医学和健康相关的信息,提高观众对健康的认知和关注度。医学健康脱口秀与其他类型的脱口秀在内容和目的上存在一些区别,主要表现在以下几个方面。在主题和内容方面,医学健康脱口秀的主题和内容聚焦于医学、健康和生活方式等与健康相关的话题,旨在以幽默的方式传达医学知识、健康观念和实用的健康信息。而其他类型的脱口秀可能关注社会、文化、政治等更广泛的话题。在教育性质方面,医学健康脱口秀旨在通过幽默和娱乐的手法向观众传递医学知识和健康相关的信息,增加观众对健康的认知和关注度。而其他类型的脱口秀更注重娱乐和幽默。在内容的准确可靠方面,医学健康脱口秀要求内容准确、可靠,并遵循医学伦理和准则。由于涉及健康和医学领域,准确性至关重要。其他类型的脱口秀在内容准确性方面可能没有那么严格的要求,更注重娱乐效果和观众反应。在健康观念的传播方面,医学健康脱口秀致力于推广积极的健康观念和良好的生活习惯,通过幽默的方式提醒观众关注健康、预防疾病、保持良好的生活方式等。而其他类型的脱口秀可能更多关注社会问题、时事新闻等,并不一定与健康相关。在目标受众方面,医学健康脱口秀的目标观众群体主要是对健康和医学感兴趣的人群,包括普通观众、医学专业人士和关注健康的群体。而其他类型的脱口秀可能更广泛地面向大众,吸引各个年龄段和兴趣爱好的观众。

1. 提高大众的健康素养

健康脱口秀是用喜剧艺术的方式和生动幽默的语言,帮助市民更好掌握健康知识,增强健康意识。我们要用健康科普这个特殊的"药物",

抵御疾病的传播。

健康脱口秀以喜剧的方式和生动幽默的语言,致力于提高大众的健康素养。其目的是通过娱乐的手段,帮助市民更好地掌握健康知识,增强健康意识,并利用健康科普这种特殊的方式抵御疾病的传播。相比于传统的医学科普形式,如科普讲座或传单,健康脱口秀更具趣味性和娱乐性,能够吸引更多的观众参与和关注。幽默的语言和形象的表演使得健康知识更易于被接受和记忆,让观众在欢笑中获取健康信息。通过脱口秀的表演形式,医学专家或喜剧演员可以将复杂的医学概念和知识转化为生动活泼的语言和情境,使观众更容易理解和接受。通过幽默的描述和演绎,健康脱口秀能够将医学知识变得更加通俗易懂,打破传统医学科普的沉闷和抽象性,提供观众更具趣味性和可操作性的健康信息。在观看健康脱口秀的过程中,观众不仅仅是被动接受信息,也能够主动思考和反思自己的健康问题。幽默的表演和讲解引发观众的共鸣,使他们更加关注自身的健康状态,并思考如何改善和维护健康。通过提供实用的健康建议和生活方式的指导,健康脱口秀能够激发观众主动参与到健康管理中,培养良好的健康习惯和行为。另外,在当今社会,健康问题和疾病的传播成为一个严峻的挑战。传统的健康科普形式往往难以引起大众的关注和共鸣,而健康脱口秀则通过其独特的娱乐性和吸引力,在更大范围内传播健康知识,提高大众对健康问题的关注度,减少疾病传播的风险。通过幽默的方式传递医学知识,健康脱口秀能够打破人们对医学知识的畏惧心理,使得更多人愿意接受和应用科学的健康知识,从而降低疾病的发生和传播。

2. 提升健康科普的吸引力

健康脱口秀要着眼于最细微、最日常的医学问题,用鲜活生动的人物形象,用喜闻乐见的科普语言,让健康知识与技能走进千家万户,拉近医患之间距离。健康脱口秀用亲民的方式传递科普,使科学知识大众化,健康科普通俗化,专业面孔活泼化,改变百姓心中对医学的刻板印象,消除误解。看的是病,救的是心,开的是药,给的是情,让阿姨叔叔既要清楚疾病又要觉得轻松。

健康脱口秀要着眼于日常的医学问题。传统的健康科普往往以复杂的医学概念和专业知识为主,容易让普通大众感到难以理解。而健康脱口秀则通过选择最常见、最贴近日常生活的医学问题作为讲解内容,使得观众更容易产生共鸣和兴趣。比如可以通过讲解日常医学问题,逐步深入,引导观众逐步理解更为深邃的专业问题。通过关注细节和日常生活中的健康问题,健康脱口秀能够更好地吸引观众的关注和参与。健康脱口秀利用鲜活生动的人物形象和喜闻乐见的趣味语言来传递健康知识。人物形象可以通过角色扮演、喜剧表演等方式呈现,使观众更容易产生共情和情感共鸣。趣味语言则是运用通俗易懂、幽默风趣的表达方式,将复杂的医学知识转化为生活化、亲民的语言。通过生动有趣的表演和语言,健康脱口秀能够激发观众的兴趣和好奇心,提高对健康知识的吸收和记忆。健康脱口秀还有助于拉近医患之间的距离。传统医患关系中存在着信息不对等、沟通障碍等问题。而健康脱口秀通过亲民的方式传递科普,使医学知识更加大众化,医学专家或喜剧演员可以化身为普通人物,与观众建立更亲近和信任的关系。这种近距离的交流和表达能够减少观众对医学知识的抗拒心理,消除误解和降低焦虑,提高医患之间的相互理解和信任。健康脱口秀还可以给予观众情感关怀。除了传递健康知识和技能,健康脱口秀还可以关注观众的情感需求,帮助观众在接受健康知识的同时感受到趣味和关爱。这种情感关怀可以进一步增强观众对健康脱口秀的认同感和信任度,使其更愿意接受和应用所传递的健康知识。

3. 不能违反科学性

科学性是健康科普的第一要义,健康脱口秀作为科普新形式应大力推广,但在内容的开发上切忌为了突出表演效果,而牺牲健康科普的专业性与严谨性。不谈科学讲科普,那可都是"耍流氓"。

健康脱口秀与一般的脱口秀不同,在传播健康科普知识时必须保持科学性。科学性是健康科普的核心要义。健康科普的目的是向大众传递准确、可靠的医学知识,以促进公众健康意识的提升和正确的健康行为的形成。因此,在开发健康脱口秀内容时,确保科学性是至关重要的。科学性要求健康脱口秀的内容基于可信赖的科学研究和医学实践,遵循科学方法,不夸大事实,不传播虚假信息,不随意歪曲科学结论。健康脱口秀作为一种科普新形式,确实有其独特的优势和吸引力。它通过喜剧艺术的方式和生动幽默的语言,吸引观众的关注,使得健康知识更易于被接受和理解。然而,在追求表演效果的同时,绝不能以牺牲健康科普的专业性和严谨性为代价。科学性是健康脱口秀的基石,只有确保内容的科学性,才能使观众从中获取真正的健康知识,避免错误的理解和误导。在健康脱口秀的创作中,要依据可靠的科学研究和权威机构发布的健康指南来确立内容。这意味着需要对医学文献和研究进行准确的阅读和理解,确保所传递的信息符合科学的标准和最新的研究进展。要避免夸大事实和误导观众,内容应以客观、准确的方式呈现,避免夸大疾病风险或治疗效果,避免提供不经过科学验证的健康建议。此外,健康脱口秀的创作者和演员需要具备一定的医学知识和科学素养,以确保他们能够正确理解和传递医学信息。他们应该在准备内容时深入研究相关领域的知识,并与专业医学团队合作,以确保所传递的知识准确无误。只有确保健康脱口秀的内容符合科学标准,才能真正起到科普的作用,提高公众的健康素养,并帮助人们作出正确的健康决策。健康脱口秀的创作原则应该始终是准确、可靠和负责任的,为公众提供可信赖的健康知识。

4. 不能违背医学伦理

尊重患者的权益,保护患者隐私,杜绝错误知识和消极观念对大众造成的伤害。吐槽风格犀利,科学态度严谨,传播有利大众的健康生活方式,消灭对大众健康不利的谣言和误区。吐槽对事不对人,科普见仁又见智。

医学健康脱口秀在传播健康知识和促进公众健康意识方面具有独特的作用。但是,这些作用的发挥必须以始终遵守医学伦理原则,确保尊重患者的权益和保护患者隐私为前提。尊重患者的权益是医学伦理的基本要求。在健康脱口秀中,创作者和演员应当意识到他们的观众可能是患有疾病或关心健康问题的人群。因此,在处理敏感话题和个人隐私时,应始终保持谨慎和尊重。避免公开揭示个人身份和隐私信息,以免对患者造成伤害或侵犯其权益。健康脱口秀应杜绝错误知识和消极观念对大众造成的伤害。医学健康脱口秀的目的是传播正确的健康知识和促进健康生活方式的形成。因此,创作者和演员在准备内容时应确保所传递的信息准确、可靠,避免夸大事实或传播不经过科学验证的观点,消除错误知识和消极观念,帮助大众摆脱健康误区。此外,健康脱口秀采用的语言风格可以增加内容的娱乐性和对观众的吸引力,但需要注意在语言的运用和表达时不攻击个人,而是针对事物进行批评和讽刺。科学态度的严谨性要求创作者和演员在准备内容时要基于科学研究和医学实践,确保所传递的知识符合科学的标准和最新的研究进展。这样才能确保健康脱口秀的内容准确可信,为观众提供有益的健康信息。健康脱口秀应以传播有利于大众健康生活方式为目标,消除对大众健康不利的谣言和误区。通过幽默的方式,吸引观众的注意力并引发思考,激发大众对健康问题的关注和兴趣。通过展示正确的健康生活方式和提供可行的建议,帮助大众改善生活习惯,预防疾病和促进健康。医学健康脱口秀在传播健康知识和提高公众健康素养方面具有重要意义。然而,在创作和传播过程中,必须坚持医学伦理原则。

5. 不能套用"三俗"哗众

在健康脱口秀创作中,可将医学科普知识转化成段子和梗,但绝不能庸俗、低俗、媚俗。不能为了吸睛、取悦观众而失去底线,要在增加趣味的同时引发思考。聊健康通俗不粗俗,讲科普有趣不恶趣。

　　健康脱口秀作为一种特殊形式的健康科普,旨在通过幽默的方式传递医学知识,增加观众的参与和关注度。然而,在创作和表演过程中,必须避免使用庸俗、低俗、媚俗的手法,不能追求短期的吸引力而忽略了传递健康科普的真正目的。首先,不能套用"三俗"哗众是医学健康脱口秀创作的重要原则。庸俗、低俗、媚俗的表演手法常常以粗鄙、猥亵、低级的内容吸引观众的眼球,但这种方式不符合健康脱口秀的宗旨和伦理。相反,健康脱口秀应该以健康为核心,以科学、幽默的方式引发观众的思考,传递正确的医学知识。其次,聊健康通俗不粗俗是健康脱口秀创作的方向。通俗是指用浅显易懂的语言和方式进行表达,让观众能够轻松理解和接受所传达的健康知识。在健康脱口秀中,可以运用段子、梗等形式将医学科普知识转化成有趣的内容,增加观众的趣味性和参与感。但在这个过程中,必须保持底线,避免使用粗俗的语言和内容,以免冲击道德底线和价值观。最后,讲科普有趣不恶趣是健康脱口秀创作的要求。健康脱口秀的目的是通过幽默的方式传递医学知识,引发观众的思考和对健康问题的关注。因此,在创作和表演过程中,应注重保持内容的正面、积极、有益的特点,避免使用恶俗、恶趣味的表演手法。通过讲述真实的医学案例、讲解科学的健康原理,结合幽默的语言和形象,可以在引发观众笑声的同时,让他们对健康问题有更深入的思考。健康脱口秀在创作中应当坚守不能违背科学性、不能违背医学伦理的原则,同时避免使用庸俗、低俗、媚俗的表演手法,而是以一种广受欢迎的健康科普形式,引领观众关注健康、改变生活方式,从而促进整个社会的健康发展。

6. 要做好专业和通俗的平衡

　　在健康脱口秀传播中,用专业的医学知识充实科普之躯,用智慧的语言技巧丰富科普之灵。摆脱古板教条,体现寓教于乐;健康传播,有灵魂有内容。

　　健康脱口秀要做好专业和通俗的平衡。通过充实科普内容和运用智慧的语言技巧,可以使健康脱口秀体现出寓教于乐的原则,传递健康知识的同时也要具备趣味。健康脱口秀要用专业的医学知识充实科普之躯。作为一种健康科普形式,脱口秀最基本的要求是传递准确、可靠的医学知识。因此,在创作过程中,必须确保所传达的内容基于科学依据,符合医学标准,并且经过专业人士的审查和验证。这样可以确保观众所接受的信息是真实可信的,从而提升健康脱口秀的专业性和可靠性。健康脱口秀要用智慧的语言技巧丰富科普之灵。传播健康知识并不意味着只是简单地陈述医学事实和数据,而是需要通过巧妙的语言运用和幽默的表达方式将这些知识包装起来,增加观众的兴趣和参与度。智慧的语言技巧可以包括生动的比喻和形象的描述,用以解释抽象的概念,也可以运用幽默的段子和笑话来吸引观众的注意力,以及与观众进行互动和引发思考等。这种方式能够使科学知识更易于理解和记忆,并让观众在娱乐的同时获得健康知识。健康脱口秀还能够摆脱传统科普形式的古板教条,体现寓教于乐的原则。传统的健康科普教育常常显得古板、枯燥、难以引起观众的兴趣和共鸣。而健康脱口秀则可以通过幽默、轻松的方式将健康知识融入娱乐中,使观众在欣赏表演的同时接受了有益的健康信息。这种寓教于乐的方式能够激发观众的兴趣,增加对健康问题的关注度,提高知识的传播效果。健康传播不仅仅是简单地传递信息,更重要的是能够触动观众的内心,激发他们对健康的思考和行动。因此,健康脱口秀应该关注人的情感需求和价值观,通过讲述真实的故事、分享亲身经历和感悟,以及传递积极的健康价值观念,让观众在笑声中感受到对健康的关怀和关注。

7. 要做好犀利和温度的兼顾

健康脱口秀要做好犀利和温度的兼顾,吐槽健康误区时既要给力,又要注意方法,同时注重人文关爱,体现医者治学的严谨和医者仁心的温暖。对谣言要犀利抨击,对受众要温暖关爱。健康脱口秀可以在对健康误区的吐槽中展现犀利的批评能力。作为传播健康知识和纠正健康误区的平台,应该敢于直面问题,勇于揭示谣言和错误观念的荒谬之处,并以犀利的语言和幽默的方式进行抨击。通过针对性的吐槽,能够引起观众的共鸣和思考,让他们认识到健康误区的荒谬性和危害性,从而加深对健康问题的认知。但是,吐槽并不意味着可以随意伤害他人的感情。在进行吐槽的过程中,健康脱口秀需要注意方法,避免伤人或恶意攻击。即使是针对错误观念的批评,也可以通过幽默、夸张等手法将其包装得更加有趣和接地气,让观众在笑声中反思,并积极接受正确的健康知识。这种方式既能够保持犀利的批评力度,又能够减少对受众的侵犯,使观众更加愿意接受健康科普信息。同时,健康脱口秀还需要注重人文关怀,体现医者仁心的温暖。在吐槽健康误区的同时,可以通过讲述真实的病例、分享感人的故事,或者传递对患者的关心和关爱,体现医者仁心和温暖。这样的呈现方式不仅能够引发观众的共鸣和同情,也能够增强观众对医学行业的认同和尊重。通过温暖的关怀,观众会感受到医者的责任和情感,从而更加愿意接受来自医学专业人士的健康科普信息。对于谣言,健康脱口秀需要像寒风一样犀利。谣言和错误观念在健康领域中可能会给人们带来严重的健康风险和伤害。因此,要敢于揭示谣言的本质和危害,并用犀利的言辞进行批驳。对于观众,则需要像春风一样温暖。观众在接受健康科普信息的过程中可能存在焦虑、恐惧或困惑。因此,健康脱口秀应该通过温暖的语言和幽默的方式,给予观众安慰和支持,让他们感受到关怀和鼓励。温暖的关怀能够帮助观众建立对健康的积极态度,激发他们主动学习和行动的动力,从而更好地保护自己和他人的健康。

8. 要做好"自我"和职业身份的统一

要讲述自己的故事,展现个人的风格,但更要遵循专业素养,内容要符合医务人员的职业身份。医者:不忘初心;健康:心之所系;脱口秀:力所能及。医者健康脱口秀,拾诊疗趣闻,破谬误谣言,传健康理念,解民众疑惑。

　　健康脱口秀要做好"自我"和职业身份的统一。健康脱口秀要讲述自己的故事、展现个人风格,同时要遵循医务人员的职业素养,传递健康知识,破除谣言,解答民众的疑惑。健康脱口秀首先要讲述自己的故事和展现个人风格。每个医务人员都有自己独特的经历、见解和故事,通过脱口秀这一形式,可以将这些故事生动地呈现给观众。医务人员可以结合自己的专业知识和亲身经历,用幽默的语言和风趣的方式分享与健康相关的趣闻和故事。这样的创作方式能够让观众更加亲近和信任医务人员,从而更容易接受和理解健康科普信息。同时,脱口秀表演者需要遵循医务人员的职业身份和专业素养。健康脱口秀的内容和表达方式应符合医务人员的职业形象和道德准则。在创作中需要注意言辞的适度和行为的恰当性,避免过度夸张或使用不当的语言。医务人员作为专业人士,需要以科学、客观、负责任的态度传递健康知识,避免误导观众或给人以不良的影响。因此,在展现个人风格的同时,医务人员应始终保持职业身份的统一,以符合公众对医务人员的期待和信任。健康脱口秀的目标是传递健康知识、破除谣言和解答民众的疑惑。通过脱口秀这一形式,医务人员可以利用幽默和风趣的语言,吸引观众的注意力,引发他们对健康问题的思考。在节目中,医务人员可以针对常见的健康谣言和疑惑,用专业的知识和权威的态度进行解答和解惑。这样的创作方式能够帮助观众更好地理解健康知识,纠正错误观念,提高健康素养。通过讲述自己的故事和展现个人风格,医务人员可以与观众建立更亲近和信任的关系。同时,要遵循医务人员的职业素养,确保内容的专业性和可靠性。

9. 加强跨界合作

　　"硬核、跨界"是健康脱口秀的特征,打破圈层壁垒,强化健康共同体理念,实现"资源通融、内容兼容、宣传互融、利益共融",探讨和研究形成娱乐式健康传播新路径,提升表演专业度,促进知识传播度。

　　加强跨界合作在健康脱口秀中具有重要作用。医学部门可与专业脱口秀机构进行学习、交流和合作,实现资源、内容、宣传和利益的共融,探索娱乐式健康传播的新路径,提升表演专业度和知识传播度。加强跨界合作可以打破圈层壁垒,促进不同领域之间的交流与融合。专业脱口秀机构拥有丰富的创作经验和表演技巧,在喜剧艺术的领域具有独特的优势。跨界合作可以使双方互相借鉴、学习和提高,共同探索新的表演形式和创作方式。这种跨界合作可以带来新的创意和思维方式,丰富健康脱口秀的表现形式,提升其吸引力和影响力。加强跨界合作有助于强化健康共同体理念。健康脱口秀的目标是传递健康知识、推广健康理念,而专业脱口秀机构注重的是喜剧效果和表演技巧。通过合作,可以在保持健康科普的专业性的同时,将健康知识以更有趣、更生动的方式呈献给观众,增强其吸引力和影响力。这种合作可以加强健康共同体的概念,让更多的人参与到健康传播的过程中,共同追求健康和幸福的目标。跨界合作还能够实现资源、内容、宣传和利益的共融。健康科普机构与专业脱口秀机构的合作可以共享资源,如创作团队、演员资源和舞台设备等,提高制作水平和节目质量。同时,合作还可以促进内容的兼容,将专业的医学知识与喜剧元素有机结合,既让观众受益于健康科普,又能享受到喜剧带来的娱乐效果。宣传方面,跨界合作可以借助专业脱口秀的影响力和宣传渠道,将健康脱口秀推广给更多的观众。最后,合作还可以实现利益的共融,通过共同努力,提升健康脱口秀的知名度和商业价值,为参与合作的各方带来合理回报。通过跨界合作,健康脱口秀能够更好地满足观众的需求,推动健康知识的传播,促进公众的健康素养提升。

三、健康脱口秀的栏目策划

在媒体领域中,栏目策划是指对一个节目或媒体平台进行全面规划和组织的过程。它涉及确定节目或栏目的主题、内容、形式、风格、时间安排、资源配置等各个方面，旨在创造有吸引力、有影响力的媒体产品。栏目策划的目的是通过科学的规划和有针对性的组织，使节目或栏目能够更好地满足目标受众的需求，达到预期的效果和影响力。栏目策划通常需要考虑受众、主题与内容、形式与风格、时间安排与频次、资源配置与管理、营销推广等多个方面，以确保栏目的质量和可持续发展。

栏目策划的过程一般包括以下几个关键步骤。

（1）确定栏目策划的整体目标和预期效果，包括定义栏目的宗旨、定位和核心价值，明确希望达到的影响力、收视率、观众反馈等目标。

（2）对受众进行分析，包括他们的年龄、性别、教育水平、兴趣爱好、价值观等特征。了解受众的需求和喜好，以便精准地满足他们的期望。

（3）根据目标和受众分析，确定栏目的主题和内容。主题应与目标受众的需求和利益相关，并具有独特性和吸引力。确定栏目的核心内容和特色，明确要关注的话题、亮点和观点。

（4）确定栏目的形式和风格。主要包括节目的结构、呈现方式、语言风格等。选择合适的形式，如访谈、辩论、纪录片、实地报道等，以及相应的表现手法和语言风格，以吸引观众并符合栏目定位。

（5）时间安排。制定栏目的时间安排和播出频次，确定栏目的持续时间、每期的时长，以及播出的具体时间和频率。合理的时间安排有助于保持观众的关注度，并确保栏目的规律性和连续性。

（6）资源配置与管理。需要根据栏目的需求和预算，进行资源配置和管理。这包括人力资源、技术设备、财务预算等方面的考虑。确保资源的合理分配和有效利用，以保证栏目的制作质量和可持续性发展。

（7）营销推广计划。要制定栏目的营销和推广计划，以提高观众的知晓度和参与度。这包括选择合适的宣传渠道、制定推广活动、运用社交媒体等方式，以扩大栏目的影响力和受众群体。总之，栏目策划是一个系统性的过程，需要综合考虑目标、受众、内容、形式、资源等多个因素。通过科学规划和精心组织，打造出吸引观众、具有影响力的栏目产品。

1. 确定健康脱口秀的整体目标和预期效果

确定健康脱口秀的整体目标和预期效果是栏目策划的重要一环，有助于明确栏目的宗旨、定位和核心价值，并为制定具体策略和评估效果提供指导。一般来说，要制定整体目标和预期效果，需要经过如下步骤：

（1）研究目标受众，了解他们的特点、需求、兴趣和偏好，以确定脱口秀栏目的定位和内容方向。通过市场调研、观众调查或分析现有数据等方式获取相关信息。

（2）确定栏目宗旨，明确健康脱口秀的宗旨和核心理念。一般地，我们可以把健康脱口秀的宗旨确立为传递健康知识、强化健康意识、促进公众健康行为的改变等。宗旨应与目标受众需求相契合，并体现出栏目的独特性和价值。

（3）确定栏目定位，可以是针对特定年龄群体、特定健康问题、特定形式和风格等方面，使栏目在市场中有明确的差异化和竞争优势。

（4）设定预期影响力目标，根据栏目的宗旨和定位，设定希望达到的影响力。影响力可以是在受众中引起广泛关注和讨论、提高公众对健康问题的认知、改变公众的行为观念和行为习惯等。预期影响力应与栏目的宗旨和定位相一致，并可量化或具体描述。

（5）定期评估和调整。目标设定后，需要定期进行评估和调整。通过收视率数据、观众反馈、媒体报道等途径，评估栏目的效果和影响力是否达到预期目标，如果需要，及时调整栏目的内容、形式或推广策略。总之，确定健康脱口秀的整体目标和预期效果需要综合考虑目标受众、栏目宗旨、定位和市场需求，以及量化指标如影响力、收视率和观众反馈。这些目标和效果的设定应该具备可行性，并与栏目的核心价值和特色相一致，以确保栏目的成功与持续发展。

2. 健康脱口秀受众分析的原则方法

健康脱口秀的受众分析是确定目标受众特征、需求和偏好的重要步骤。通过深入了解受众，可以有针对性地制定内容、形式和传播策略，提高栏目的吸引力和影响力。

（1）明确健康脱口秀的目标受众群体。可以根据年龄、性别、地域、职业、兴趣爱好等因素，设定受众的基本特征。同时考虑目标受众的数量和分布情况，以便更好地定位栏目和内容。在具体方法上，可以通过市场调研的方法收集关于目标受众的信息。如利用问卷调查、访谈等方式获取受众的观点、需求和偏好。市场调研可以提供量化和定性的数据，帮助了解受众的行为模式、兴趣领域和消费习惯。

（2）利用现有的数据资源进行受众分析。分析社交媒体平台的受众互动和反馈，观察评论、分享和点赞的情况。此外，还可以借助媒体调研报告、观众调查数据等，了解受众的观看习惯和反应。还可以利用人口统计学数据。这些数据提供了受众群体的基本信息，如年龄、性别、地域等。可以通过相关机构、政府部门或专业机构的数据，了解受众的整体分布情况，为栏目制定和定位提供参考。

（3）注意利用现代化的分析工具和技术对受众数据进行分析。例如，利用大数据分析工具可以挖掘用户行为数据、搜索习惯和兴趣偏好，从中获取有关受众的洞察。在受众分析中，还应考虑不同的细分群体。根据受众的特点，将其划分为不同的细分市场，以更好地满足其特定需求。总之，健康脱口秀受众分析的原则方法需要综合运用多种手段，包括市场调研、数据分析和技术工具等，以全面了解受众的特征、需求和行为，从而制定有效的内容和传播策略。

3. 健康脱口秀的营销推广原则方法

健康脱口秀的营销推广是将栏目内容有效地传播给目标受众，吸引观众关注和参与的重要环节。明确定位是营销推广的首要原则。健康脱口秀的定位和核心价值是为观众带来科学有效的医学信息，让观众在娱乐过程中获得正确的健康理念。确定目标受众群体和受众需求可以将健康脱口秀与其他脱口秀栏目区分开,突出健康科普的特色,以吸引目标受众的注意。制定营销策略也要依据目标受众和媒体渠道的特点,选择合适的传播媒体,如电视、网络视频平台、社交媒体等,结合受众使用习惯和媒体接触方式,进行有针对性的宣传和推广。利用多种媒体渠道进行传播也是有效的营销推广方法。多种媒体渠道进行传播可以覆盖更广泛的受众群体。除了传统的电视媒体,还可以利用网络视频平台、社交媒体、博客等新媒体渠道,通过在线分享、转发和评论等形式扩大影响力。创新创意营销手段对健康脱口秀的宣传推广具有重要作用。可以通过制作精彩的预告片、短视频、搞笑段子等形式,展示健康脱口秀的特色和亮点,引起观众的兴趣和好奇心。社交媒体互动也是很好的营销推广方法,通过社交媒体平台与观众进行互动,开设官方账号,定期发布栏目相关的内容、花絮、幕后故事等,与观众进行互动和回应,增强观众的参与感和忠诚度。建立合作伙伴关系也非常重要,与相关的健康机构、专家、媒体等建立合作伙伴关系。通过与权威机构的合作,提升健康脱口秀的专业性和可信度,获得更多的资源和支持。另外,也要重视观众的口碑传播和用户反馈。鼓励观众进行评论、分享和推荐,积极回应观众的意见和建议,建立良好的用户体验和口碑,增强栏目的影响力和传播效果。

4. 健康脱口秀可能栏目类别

从医学内容的角度来看,健康脱口秀可以分为以下几大类。

(1)疾病科普类:关注各种常见疾病的知识和预防方法。向观众传达关于疾病的科学知识,如心脏病、糖尿病、高血压等。通过生动的案例和趣味的方式,帮助观众了解疾病的症状、治疗方法和预防措施,提高大众的健康意识和科学素养。

(2)生活习惯类:关注人们日常生活中的健康习惯和生活方式。探讨饮食、运动、作息等方面对健康的影响,并传达正确的生活习惯。可能涉及话题如饮食均衡、戒烟减酒、定期锻炼等,以娱乐的方式帮助观众理解并采取健康的生活方式。

（3）心理健康类:关注人们的心理健康问题和压力管理。探讨压力、焦虑、情绪管理等心理健康话题,并传达积极的心理调适方法。可能通过讲故事、分享经验等方式,帮助观众认识到心理健康的重要性,学习如何应对生活中的困难和挑战。

（4）医学科研进展类:关注医学科研的最新进展和医疗技术的应用。演员可能介绍一些新的医疗技术、药物研发进展等内容,并将其以幽默诙谐的方式呈献给观众。通过生动的讲述和比喻,帮助观众了解医学科研的重要性和对健康的影响,促进科学素养的提升。

（5）医学伦理探讨类:用幽默和讽刺的方式探讨医学伦理问题和医患关系。通过演绎医患互动的场景,展示医生面对伦理困境时的决策过程和思考方式。这类健康脱口秀能够引发观众对医学伦理问题的思考,并促进医患双方的沟通和理解。

中医类健康脱口秀是一种以中医学知识和理念为基础的健康科普形式,通过幽默诙谐的表演和语言,向观众传递中医养生、调理身体的知识和技巧。中医类健康脱口秀以中医理论为依托,通过幽默、夸张、生动的表演形式,以及通俗易懂的语言,向观众传授中医养生和调理身体的方法。演员或医生可以扮演中医师、患者或其他有趣的角色,通过讲述故事、分享趣闻、展示中医治疗方法等方式,向观众介绍中医的基本理念、诊断方法、治疗原则和养生技巧。在中医类健康脱口秀中,演员或医生可能会讲解中医的经络理论、五行学说、阴阳平衡等基本概念,并与实际生活情境相结合,展示中医的独特治疗方式和调理方法。他们可能会以幽默的方式模拟中医诊疗过程,展示中医师通过观察舌苔、脉搏诊断等手法进行辨证论治的过程,从而向观众传递中医的独特魅力。中医类健康脱口秀还会涉及中药的应用和养生保健的方法。演员或医生可能会介绍一些常用的中药材及其功效,讲解如何根据个人体质选择合适的中药调理身体。他们还可能分享中医养生的方法,如饮食调理、按摩、气功等,以及针灸、拔罐、艾灸等中医疗法的应用。通过中医类健康脱口秀,观众可以在欢笑中了解中医的基本原理和方法,学习到一些简单易行的中医养生知识,并从中获得健康管理的启示。这种形式的脱口秀不仅具有娱乐性和趣味性,还能够激发观众对中医文化的兴趣,促进中医知识的传播和普及。需要注意的是,中医类健康脱口秀在传播中医知识时应注重科学性和准确性,避免夸大宣传或误导观众。同时,应尊重中医的专业性和文化价值,避免滑向俗套或低俗化的表演形式,以确保中医类健康脱口秀的质量和效果。

健康脱口秀的栏目还可以按照医生、护士、检验人员、研究人员和管理人员等不同角色进行分类。每个角色都有其独特的专业特点和贡献,通过不同角度的呈现,可以展现出医疗行业的多元性和丰富性。医生是医疗团队中的核心角色,他们具备丰富的医学知识和临床经验。在健康脱口秀中,医生可以通过幽默的方式传递医学知识和健康科普,分享自己的临床经验和治疗技巧,解答观众的疑问和病情咨询。医生可以以个人经历为素材,讲述医患关系、医学故事和治疗案例,以吸引观众的兴趣和关注。护士在医疗过程中扮演着重要的角色,负责照顾患者的生活和健康需求。在健康脱口秀中,护士可以分享护理技巧、健康管理方法和预防疾病的知识,通过幽默的方式讲述患者和护士之间的趣事和情感故事,展示护士的关怀和温暖。检验人员负责医学检验和实验室工作。通过对样本的分析和测试,为医生提供准确的诊断和治疗依据。在健康脱口秀中,检验人员可以介绍常见的检验项目和结果解读,解释医学术语和指标,帮助观众了解自己的体检报告和健康指标。可以通过幽默的方式讲述实验室的趣闻和工作中的挑战,展示检验人员的专业性和重要性。研究人员致力于医学研究和科学发现,并通过实验和数据分析,推动医学进步和创新。在健康脱口秀中,研究人员可以分享最新的医学研究成果、科学发现和临床试验进展。他们可以以幽默的方式讲述科研的艰辛和突破,解释复杂的科学原理和研究方法,激发观众对科学的兴趣和好奇心。管理人员在医疗机构中负责组织和协调工作,确保医疗服务的顺利进行。在健康脱口秀中,管理人员可以分享医疗机构的管理经验和运营策略,介绍医院的设施和服务,讲述管理人员的职业生涯和工作故事。他们可以通过幽默的方式讲述管理中的趣事和挑战,展示管理人员的智慧和能力。

健康脱口秀案例展示:

《有点"痣"知之名,你本来就很美》

这是一篇来自一位医美医生的脱口秀:

医生:哈喽,大家好,我是邓丹。

现在来找我咨询的朋友啊,特别多!

都看看自己脸上还有没有什么提升空间,可我发现,很多人存在一个容貌焦虑的现象,我不知道在座的有没有?

张老师,请问您有容貌焦虑吗?

张老师:有,我特别焦虑。

邓医生:我们都认为您已经够帅了,尤其是侧面侧颜杀,大家同不同意?

张老师:那我就这么看吧。

另一位嘉宾:其实他背面更帅

张老师:就看不到演出了。(笑声,掌声)

邓医生:但是,我们也在议论啊,就是牙齿有一点点大,还可以稍微再整一下。

张老师:嗯,好好好。

邓医生:所以啊,你看我就是在制造这个容貌焦虑对吧,好,我们不开张老师玩笑了,不好意思啊,来说说我的朋友,前一段时间也来找到我,他说:"呀,邓医生,你看这是我同学的朋友圈,几年不见,他怎么变得这么好看？而且还变得这么白。"

说到这呢，我叫他把手机给我，三两下搞定，你不要总想着自己变白，你呢，可以把他拉黑呀。（笑声，掌声）

邓医生：是因为现在 P 图工具的强大呀，导致网上到处都是美女，这不开美颜相机我们都不敢拍照了是吧。这个照片呢，是美美的了，可是晚上回到家，半夜起来上厕所，突然看见这张脸呀！这谁呀？仔细一看，哦，原来是镜子，自己吓到自己了。（笑声，掌声）

所以有容貌焦虑呢，我们也能理解，尤其是啊！我跟大家说，现在的医美广告也是特别夸张：

丑并不可怕，可怕的是你习惯了变丑的样子，你以为你有了钱才变美吗？错，是变美了才有钱，赶紧行动吧。

这动着动着动到我们这儿来了（笑声，掌声）男女老少都来了，连六七十岁的爷叔也来了。

我们是一脸惊讶，但是爷叔很淡定啊："医生啊，帮我把脸上的老年斑弄掉呀，马上小学同学聚会，有女同学参加的。（笑声，掌声）

这六七十的聚会还得聚出六七岁的感觉呀"

这边呢，小妹妹也来了，说："姐姐，请问有什么抗初老的项目可以做吗？我们班女生啊，现在都在抗初老，早 C 晚 A，做好抗初老。

我说妹妹呀，你这 20 出头，你抗什么初老呀，你要看的是半夜烧烤，只躺不跑，捧着手机不睡觉，你这坏习惯这么多，怎么辅导男友高考？

又比如说啊，我们这客人比较多，我们叫客人不叫患者，（客人）说：邓医生，我想割个双眼皮，但不要太双，我想垫高鼻子，但不要太高；我想弄尖下巴，但不要太尖！

你懂我意思吧？我懂，但没有太懂。

还有的妹妹呢！想隆胸。

她说医生啊，我想知道隆胸之后有什么效果。

这个我们知道啊，一般有四种效果：大不一样，不大一样，不一样大，

一样不大。（笑声，掌声）

这些就是典型的容貌焦虑，总觉得自己哪里不够美，可是呢，又不知道什么才是美，不动呢不甘心，动呢又不安心。弄得我们医生也很焦虑。

前一阵呢，我还有一个同事给人家看毛孔粗大，明明这个妹子皮肤很细腻，可是她不甘心，说医生啊，您再帮我凑近点看，再凑近点（医生凑近表演）。

哎，医生，你的毛孔也很粗大呀！

我同事说：你这不是来做缩小毛孔的吧！你是来做皮革抛光啊！（笑声，掌声）

所以说，容貌只是我们个人魅力的一部分，它可以让我们自信一点，但是，不能解决我们人生路上所有的问题，不要动不动就说：我要逆转时光。我们不是时光的对手，我们只是时光的朋友；也没什么今年20，明年18，明年就是21。

谢谢大家！

我叫邓丹。

四、护理人员"健康脱口秀"创作原则

护理人员的医学科普创作热情也很高。护理在医院有着非常重要的地位，特别是护士，她们不单单是白衣天使，而且是战士，有着南丁格尔的精神，用自己的爱心、耐心、细心、责任心好好地对待每一位患者，她们是患者的第一守护人。因此本章单独列一节护理人员"健康脱口秀"创作原则。

1. 强调提高护理照护素养

护理人员在创作中应该着重强调提高护理照护素养的重要性。这包括提高专业知识和技能，持续学习和更新护理实践，以及加强沟通和

人际关系技巧。通过在创作中展示护理人员的专业能力和对患者的关心，我们可以向读者传达护理人员的价值和贡献。

2. 促进护理职业形象的提升

在创作中，护理人员可以通过树立积极的形象来提高护理职业的形象。这可以通过描述护理人员的责任心、敬业精神和奉献精神来实现。同时，强调护理人员的专业道德和职业标准，以及对患者隐私和尊严的尊重，可以增强公众对护理职业的认可和尊重。

3. 强调护理执业技能规范

在创作中，护理人员应该准确描绘护理执业技能的规范和要求。这包括正确的医疗操作、药物管理、卫生控制等方面。通过描述护理人员的专业技能和责任，可以增强读者对护理工作的认识，并促使他们对护理人员的技能和专业性有更深入的理解。

4. 充分让患者参与护理决策的制定和实施

在创作中，护理人员应强调患者参与护理决策的重要性。这意味着与患者建立有效的沟通和合作关系，尊重患者的价值观和意愿，并在制定和实施护理计划时充分考虑患者的需求和意见。通过这种方式，我们可以展示护理人员关注患者权益和个体化护理的努力，同时提高读者对护理人员与患者之间合作的认识。

5. 强调护理与患者之间的共情

在创作中，护理人员应强调护理与患者之间的共情能力。这包括通过有效的沟通和非语言交流，理解和关心患者的情感和需求。通过描述护理人员如何建立信任关系、提供情感支持和安慰，我们可以向读者传达护理人员与患者之间建立的亲密联系和护理过程中的人文关怀。

通过将这些要点融入创作中，护理人员的"健康脱口秀"作品可以成为向公众展示护理职业的优秀形象和价值的有力工具。这不仅可以提高公众对护理工作的认知和尊重，还可以为护理人员树立正面形象，促进护理职业的发展和提升。

五、护理人员如何创作健康脱口秀节目

在创作一部脱口秀栏目时,以下是一些建议和指导意见,涵盖护理人员选题原则、题材类别、知识、情感与趣味以及医学相关的要点。

1. 护理人员选题原则

(1)关注护理职业的挑战和成就:选题应聚焦于护理人员面临的挑战、克服困难和取得的成就,展示他们的价值和专业能力。

(2)强调患者故事和经历:通过讲述患者的真实故事和护理人员与他们之间的互动,触动观众的情感,传递人文关怀的重要性。

(3)探索护理行业的未来发展:关注护理行业的新技术、新趋势和创新实践,以启发观众对未来护理工作的思考和期待。

2. 题材类别

(1)幽默解读护理工作:通过幽默的方式解读护理工作中的常见情景和挑战,带给观众轻松愉快的观看体验。

(2)感人的患者故事:讲述真实感人的患者故事,强调护理人员与患者之间的情感纽带和护理过程中的温情时刻。

(3)挑战和克服:探讨护理工作中的困难和挑战,并突出护理人员如何克服困难和保持专业精神的故事。

3. 掌握牢固、扎实的医学知识

(1)基础医学知识:通过简单易懂的方式解释基础医学知识,提高观众对医学的理解和认知。

(2)常见病症解读:介绍一些常见病症的原因、症状和护理干预,帮助观众更好地了解和应对健康问题。

(3)健康生活提示:分享一些健康生活的小贴士和建议,促进观众的健康意识和积极生活方式。

4. 情感与趣味

（1）强调人情味和温情：通过展示护理人员与患者之间的真挚情感和互动，引发观众的共鸣和感动。

（2）幽默轻松的风格：使用幽默和调侃的语言和表演风格，增加观众的娱乐性和笑点。

（3）突出护理人员的职业幽默：以护理工作中的特殊经历和职业特点为素材，展现护理人员的幽默感和职业风格。

5. 医学相关的要点

（1）介绍医学进展：关注医学领域的新技术、新疗法和研究进展，向观众传递医学科学的前沿知识。

（2）解读医学疑问：回答观众对医学问题的疑惑，提供科学的解释和建议。

（3）探索医疗行业的话题：讨论医疗行业的现状、政策和社会问题，引发观众对医疗系统的思考和关注。

在创作叙事人文护理的脱口秀栏目时，可以以真实的护理故事为核心，通过情感共鸣和人文关怀的表达来触动观众的心灵。同时，强调患者中心护理、沟通共情和护理人员的成长，可以让观众更加深入地了解护理工作的意义和价值。

通过合理选择题材、融入医学知识、情感与趣味的元素，护理人员的脱口秀栏目可以成为观众了解护理职业、医学知识和人文关怀的平台，同时带给观众娱乐和启发。

叙事人文护理强调护理过程中的故事性和人文关怀，以及护理人员与患者之间的情感连接。以下是关于叙事人文护理的一些重点内容：

讲述真实的护理故事：叙事人文护理通过讲述真实的护理故事来引发观众的情感共鸣。这些故事可以是护理人员在工作中遇到的挑战、感人的患者经历，或者是关于护理人员与患者之间建立的特殊关系的故事。通过这些故事,观众可以更好地理解护理工作的复杂性和护理人员的价值。

探索人文关怀的重要性:叙事人文护理强调人文关怀在护理中的作用。它包括尊重患者的尊严和权益,关注患者的情感和精神需求,以及在护理过程中体现温暖和关怀。通过展示护理人员如何提供人文关怀,观众可以更深入地了解护理的维度,超越纯粹的医疗干预。

强调患者中心护理:叙事人文护理鼓励护理人员将患者置于护理决策的中心。这意味着与患者建立互动和合作关系,尊重他们的价值观和意愿,将患者的需求和意见纳入护理计划的制订和实施过程中。通过描述患者中心护理的实践,观众可以深入了解护理人员与患者之间的紧密关系和相互信任的建立。

强调沟通和共情:叙事人文护理强调护理人员与患者之间的有效沟通和共情能力。这包括倾听患者的需求和担忧,表达理解和关心,以及通过非语言交流传达情感支持。通过展示护理人员如何与患者建立情感连接和共情,观众可以感受到护理的人性化和温暖。

强调护理人员的自我反思和成长:叙事人文护理也鼓励护理人员进行自我反思和不断成长。这包括反思自己在护理过程中的角色和行为,挑战自身的偏见和局限,并寻找提升护理实践的方式。通过展示护理人员的成长和学习过程,观众可以感受到护理人员的专业精神和不断追求卓越的态度。

当以健康为主题的脱口秀栏目结合叙事人文护理的原则时,以下是一些建议和有效的建议。

融入幽默和趣味性:在脱口秀中,运用幽默和趣味的方式来介绍健康知识和护理故事,以吸引观众的注意力和增加娱乐性。使用幽默的语言、情境模仿和有趣的比喻,可以使观众更容易理解和记忆健康相关的信息。

强调生活中的健康挑战:选择生活中常见的健康挑战作为话题,例如健康饮食、锻炼、睡眠和心理健康等。通过讲述真实的故事和情景模拟,向观众传达正确的健康观念和可行的健康实践。

指导观众采取积极的健康行动:在脱口秀中提供实际的健康建议和行动指南,以帮助观众更好地管理和改善自己的健康。这可以包括健康饮食的建议、锻炼的技巧、压力管理策略等。通过实用的建议,鼓励观众采取积极的健康行动。

强调个性化的护理和健康方案:强调每个人在健康护理中的个体差异和需求,鼓励观众寻找适合自己的健康方案。提供个性化的建议,如根据不同年龄段、生活方式和健康状况给出相应的建议,使观众能够根据自身情况作出更明智的健康选择。

鼓励积极的心态和健康观念:强调心理健康的重要性,鼓励观众保持积极的心态和健康观念。通过分享正能量的故事和鼓励观众面对挑战的勇气,传递希望和鼓舞,帮助观众建立积极的健康信念和行为。

总之,通过将幽默、趣味性与健康脱口秀相结合,并以叙事人文护理为基础,可以在娱乐观众的同时,提供有益的健康建议。这样的脱口秀栏目可以激发观众对健康的关注和行动,并在轻松愉快的氛围中传递重要的健康信息。

在护理人员高强度的医护照料中,实操技能类的脱口秀也是非常重要的一个选题部分。这些实操技能类的内容能够进一步加强健康脱口秀的专业性,并向观众提供更具体的指导和建议,使他们能够更好地了解和应对各种健康问题。

关于实操技能类的一些专业,作为一名长年在一线做影视科普的编导来讲,选择些实操常见的、相对熟悉的选题,给护士一些借鉴。

1. 慢病照护类技能类选题

(1)PICC(经皮导管置入术)等操作技能:包括插管的准备、操作和监测,以及相关的感染控制和护理措施。

（2）胰岛素注射和血糖管理:掌握胰岛素注射的技巧、剂量计算和血糖监测,了解不同类型糖尿病患者的照护需求。

（3）COPD(慢性阻塞性肺疾病)照护:学习呼吸机使用、氧疗和药物管理等相关技能,提供有效的 COPD 患者照护。

2. 危重症/长期卧床等失能患者的照护技能选题

（1）压力性损伤管理:掌握压力性损伤的预防和处理技巧,如皮肤评估、正确的体位转换和使用合适的支持性设备等。

（2）并发症预防及管理:了解失能患者常见的并发症,如深静脉血栓形成和肺部感染,并学习相关的预防和处理方法。

3. 围手术期照护技能选题

（1）术前功能锻炼:指导患者进行适当的运动和体能锻炼,以减少手术风险和促进康复。

（2）术后早期康复训练:提供早期康复训练计划,包括行走、肌肉锻炼和功能恢复等,以帮助患者尽快恢复活动能力。

（3）术后居家自我照护:向患者提供术后自我照护指导,包括伤口护理、药物管理和日常生活活动的适应等。

4. 急症应对技能选题

（1）窒息处理:学习窒息急救步骤,包括人工呼吸和 CPR(心肺复苏)等基本技能。

（2）误吸处理:了解误吸的风险和处理方法,包括刺激咳嗽、吸引气道分泌物和紧急插管等。

（3）过敏的处理:掌握过敏反应的急救措施,如使用抗过敏药物、气管插管和静脉药物治疗等。

（4）心肌梗死处理:了解心梗的紧急处理步骤,包括监测心电图、提供急救药物和迅速转运至医院等。

5. 预防科普技能选题

（1）各类疾病的预防策略：向患者提供不同疾病的预防知识，如心血管疾病、糖尿病和癌症等。

（2）科普技能：通过简单易懂的语言和图表，向观众传达健康知识和科学的医疗信息，提高公众对健康的认知水平。

（3）早期发现的能力：教育观众关于早期症状和体征的认识，以便及早发现疾病并采取相应的预防和治疗措施。

在健康脱口秀中，我们根据之前的原则："提高护理照护素养，提升护理职业形象，提升护理执业技能规范，充分让患者参与护理决策的制定和实施，提升护士与患者之间的共情。"希望根据这个原则来制作一个健康脱口秀的节目，内容是护士会遇到什么问题，患者会遇到什么问题，会有什么情绪情感的变化，护士一般怎么处理；在具体的内容上，要有患者和护士：一个是医疗行为和护理行为冲突，分析原因主要是患者参与度不足：信息缺乏，认同度差，缺少宣教。患者不认可护理决策，重新制定决策，采纳患者意见。

护理健康脱口秀案例创作实践与展示

结合护士和患者在健康脱口秀节目中可能遇到的问题以及情绪、情感的变化，以下是一个健康脱口秀节目的内容示例。

节目名称：《护士视角：关怀与沟通》

开场介绍：主持人介绍节目主题，强调提高护理照护素养、提升护理职业形象、提升护理执业技能规范、充分让患者参与护理决策的制定和实施、提升护士与患者之间共情的重要性。

护士遇到的问题：

（1）医疗行为和护理行为冲突：分析冲突原因，如患者对某项医疗措施的担忧或不理解，护士在沟通中的技巧和方法。

（2）患者参与度不足：讨论信息缺乏和认同度差的情况，如何进行有效的宣教工作，提高患者对治疗和护理方案的理解和接受度。

（3）患者不认可护理决策：探讨重新制定护理决策的重要性，如何采纳患者的意见和需求，建立共同决策的模式。

患者遇到的问题：

（1）治疗过程中的情绪变化：讨论患者在治疗过程中可能出现的情绪变化，如焦虑、恐惧、挫折感等，以及护士如何通过情感支持和沟通来帮助患者应对情绪。

（2）护理中的疼痛和不适：探讨患者在护理过程中可能面临的疼痛和不适，如术后疼痛、换药过程中的疼痛等，护士如何有效缓解和处理患者的疼痛。

（3）病情恶化和家属情绪：讨论病情恶化时患者和家属的情绪变化，护士如何与家属进行有效的沟通和支持，提供心理和情感的支持。

现场互动和访谈：

邀请现场观众和专家护士进行访谈，分享自己在护理中遇到的问题和解决方法，以及对患者参与护理决策的意见和建议。

结束语：

主持人总结节目内容，强调护理与患者之间的共情和沟通的重要性，并鼓励观众在日常生活中关注自己和他人的健康需求，提高健康素养。

通过这样的健康脱口秀节目，可以向观众传达护士与患者之间关怀与沟通的重要性，以及如何解决护理中可能出现的问题。通过案例分析和专家访谈，观众可以获得实际的建议和解决方案，提升对健康护理的理解和应对能力。

示例一

案例一:《护士视角——关怀与沟通》

主持人(笑容满面):大家好,欢迎收看《护士视角:关怀与沟通》!我是你们的主持人,让我们一起走进医疗世界,探索护士与患者之间的关怀和沟通的奇妙之旅!话不多说,让我们开始吧!

(掌声音效)

主持人:首先,让我们来看看护士在工作中可能遇到的问题。你知道吗,有时候医疗行为和护理行为可是会产生冲突的哦!比如,护士建议患者多运动,但患者可能觉得自己已经够累了,不愿意动。这可咋办呢?

(观众笑声)

主持人:没关系!我们有专业的护士来给大家支招!欢迎我们的护理专家张护士!

(热烈掌声音效)

张护士(笑着):大家好!确实,这种情况常常发生。我发现最好的办法就是与患者进行开诚布公的沟通。我们可以倾听他们的顾虑,解释为什么运动对康复很重要,或者根据患者的实际情况调整运动方式,比如进行简单的伸展运动,这样既能达到康复的目的,又不会给患者增加太多负担。

(观众鼓掌)

主持人:非常实用的建议!接下来,我们来看看患者在护理过程中可能遇到的问题。有时候,他们会出现情绪起伏,甚至焦虑、恐惧。这可怎么办呢?

观众 A:给他们唱首歌吧!

(全场笑声)

主持人(笑):唱歌当然是一种方式,但我想我们的护理专家肯定有更专业的建议！请欢迎我们的护理专家李护士！

（热烈掌声音效）

李护士：大家好！确实，患者情绪有起伏是正常的，我们需要用心的关怀来安抚他们。有时候，我们可以借助一些放松的音乐或者温馨的对话，为他们提供心理上的支持。同时，我们还要了解患者的需求和担忧，通过耐心倾听和沟通，让他们感到被关爱和理解。（观众鼓掌）

主持人：太棒了！护士的关怀真是无处不在！接下来，我们继续探讨患者参与护理决策的问题。有时候，患者可能对护理决策不认可，我们应该怎么办呢？

观众 B：给他们一碗鸡汤！（全场大笑）

主持人（笑）：鸡汤有时候可以暖心，但我们的护理专家一定有更实际的建议！请欢迎我们的护理专家王护士！

（热烈掌声音效）

王护士：大家好！当患者不认可护理决策时，我们需要重新制定决策，并采纳患者的意见和需求。通过与患者进行深入的沟通，提供更多的信息和宣教，帮助他们理解护理决策的重要性和益处。这样，我们能够建立起共同决策的模式，让患者更加参与护理决策过程。

（观众鼓掌）

主持人：谢谢王护士！你们的建议真是太有用了！在这个节目中，我们不仅学到了护士们面临的问题和挑战，还了解了他们如何巧妙处理和解决这些问题，让护士与患者之间的关系更加和谐。感谢所有的护理专家们的精彩分享！

（观众鼓掌）

主持人：今天的节目到这里就要结束了，希望通过这个节目，大家能够更好地理解护士的工作，同时也希望大家能够关注自己和他人的健康，建立积极的健康观念！我们下期再见！

（观众鼓掌音效）

主持人：再次感谢大家收看《护士视角：关怀与沟通》，我们下期节目再见！

（音乐淡出）

案例二：《拒绝气垫床的老褚》

这是一个假设的脱口秀：（开场音乐）

护士：欢迎各位观众朋友，我是您的脱口秀主持人。今晚我们要谈的话题是健康，是人，是生活。那么我们开始吧！

（观众鼓掌）

护士：大家可能都听说过"生命不能承受之轻"，今天我要告诉大家的是："病床不能承受之重。"为什么这么说呢？我们来看看一个故事。

（观众微笑）

护士：褚老头是个胆管癌晚期患者。当他第一次进入我的视野时，我看到的是一位瘦弱的老人，满身的皮疹，左右髂骨处压力性皮肤损伤。说实话，这个场景，就像是生活版的"行尸走肉"。

（观众笑声）

护士：然后我们给他换上了气垫床，那是为了减轻他的疼痛，提高他的舒适度，预防和治疗压力性皮肤损伤。可你知道吗？他就像个小孩子一样坚持要拿掉这个气垫床。他说，这个床让他觉得难受，就像我们穿了一双太小的鞋，那种紧紧的束缚感，真是让人难以忍受。

（观众笑声）

护士：我们这时候可能会觉得褚老头有些不知好歹，但是在我看来，他其实是一个勇敢的探索者。他敢于尝试，敢于挑战，敢于寻找更适合自己的生活方式。这正是我们应该学习的精神。

（观众鼓掌）

护士：就在褚老头最失望的时候，天使护士小红出现了。她鼓励褚老头尝试下床，坐在轮椅上。褚老头犹豫了一下，最后还是决定试试。

你知道后来发生了什么吗？他真的从床上起来了，他的生活开始有了新的色彩。

（观众微笑）

护士：这件事情教给我们一个很重要的道理：健康不只是身体的健康，还包括心理的健康。我们要鼓励人们多动，体验生活，保持积极向上的心态。就像褚老头一样，不管生活多么困难，我们都要寻找到适合自己的生活方式。

（观众热烈鼓掌）

护士：我们可以从科技中得到帮助，但我们不能只依赖科技。就像褚老头的例子一样，他虽然有气垫床这样的科技产品，但是他还是选择了更符合自己生活的轮椅。科技虽好，但不能替代人的主观能动性，我们要学会使用科技，而不是被科技使用。

（观众笑声）

护士：今晚的脱口秀到此结束，希望大家能从褚老头的故事中得到启示，找到自己的健康之路。我们下次再见！

（结束音乐）

第 六 章

新媒体医学科普元宇宙创作实践

一、元宇宙及在医学影视科普中的应用潜力

1. 元宇宙的概念和发展历程

元宇宙(Metaverse)是一个由计算机生成的虚拟世界,与现实世界相互连接并允许用户以数字化形象或虚拟身份进入、互动和参与其中的数字化空间。元宇宙 metauniverse 这个单词,源自希腊语的"meta"和"universe",意为"超越宇宙",它的概念可以追溯到 20 世纪 80 年代的科幻小说,《雪崩》(Snow Crash),其中描述了一个名为 Metaverse 的虚拟现实空间,人们可以在其中互动、交流和开展各种活动。这个虚拟空间对于小说中的人物来说,成为一个重要的社交和经济场所。

近年来,各种计算机技术的不断发展,比如虚拟现实(VR)、增强现实(AR)、混合现实(MR)和人工智能(AI)等,为元宇宙的发展带来了新的推动力。人们希望将数字世界与现实世界无缝融合,为用户提供一个可以互动、沟通、学习、工作、娱乐的全新空间。元宇宙在科技和商业领域同样引起了广泛的兴趣,许多公司正在投入资源来研发和构建元宇宙平台,以提供更丰富、沉浸式和互动性强的数字体验。比如,Facebook、Snapchat、TikTok 等平台正在探索增强现实和虚拟现实技术,以提供更

丰富的用户体验和社交互动。

2021年是元宇宙的元年。堪比大航海时代的大迁徙，人类全面走进数字世界，开辟鸿蒙、创世而生。创造、生活、娱乐，乃至工作的数字时空，是为元宇宙。其中，需要重新思考存在和虚无、肉体和精神、性善和性恶、自我和宇宙的哲学命题，需要不断探索有限和无限、秩序与自由、自治与法治、经济与治理、伦理和文明的边界，需要全面融合区块链、AR、5G、大数据、人工智能、3D引擎等新技术，形成数字创造、数字资产、数字市场、数字货币、数字消费的新模式。元宇宙是"心"的绽放，是"梦"的具象，是"我思故我在"的全息展现。内求于心，外形于物，物物相生，元宇宙成矣。或许，互联网的终极形态就是"元宇宙"。

元宇宙医学影视科普作品是利用元宇宙技术和虚拟现实、增强现实、混合现实等技术手段，结合专业医学知识和科普内容，创造出具有交互性、沉浸性和个性化等特点的医学影视作品。这些作品通过元宇宙平台或虚拟现实设备，使观众能够以身临其境的方式体验和学习医学知识。

在元宇宙医学影视科普作品中，观众可以通过虚拟现实设备进入一个虚拟的医学世界。在那里，观众可以直接接触到各种医学场景，与虚拟的医学场景进行互动，比如观察手术过程，探索人体解剖结构，甚至参与到医学训练中，进行模拟手术。除此之外，元宇宙的技术可以提供传统科普无法实现的表现和智能科普效果，例如观众可以使用手势和语音等交互技术，与虚拟环境进行直观、真实的交流和操作。

元宇宙医学影视科普作品可以提供更具沉浸感和互动性的学习体验。相较于过去传统的医学影视科普作品，这样的体验的史无前例的，观众不再是以往被动地接受知识，而是可以自主选择感兴趣的医学主题进行学习，根据自身的需求和进度自由探索。在一部元宇宙的科普作品中，我们可以结合数据可视化技术，展示医学图像、实时数据、病例分析等，帮助观众更直观地理解医学概念和复杂的医学信息。

元宇宙医学影视科普作品不仅仅提供知识,更重要的是,它们创造出了一个互动交流的平台。在元宇宙的作品中,观众们可以像在真实世界一样,与其他学生、医学专业人士和医学教育者进行虚拟的讨论、合作和知识分享,也可以和其他的观众进行讨论、交流。这样的作品可以更好地推动医学教育和科普的创新,提高学习效果和兴趣,使医学知识更广泛地传播和理解。

总而言之,元宇宙医学影视科普作品为我们提供了一种全新的学习方式,它将医学知识与虚拟环境、交互技术和数据可视化相结合,为观众提供沉浸式、个性化和互动性强的学习体验。这种创新的形式将推动医学教育和科普的发展,为医学学生、医务人员和广大观众带来更丰富、有趣的医学知识传达方式。

2. 元宇宙在医学影视科普中的应用潜力

元宇宙是一个数字化的虚拟空间,随着元宇宙以及相关技术的发展,医疗领域的元宇宙化近年来开始收到社会的关注,元宇宙的各类最新技术,可以提供为医学影视科普提供更为精确、实时、全面的普及效果,这就为传统的医学影视科普提供了更宽广的创作方式和展现形式。比如,通过虚拟现实技术,我们可以将复杂的医学知识以更加直观、生动的方式呈现给公众,提高科普的效果。其次,通过大数据和人工智能技术,可以根据每个用户的学习进度和理解能力,提供个性化的科普教学,提高学习的效率。此外,元宇宙还可以提供一个模拟的医学环境,让公众在虚拟的环境中了解医学流程和医学现场,让普通的公众对于医学有更多的了解,比如观摩虚拟手术现场,通过元宇宙技术,我们在弱化手术过程中容易引起不适的场面的同时,增加多维度的手术操作场景,这样既降低了公众对医学的恐惧感,又让观众接触到了平时难以触及的手术现场。

根据最新的网络信息,元宇宙在医学教育领域的应用已经开始取得了实质性的进展。例如,元宇宙为医学教育增加了新的维度,使得医学专业人员的培训方式发生了根本性的改变[1]。此外,医学机构已经开始向基于虚拟和模拟的培训过渡,这种培训方式可以更好地模拟真实的医学环境,提高培训的效果[2]。元宇宙还将改变医学行业,传统的医学中,医学培训提供的手术实践资源有限,而通过元宇宙技术,我们可以提供一个模拟的手术环境,让医学生在虚拟的环境中进行手术实践,这样的手术实践可以是根据学生的学习情况量身定制的,从而提高学习的效率[3]。尽管目前元宇宙因为缺乏实质性内容而受到一些质疑甚至批评,但它在医学教育领域作为新的教育平台的价值正在逐渐得到认可[4]。

　　元宇宙为医学影视科普提供了一个全新的平台,它可以将科普的效果和效率提升到了一个全新的水平。随着技术的发展,我们有理由相信,元宇宙在医学影视科普中的应用将会越来越广泛,其潜力将会被进一步挖掘。

二、元宇宙技术对传统医学影视科普的优化

　　医学影视科普作为一种生动直观的知识传播方式,已经广泛地被公众接受和喜爱。然而,传统的医学影视科普方式也存在一些问题和不足。首先,其内容通常是单向传播的,观众往往只能被动地接受信息,缺乏互动和参与感。其次,更新速度受到制作周期的限制,难以及时反映

〔1〕 "The metaverse can add a new dimension to medical education" – Arabian Business, Jan 17, 2023. https://www.arabianbusiness.com/
〔2〕 "Are metaverse applications becoming a reality in medical training?" – Medical Device Network, Aug 15, 2022. https://www.medicaldevice–network.com/features/
〔3〕 "How will the metaverse drastically transform the healthcare industry?" – eLearning Industry, Jun 8, 2022. https://elearningindustry.com/Articles
〔4〕 "'Metaverse craze' hits medical education field with great recognition" – Korea BioMed, Sep 22, 2022. https://www.koreabiomed.com/news/articleView.html?idxno=14648.

医学领域的最新发展。再次,内容的深度和广度往往受到时间和成本的限制,难以全面地覆盖各个领域的医学知识。在这样的背景下,元宇宙的出现,为医学影视科普带来了全新的可能。通过元宇宙,观众不仅可以观看到最新的医学知识,还可以通过互动和体验,更深入地理解和记忆这些知识。相对于传统的医学影视科普,元宇宙可以从以下几个方面优化医学影视科普。

1. 降低医学知识的复杂性

医学知识通常涉及大量的专业术语和复杂的生理、病理过程,对于没有医学背景的观众来说,可能会感到难以理解。观众可能会对这类科普内容感到厌烦或者恐惧,这就需要科普影片以更有趣、更吸引人的方式来吸引观众的注意力。然而将这些知识简化到对一般观众来说易于理解的程度,同时又保持其科学准确性,是一项极其困难的任务。元宇宙技术的发展慢慢为这个难题提供了可供选择的方案,比如三维模拟与可视化技术,元宇宙可以创建三维的、动态的医学模型,如人体器官、细胞结构等。这些模型可以让观众直观地看到和理解医学知识,而不需要理解复杂的科学描述或专业术语。以下是一个如何利用元宇宙中的三维模拟与可视化技术来降低医学影视科普作品的知识复杂性的具体例子。

假设我们要解释的主题是人体的呼吸系统,这是一个非常复杂的系统,涉及许多具有挑战性的概念,如气体交换、血氧饱和度等。在传统的科普作品中,这些概念可能需要通过复杂的文字描述、二维图像或小型三维模型来解释,这对观众来说可能很难理解。

然而,在元宇宙中,我们可以创建一个完整而真实的呼吸系统模型,它包括了人体呼吸系统中的所有部分,从鼻腔、喉咙、气管、支气管到肺泡。这个模型是可以动态活动的,它可以展示呼吸过程中空气如何进入和离开我们的身体,以及在肺部是如何进行气体交换的。

比方说,当观众进入模型中的一个肺泡,他可以看到氧气是如何从我们吸入的空气中进入血液，而二氧化碳又是如何从血液中释放到呼出的空气中的。为了更加直观地展示这个过程，我们可以使用不同颜色的粒子来代表不同的气体。例如，我们可以用蓝色的粒子表示氧气，红色的粒子表示二氧化碳。当氧气进入血液时，蓝色的粒子会移动到血液中；而当二氧化碳从血液中释放出来时，红色的粒子会移动到呼出的空气中。这样的可视化效果能够帮助观众更好地理解呼吸过程中的气体交换。

通过这种方式，观众可以直观地看到和理解气体交换的过程，而不需要理解复杂的科学描述或专业术语。这就是元宇宙中，应用三维模拟与可视化技术如何降低医学影视科普作品的知识复杂性的一个具体例子。

2. 解决缺乏互动性的问题

传统的影视作品通常是单向的信息传递，观众只能被动地接受信息，而不能主动地参与和探索。这种方式往往不能满足观众的学习需求，也不能激发他们的学习兴趣。传统医学影视科普往往无法提供观众与医学专家或其他观众之间的实时互动和交流机会。观众无法提问、讨论和分享自己的想法和疑问，限制了观众与内容之间的互动性。这些问题的存在，使得观众无法保持对于医学影视科普作品的兴趣，观众的参与度和信息记忆度有限，难以长期保持所学的医学知识，医学影视科普就无法达到预期的效果。元宇宙技术可以提供更多的互动和参与性，观众可以主动探索虚拟环境中的医学知识，与虚拟对象、医学专家或其他观众进行实时互动和交流，有了互动的环节，观众就不再是信息的单向接受者，而是一个主动的学习者和探索者，这样的方式才是真正的科普学习。

假设我们正处在一个元宇宙的医学学习空间中，这个空间被设计得就像一个巨大的，功能齐全的人体模型。我们目前正在研究心脏，尤其是冠状动脉疾病。

在这个空间中,我们会看到一个巨大的心脏模型悬浮在我们面前,模型的细节非常精细,包括冠状动脉的布局,以及心肌的纹理。我们可以看到血液流动的动态视觉效果,就像红色和蓝色的光流动过这个模型。

现在,假设一个观众有疑问,他想知道"冠状动脉疾病是如何发生的?"在元宇宙中,他可以直接提出这个问题。他可能会看到一个 AI 助手的图标出现在他的视野中,AI 助手会解释:"冠状动脉疾病通常是由于冠状动脉中的脂肪和胆固醇积累引起的,这会导致血管变窄,减少血液流向心肌的量。"

同时,心脏模型会发生变化,展示冠状动脉的脂肪和胆固醇积累的过程。观众可以看到血液流动的速度变慢,以及心肌的颜色变暗,这表示血液供应的减少。

在这个过程中,其他的观众也可以参与到讨论中来。例如,一个观众可能分享他们自己的经历,说:"我父亲就有冠状动脉疾病,他的主要症状是胸痛和呼吸困难。"然后,其他观众可以回应,或者提出新的问题,比如:"胸痛是怎么回事?"

这个例子可以很好地展示如何在元宇宙中利用互动元素来增强医学影视科普作品的提问和讨论的互动性。

3. 提供个性化的医学影视科普

传统医学影视科普通常致力于向大众传递普遍适用的医学知识。为了满足广泛观众的需求,这些节目可能以一种普遍的、常见的方式呈现内容,忽略了不同个体之间的差异性和个性化需求。然而每个人的生理和心理特点都不相同,因此医疗建议和治疗方法应该因人而异。如果医学科普内容过于通用化,忽略了不同人群的个性化需求,观众可能无法得到适合自己的准确信息和指导。另外,传统医学影视科普往往着重于普遍的医学知识,可能会忽略一些特定的疾病或健康问题。这些疾病或问题可能对特定群体非常重要,但由于缺乏个性化的讨论,这些观众可能无法得到相关信息和支持。应用元宇宙技术，可以在一定程度上解决传统医学影视科普的缺乏个性化的问题。元宇宙技术可以提供更加个性化的医学科普内容交付。观众可以根据自己的兴趣、需求和特定条件进行定制，选择他们感兴趣的主题或疾病进行深入了解。

假设我们以糖尿病科普为主题，这是一种影响全球数亿人的常见疾病。在传统的科普作品中，所有的观众都会看到同样的内容，无论他们的背景知识、兴趣或学习风格如何。

然而，在元宇宙中，我们可以创建一个个性化的学习环境。首先，每个观众都可以选择他们感兴趣的学习主题，比如糖尿病的病因、症状、治疗方法或者生活方式建议。然后，他们可以根据自己的学习风格选择学习资源，比如视频讲座、互动模拟或者文字资料。

例如，如果一个观众对糖尿病的病因感兴趣，并且他喜欢通过互动模拟来学习，那么他可以选择"进入"一个模拟人体的胰腺，看看胰岛素是如何制造和释放的，以及在这个过程中糖尿病是如何出现问题的。

另外，如果一个观众想了解如何通过生活方式来管理糖尿病，并且他更喜欢看视频讲座，那么他可以选择观看一个专家的视频，视频中介绍了健康饮食、定期运动和良好睡眠的重要性。

通过这种方式，每个观众都可以得到一个符合他们个人需求和喜好的学习体验。这就是元宇宙技术如何解决传统医学影视科普作品缺乏个性化问题的一个具体例子。

4. 解决医学影视科普更新困难的问题

传统的医学影视科普在更新方面面临着一些困难，医学领域的知识和研究进展日新月异，新的治疗方法、技术和发现不断涌现。然而，传统医学影视科普的制作和发布通常需要较长的时间，导致内容的更新速度跟不上最新的进展。这意味着观众可能无法及时了解到最新的医学知识和信息。传统医学影视科普的制作通常需要较高的成本和复杂的制作流程。从策划、拍摄到编辑和后期制作，每个阶段都需要时间和资源。

这也导致更新的周期较长，难以及时更新内容以适应快速变化的医学领域。元宇宙技术可以实现实时更新和动态内容的交付。通过元宇宙平台，医学科普内容可以及时更新，反映最新的医学进展和研究成果。观众可以通过连接到元宇宙，获得最新的医学知识和信息，不再受制于传统制作周期的限制。元宇宙技术甚至可以鼓励用户生成内容，包括医学科普内容。观众可以通过元宇宙平台创建和分享自己的医学科普内容，使知识传播更加多样化和灵活化。这样可以加快医学科普的更新速度，提供更多的视角和观点。

以一个肝脏的纪录片为例，一个关于肝脏疾病的纪录片可能需要数月甚至数年的时间来制作。然而，当这个纪录片发布的时候，可能会有新的研究发现已经改变了过去对肝脏疾病的理解，这就使得纪录片的内容可能已经过时了。

然而，元宇宙技术能够解决这个问题。在元宇宙中，我们可以创建一个肝脏的三维模型，观众可以在这个模型中学习肝脏的结构和功能。当新的肝脏疾病的研究出现，比如新的疾病类型、新的治疗方法或者新的预防措施，这些信息可以立即被更新到这个学习空间中。例如，如果新的研究发现了一种新的肝癌的治疗方法，这个方法的工作原理、疗效以及可能的不良反应等信息，都可以被立即添加到学习空间中。观众可以立即看到这些更新，并通过交互式模型来了解新的知识。

此外，元宇宙还有一个独特的社交功能，观众可以在元宇宙中与其他观众或者专业指导者进行交流，及时获取最新的医学信息。例如，如果一个观众听说了一种新的肝脏疾病的治疗方法，他可以在元宇宙中提问，获取更多的信息。这种互动性不仅可以帮助观众获取最新的信息，也可以增强他们的学习效果。

这就是元宇宙技术如何解决传统医学科普作品更新困难问题的一个具体例子。使用元宇宙技术，我们可以创建一个实时、互动、个性化的学习环境，帮助观众获取和理解最新的医学知识。

1. 支持跨学科交叉

传统医学影视科普是在有限的时间和篇幅内介绍医学知识。由于医学领域的广度和复杂性，只能涉及部分内容，难以全面覆盖各个学科和专业领域。这限制了观众对其他学科的深入了解和跨学科交叉的细节。由于传统医学影视科普的独立性，不同的节目或系列之间可能缺乏连贯性。观众在学习不同的医学知识和学科时，可能面临学科间的断片化和缺乏融合的问题，难以形成全面的综合认识。在深度和复杂性上，传统医学影视科普往往以通俗易懂的方式呈现医学知识，但深入探讨复杂的学科和交叉领域可能会受到时间和语言的限制。这可能导致某些观众无法深入理解复杂的概念和理论，限制了终身学习和跨学科交叉的深度和广度。然而元宇宙技术可以整合和链接不同学科的内容和资源，提供跨学科导航和指导的功能。人们可以通过元宇宙平台获得跨学科的医学知识，建立各个学科之间的通道，了解医学与其他学科的交叉关联，这有助于打破学科壁垒，促进跨学科交叉学习和综合性思维的产生。

例如，理解某种疾病可能需要涉及生物学、化学、物理学、心理学等多个领域的知识。然而，在传统的医学影视科普作品中，往往很难充分展示这种跨学科的内容，因为这需要高度的专业知识，并且可能会增加作品的复杂性。然而，元宇宙技术可以有效地解决这个问题。在元宇宙中，我们可以创建一个跨学科的学习环境，这个环境可以包含多个领域的知识，并且可以通过互动和可视化的方式来展示这些知识。

以理解抗生素耐药性为例，这是一个涉及微生物学（了解细菌的生物学特性）、化学（理解抗生素的作用机制）、生物学（理解基因突变和自然选择的过程）以及社会科学（理解抗生素滥用的社会影响）的问题。

在元宇宙中，观众可以首先看到一个细菌的三维模型，了解它的结构和功能。然后，他们可以看到抗生素如何与细菌作用，抑制细菌的生长。接着，他们可以看到基因突变如何导致细菌对抗生素产生耐药性，以及如何通过自然选择过程，耐药性细菌逐渐增多。最后，他们可以参与一个模拟的社会环境，了解抗生素滥用如何加速耐药性的发展，以及如何通过公共政策来控制抗生素的使用。

这个过程中，观众不仅可以通过互动和可视化的方式来了解复杂的科学知识，而且还可以跨越不同的学科领域，获得一个全面的理解。

2. 跨越空间和时间的限制

元宇宙使得观众可以跨越空间和时间的限制，观众可以通过在线连接和虚拟现实设备，在任何地点都能够体验和参与医学影视科普作品。无论观众身处何地，都可以获得与其他观众和医学专业人士进行交流和互动的机会。观众也可以根据自己的时间安排自由选择学习的时间和进度，无论是白天还是夜晚、工作日还是周末。观众可以在自己方便的时间进行学习和参与，不再受限于传统作品的特定播放时间和场地。

相比之下，传统的医学影视科普作品在空间和时间的限制下存在一定的局限性。观众需要在特定的地点和时间前往观影场所，参与限定的观影体验。观众的互动和交流通常受到时间和空间的限制，无法与其他观众和制作团队进行实时的互动和协作。

让我们一起想象这个场景：

作为一名观众，你正戴着一副 VR 眼镜，身处一个虚拟的手术室。这并不是一部传统的医学纪录片，你即将亲身体验的一场大腿股骨干骨折的手术科普。你可以看到患者躺在手术台上，可以看到医生和护士忙碌的身影。

突然，你的视角发生了变化，你发现自己变成了主刀医生，手中拿着虚拟的手术器械，准备开始手术。同时，有一位专业的导师通过语音解说，引导你进行下一步。你按照指示，用手术刀划开皮肤，看到了下面的骨折部位。

这时，你的视角再次切换，一瞬间跨越了时间的长河，回到了几百年前的手术室。你看到医生们使用古老的方法处理骨折，感叹现代医学的发展之迅速。

然后你回到现代的手术室,看着骨折的大腿股骨慢慢复位,然后被固定起来。最后,皮肤被缝合,手术结束。

此外,整个过程中,你可以和世界各地的观众进行交流,大家可以分享自己的想法,相互学习。

这就是元宇宙跨越空间和时间的限制给医学影视科普作品带来的独特体验。它让观众身临其境,仿佛亲自参与了这场手术。这种沉浸式的科普方式,让观众能更好地理解和记住这些医学知识。

三、元宇宙对各类传统医学影视科普作品的优化

1. 元宇宙纪录片

纪录片一直是一种严肃而真实的信息传播工具,在科普工作中扮演着重要的角色。然而,在传统的纪录片制作中,由于技术限制,很多涉及微观世界现象的医学内容往往难以展现。不过,借助元宇宙的强大虚拟实现能力,我们或许找到了解决这个问题的途径。

在元宇宙中,我们可以利用虚拟现实和增强现实技术,创建一个观众可以亲自探索的虚拟世界。观众可以身临其境地以第一人称视角,亲身经历和观察医学现象,仿佛真的置身于那个环境中一样。举个例子,我们可以让观众在细胞层面上观察癌细胞的扩散过程,或者从病毒的视角去观察人体免疫系统的反击。这种沉浸式的体验不仅能够增进观众对医学的理解和认识,还能引发他们对科学的好奇和兴趣。未来,我们可能会看到更多结合元宇宙技术的新型纪录片格式,比如360°全景纪录片或互动式纪录片,从而使科普更加生动有趣。

2. 元宇宙微电影

微电影,这种新的流行艺术形式,因其精练的剧情、简洁的表达,以及深入人心的情感冲击力,已经得到了大众的喜爱。然而,它也有一些

缺点,比如观众无法真正融入故事,只能作为局外人观看。在这个问题上,元宇宙或许可以提供一个解决方案。

在元宇宙的世界里,我们可以增加更多的互动元素。想象一下,观众可以化身为电影中的角色,比如医生或患者,亲身体验其中的情感和决策。他们不再是旁观者,而是故事的一部分。这种参与感不仅让他们更深入地理解电影中的医学故事,也使他们能够与故事建立更强的情感联系。这样一来,科普就不仅是告诉人们知识,更是让他们感受到情感的触动,从而提高科普的效果。

3. 元宇宙动画

动画作为一种极具表现力的艺术形式,一直是科普教育中的重要工具。而信息化元宇宙,通过其丰富的 3D 环境和互动工具,使得我们可以创建出更加生动和细致的动画。

在元宇宙中,我们不仅可以制作出富有想象力的 3D 动画,也可以让观众亲自参与到动画的创作和体验中。比如,在描述某种疾病的发展过程时,我们可以让观众以细胞的视角去观察和互动,从而让他们更深入地理解疾病的机制。此外,我们可以引入更多游戏化的元素,比如通过解决问题或完成任务,来鼓励观众更加积极地参与到学习中。这样的方法,不仅可以让科普更加有趣,也更能激发观众的学习兴趣和主动性。

4. 元宇宙短视频

随着互联网的发展,短视频已经成为人们获取信息和娱乐的主要途径。然而,传统的短视频往往只能提供单向的信息传播,缺乏互动和个性化。元宇宙可以让我们以更高效和直观的方式展示医学知识,同时也提供了更丰富的互动和个性化功能。

在元宇宙中,我们可以利用 AI 技术,对观众的反馈进行深度分析,从而找出他们最感兴趣的主题,或者发现他们在理解上的困难。然后,我们可以利用这些反馈,制作出更适合他们的短视频内容。此外,我们还可以利用虚拟现实和增强现实技术,为观众提供更加立体和生动的视觉体验。这样的方式,不仅可以提高科普的效率和质量,也更能引发观众的学习兴趣和好奇心。

5. 其他元宇宙医学影视科普表现形式

我们可以在元宇宙中尝试新的表现形式,比如直播、社区互动、医学游戏等。这些新的形式可以提供更多的互动机会,提高观众的参与度和学习效果。此外,我们还可以考虑结合物联网技术,把真实世界的医学设备连接到元宇宙中,使观众能在元宇宙中操作真实的医学设备,这不仅可以提供真实的操作体验,也可以降低医学教育的成本。此外,这些形式提供了大量的用户数据,我们可以通过数据挖掘和机器学习技术,找出观众的学习模式和难点,从而更好地优化我们的科普内容和方法。

四、元宇宙在医学影视科普中可以应用的技术手段

1. 引言

元宇宙,从最初一本小说中的概念,一步步走向现实生活中的实际应用,经过了多门学科的研究积累,多项技术的发展和创新,元宇宙被认为是人类社会的数字化映射。是人类社会知识、生活和技术的集大成者。在应用技术方面,目前元宇宙就已经涵盖了虚拟现实(virtual reality,VR),增强现实(augmented reality,AR),混合现实(mixed reality,MR),人机交互技术(GUI,语音,手势动作,自然语言等),3D建模和渲染技术,实时物理模拟技术,云计算技术,数据分析和机器学习技术,区块链技术,自然语言处理(natural language processing,NLP),计算机视觉技术,多模态技术,雾计算(fog computing),自动化技术,音频和视频编解码技术,物体识别和跟踪技术,内容生成技术,深度学习和神经网络等多方面的学科技术。在本节中,我们将结合医学影视科普这个主题,探讨在这个主题下,最常见的可以应用的元宇宙技术。

2. 虚拟现实、增强现实和混合现实技术

虚拟现实(VR)、增强现实(AR)和混合现实(MR)都是与现实世界交互的数字化技术,我们可以统称为 XR 技术,这些技术是通过计算机生成的虚拟元素与真实环境进行多层次的交互,从而改变人们与现实环境的互动方式。

VR 的特点在于其沉浸性和交互性,VR 创造了一个完全虚拟的数字环境,将用户置身于虚拟的、模拟的世界中。使用专用的 VR 设备,比如头戴式显示器(head-mounted display,HMD)和手柄,用户就可以有身临其境的感觉,仿佛真的置身于虚拟环境之中。VR 技术通过模拟视觉、听觉和触觉等感官,使用户完全沉浸在虚拟环境中,并可以进行交互和探索。

AR 技术则将虚拟内容叠加到真实世界中,通过智能手机、AR 眼镜或其他可穿戴设备显示虚拟元素,使用户可以同时看到真实环境和虚拟内容。AR 技术通过识别和跟踪真实世界中的物体或场景,将相关的虚拟信息以图像、视频、文字或 3D 模型的形式叠加显示在用户的视野中。这种融合使用户能够感知现实环境,并与虚拟元素进行实时互动。

MR 是将 VR 和 AR 相结合,使虚拟和真实元素能够在同一空间中共存和交互。MR 通过将虚拟内容与真实环境进行融合,创造出一个与现实世界互动的虚拟体验。在 MR 中,虚拟元素可以与真实环境中的物体、人物和场景进行交互。通过头戴式显示设备、智能眼镜或其他显示技术,用户可以观察到虚拟对象的存在,并与其进行实时的互动。虚拟对象可以在真实环境中的表面上显示、移动和变换,与真实世界的物体进行碰撞、拾取和操作。

VR、AR 和 MR 技术都可以在医学影视科普上发挥重要作用。混合现实结合了 VR 和 MR 的特点,既可以提供沉浸式体验,又可以将虚拟对象融合到真实环境中。

以 MR 为例,我们来探讨它在医学影视科普中的应用:在我们的心

脏疾病科普作品中,MR 技术可以创建一种令人难以置信的、几乎无法区分的现实和虚拟世界的融合体验。例如,观众可能坐在自己的客厅中,但是通过 MR 设备(如微软的 HoloLens),他们会看到一个真实大小的、动态的、3D 心脏模型出现在他们的视野中,仿佛就在他们的手中。

在这个 MR 环境中,观众不仅可以从各个角度观察这个虚拟心脏模型,甚至可以看到心脏的内部结构,例如心脏的四个腔室、瓣膜,以及冠状动脉等。他们可以近距离观察冠状动脉的阻塞点,以及由此引发的心脏组织受损。

当影片演示心脏疾病的发展过程,例如冠状动脉硬化或者心肌梗死时,MR 环境可以使这个过程变得非常直观。观众可以看到心脏模型逐渐变化,可以看到冠状动脉的狭窄和阻塞,以及心肌组织的坏死。这种逼真的视觉效果,将使观众更加深入地理解心脏疾病的严重性,以及为什么我们需要预防和及时治疗这些疾病。

总的来说,通过 VR、AR 和 MR 技术,我们可以将医学知识以一种前所未有、极其直观和引人入胜的方式呈现给观众。这不仅可以增强观众的学习体验,也可以帮助他们更好地理解和记住这些重要的医学信息。

3. 人工智能技术

人工智能(artificial intelligence,AI)技术是一种模拟和模仿人类智能的计算机科学领域。它涉及开发和构建智能系统,使其能够理解、学习、推理、决策和解决问题,以完成各种任务。人工智能技术包括多个子领域和技术方法,常见的有:机器学习(machine learning);深度学习(deep learning);自然语言处理(NLP);计算机视觉(computer vision)和聊天机器人(chatbot)等。

人工智能技术在医学影视科普中可以有广泛的应用,人工智能技术拥有众多技术方向,可以从多个方面助力医学影视科普可以提供个性化的学习体验和智能化的辅助功能。以下是我们认为可行的,机器学习和人工能技术在医学影视科普中的一些应用示例。

（1）智能推荐：通过机器学习算法和用户行为分析，智能推荐系统可以建立用户的个体模型，通过根据观众的兴趣、学习历史和反馈，为其推荐匹配的医学影视科普内容，提供个性化的学习体验。

（2）自然语言处理（NLP）：NLP 技术可以用于语音交互和文字理解，让观众能够使用自然语言与医学影视科普内容进行交流和提问，从而对医学知识获取更深入的解释和理解。

（3）图像和视频分析：机器学习和计算机视觉技术可以用于医学影像的分析和解读，也可以拓展到手术过程的辅助和训练，帮助观众理解疾病的特征、诊断和治疗方法。

（4）智能辅助诊断：通过机器学习和人工智能技术，可以开发智能辅助诊断工具，帮助观众分析医学数据、提供预测和建议，提升诊断准确性和效率。智能辅助诊断还可以进行病情预测和风险评估。比如通过结合个体的病史、生理参数和遗传信息等多种数据生成个性化的预测模型，为观众提供早期发现潜在疾病风险的机会，促进健康管理和预防措施的制定。

（5）智能虚拟助手和聊天机器人：机器学习和自然语言处理技术可以用于开发智能虚拟助手或聊天机器人，它们可以成为提供医学科普服务的有效工具。观众可以与它们进行对话和互动，获得问题的解答、解释和指导，促进医学知识的传播与学习。

（6）数据分析和知识发现：机器学习和数据分析技术是应用于医学影视科普的科学方法，它们可以从医学影视科普的数据中提取有价值的信息，发现知识模式和相互之间的关联，优化内容制作和推荐，提高观众的学习效果和满意度，同时也为内容制作者提供更准确的观众洞察和市场反馈。

（7）情感识别和个性化反馈：情感识别和个性化反馈是通过机器学习应用于医学影视科普领域的一项重要技术，通过情感识别和个性化反馈，我们能够更好地了解观众的情感需求，并为他们提供个性化的学习支持和情感交流。这有助于提高观众的学习效果、增强学习动力，并促进医学知识的传播与理解。

下面将以一个详细的例子来阐述上述的部分应用，这样可以给到读者一个直观的反馈。

假设一个观众正在观看一个关于心脏疾病的科普视频，他希望可以学习到这个领域专业细致的医学知识。在观看的过程中，人工智能可以通过分析观众的观看行为和反馈，来提供个性化的学习体验。例如，如果观众对心脏疾病的某个方面表现出特别的兴趣，人工智能（情感识别、个性化反馈和智能推荐）可以推荐更多相关的科普内容，如详细的心脏结构、疾病的治疗方法等。

同时，观众可以通过智能交互技术，如语音识别和自然语言处理（NLP），与视频进行互动。例如，观众可以直接向视频中的虚拟医生提问（智能虚拟助手和聊天机器人），如"心脏病的早期症状是什么？"等，然后人工智能可以根据预设的知识库或实时搜索互联网数据（数据分析和知识发现），来提供相应的答案。

在观看过程中，人工智能还可以通过分析观众的观看数据，如观看时长、重复观看的部分、提问的内容等，来提供实时的反馈和建议，帮助观众提高学习效果（数据分析和知识发现）。例如，如果观众在理解心脏疾病的某个复杂机制时遇到困难，人工智能可以推荐更易理解的解释或相关的辅助资料，如动画、3D 模型等（智能推荐）。

最后，人工智能还可以用于优化科普内容（数据分析和知识发现）。例如，它可以通过深度学习技术，自动生成逼真的 3D 模型和动画，提高科普视频的观赏性。或者，它可以通过分析大量的用户反馈和观看数据，来优化科普内容的结构和表达方式，使其更符合观众的学习习惯和需求。

这个例子展示了人工智能在医学影视科普中的多种应用，它不仅可以提供个性化的学习体验,增强观众的交互体验,提供实时的反馈和建议,还可以优化科普内容,提高科普影片的质量和观赏性。

4. 3D 建模、动画和实时渲染技术

3D 建模是一种使用计算机软件或工具创建三维物体或场景的过程。通过 3D 建模,我们可以准确地塑造物体的外观、形状、纹理和光照等属性,并定义物体之间的关系和运动方式。这种建模过程可以采用多种技术,例如多边形建模、曲线建模和体素建模等。设计师可以通过绘制、变形、组合和调整图形元素来创造所需的三维形状。3D 建模的最大特点在于其立体性和逼真性,它能够构建出详细和精确的三维模型,使观众能够从各个角度观察目标物体。而 3D 动画的优势在于它能够展示复杂的动态过程,增强观众的视觉体验。3D 动画技术能够将抽象的知识具象化,使观众能够以更直观、更生动的方式理解这些知识。

实时渲染是一种在计算机系统内快速生成和渲染图像或动画的过程。与传统的离线渲染相比,实时渲染要求在较短的时间内生成和呈现图像,通常以每秒帧数(FPS)来衡量。在实现技术上,实时渲染技术需要使用高度优化的算法和硬件加速技术以快速计算光照、材质、阴影等效果,并生成逼真的图像。实时渲染技术的优势在于提供沉浸式和交互式的体验。通过实时渲染技术,用户可以在虚拟环境中自由移动和探索,这种体验是预渲染图像无法比拟的。用户可以实时与渲染的场景进行交互,并根据需要改变视角和观察点。这种实时性和互动性使用户能够深入了解虚拟环境中的物体和场景,提供更加真实和身临其境的感受。实时渲染技术还具备动态调整渲染效果的能力。比如根据用户的操作和环境的变化,系统可以实时调整渲染参数,如光照强度、材质属性等,以达到更加逼真和自然的效果。例如,在虚拟现实医学应用中,实时渲染技术可以根据用户在虚拟手术场景中的操作,调整光照和材质,实现更准确的手术模拟和可视化效果。

3D 建模、动画和实时渲染的技术结合在医学影视科普中具有重要

的作用,我们可以极大地拓展医学影视科普的表现形式和展示维度,这将是元宇宙医学影视科普的基建技术之一。通过使用这项技术,我们可以提供更逼真、直观和交互性的学习体验,帮助观众更好地理解医学知识和概念。比如,通过 3D 建模和实时渲染技术,可以创建逼真的人体解剖模型和医学结构。观众可以直观地观察和探索这些模型,深入了解人体的解剖结构、器官位置和功能;利用 3D 建模和实时渲染,我们可以创建虚拟的疾病模型,如肿瘤、心脏病变等。使得观众可以观察和理解疾病的特征、发展过程和影响,增强对医学疾病的认知;3D 建模和实时渲染技术可以模拟各种手术过程,并提供逼真的手术场景。观众可以在虚拟环境中观察和学习手术操作的步骤、工具的使用和操作技巧,加深对手术过程的理解和应用;医学图像(如 CT 扫描、MRI 等)通过 3D 建模和实时渲染可以转化为逼真的三维模型。观众可以通过观察和交互,更好地理解图像中的病变、结构和区域;还有一点就是互动和参与体验,通过与 3D 建模和实时渲染技术的交互,观众可以参与到学习过程中,通过观察、操作和探索,加深对医学知识的理解和记忆。这种互动体验可以提高观众的参与度和学习效果。

5. 交互式技术

交互式技术是指通过各种手段和方法,实现用户与计算机系统或其他设备之间的交互和沟通。这种技术旨在提供更直观、灵活、自然的交互方式,使用户能够以更自由的方式操作和控制系统,以达到更好的用户体验。

常见的交互式技术包括:图形用户界面(graphical user interface,GUI)、触摸界面(touch interface)、语音识别(speech recognition)、手势识别(gesture recognition)、自然语言界面(natural language interface)和新兴的眼部跟踪交互技术。现在大众接触比较多的 XR 技术(VR、AR 和 MR 的统称),除了上述的交互技术,也应用了传感器和跟踪技术以及计算机视觉技术,XR 基于上述技术的不同组合来实现交互的目的,我们在本小节第二点已经进行了讨论。交互技术是元宇宙中每个个人进行联络的基本要素,我们在此处会重点讨论手势识别技术和语音识别技术在元宇宙中的交互应用,这两种技术在应用场景上和用户最为贴近,并在最后讨论眼部跟踪交互技术

手势识别是通过识别和解释人类手部、手指或身体的动作,将其转化为计算机可理解的指令和操作。手势识别技术涉及图像处理、模式识别、机器学习等领域的数学算法和技术。它需要接受传感器(如摄像头、深度传感器、红外线传感器等)捕获的数据并对数据进行处理和分析,进而提取出关键的特征并与预定义的手势模型进行匹配和识别,从而达到智能识别人类手势指令的效果。

手势识别技术可以识别和解释多种类型的手势动作,目前主要的手势动作类型有以下 3 种:① 手势手指动作。通过识别手指的弯曲、张开、滑动等动作,实现对系统目标的交互和控制。例如,捏合手势可以用于放大或缩小图像,划动手势可以用于滚动页面或者画面切换等。② 手势姿势。通过识别手部和手指的相对位置和角度实现对目标的指令输入和操作。例如,手掌向下可以用作关闭当前应用程序或切换下一个应用,手指点按可以用于选定或确认操作。③ 全身动作手势。通过识别身体的动作,如手臂的摆动、头部的转动等,实现对元系统目标的控制。例如,在一部虚拟现实的医学影像科普中,观众通过头部的转动可以改变视角或导航虚拟环境。

语音识别技术(speech recognition)是一种通过分析和解释人类语音的声音信号,将其转化为计算机可理解的文字或指令的技术。它旨在实现机器对语音输入的理解和识别,并将其转化为文字形式或相应的操作。语音识别技术涉及信号处理、模式识别和自然语言处理等领域的算法和技术。它通过采集和分析语音信号的频率、音调、语速等特征,结合语言模型和声学模型,来识别和解析出语音中的语义信息。语音识别技术可以用于各种应用场景,比如语音助手、语音转文字、语音控制以及语

音辅助技术。语音识别技术的使得人们能够更方便、自然地与计算机进行交互和控制。随着深度学习和自然语言处理技术的进展,语音识别技术将变得更加准确和智能化,为人机交互提供了更多的可能性。

在元宇宙医学影视科普中,语音识别技术和手势识别技术可以降低用户的使用难度,进一步提升用户的参与度和沉浸感。比如通过语音识别技术,元宇宙医学影视可以提供语音导览和解说功能。用户可以通过语音指令或语音交互,获得医学知识、病症解释等内容的语音导览,使他们更好地了解和学习医学领域的知识;利用语音识别技术,用户可以通过语音指令与元宇宙医学影视进行交互和问答。他们可以提出问题、寻求解答,与虚拟医学导师或系统进行对话,获取个性化的医学知识和指导。使用手势识别技术,用户可以在元宇宙中通过手势动作来进行导航和控制。例如,用户可以通过手势切换场景、选择特定对象、调整视角等,更加灵活地浏览和学习医学内容。借助手势识别技术,用户可以通过手势动作来操作和探索元宇宙中的三维模型。他们可以通过手势旋转、缩放、选择特定区域等方式与三维模型进行互动,深入了解解剖结构、疾病过程等医学知识。

以下是一个在元宇宙医学影视科普应用中使用语音识别和手势识别技术的示例。

假设我们在一个关于人类心脏的元宇宙科普应用中。用户穿戴着虚拟现实头盔,被带到一个 3D 的、全身通透的人体模型前。模型的心脏在模拟心脏的真实跳动。

用户对着应用说:"请告诉我心脏的结构。"系统识别到了用户的语音命令(语音识别技术),随后立即以 3D 的形式展示出心脏的各个部分,比如心房、心室、瓣膜等,并且同时有语音解说介绍每个部分的名称和功能。

用户再问:"什么是冠状动脉?"语音识别技术系统立即高亮显示冠状动脉的位置,同时解释:"冠状动脉是供血给心脏的重要血管,它们负责将氧气和营养物质输送到心脏肌肉"等医学知识。

系统随后提示用户:"你现在可以用手势来查看心脏的内部结构。"用户伸出手,模拟抓取心脏的动作,屏幕上的 3D 心脏模型就好像被用户抓在手中一样,随着用户的手势移动(手势识别技术)。

用户可以通过手势将心脏"分开"(手势识别技术),查看内部的结构,比如心房、心室和瓣膜。每当用户触摸到某一部分,系统就会详细解释这一部分的名称和功能。用户甚至可以模拟进行心脏手术,比如更换瓣膜,这样他们就可以更深入地理解这个过程。

通过这些技术的应用,用户可以在一个互动的环境中学习,而不仅仅是被动地接收信息。语音识别和手势识别技术的应用使得元宇宙医学影视科普可以提供更加沉浸式、个性化的学习体验。用户可以以自然、直观的方式与内容进行交互,深入学习和探索医学知识,并根据自身需求获得个性化的学习支持和指导。

眼部跟踪技术在元宇宙中的应用中是一种新兴的交互方式,这个技术通过捕捉和分析用户的眼部动作,如眼球的移动或者瞳孔的变化,来理解用户的意图和指令。它的技术原理是使用高速摄像机和红外光源捕捉眼睛的反射光和瞳孔的位置,然后通过计算机视觉算法分析图像确定眼球的方向和瞳孔的变化,进而实现眼部的实时跟踪。

在医学影视科普作品中,眼部跟踪技术除了可以在交互式学习、个性化推荐上有应用之外,还可以提供两个独特的应用优势。

(1)情绪反馈:眼部跟踪技术可以用于捕捉观众的情绪反馈。眼睛是心灵的窗户,可以直观反映用户当下的情绪状态,如果观众在看到某个场景时瞳孔扩张,这可能表示他们对该场景感到惊讶、兴奋或者不安。这种反馈可以帮助制作人员了解观众的反映,在随后的工作中对内容进行优化,并提高观众的满意度。

(2)无障碍交互:对于部分特殊人群,比如言语障碍或运动障碍的人,眼部跟踪技术可以提供一种无须使用手或语音的交互方式,消除了他们进入医学元宇宙的阻隔,为他们提供可行且方便的参与方式,进一步扩大了科普的覆盖人群和科普效果。

尽管眼部跟踪技术被认为在元宇宙中有很大的应用前景,但目前也面临着如何确保眼部跟踪的准确性和稳定性,以及如何处理不同用户的生理和行为差异的问题。我们可以持续关注这个技术的发展动向。

五、元宇宙医学影视科普作品的制作步骤

1. 策划阶段

这个阶段主要是确定科普主题和目标受众,根据这些信息制定项目计划,也需要进行初步的技术和资源评估,确定我们需要哪些技术和资源来实现你的目的。

第一步,设定目标。首先,我们需要确定科普作品的主题和范围。例如,我们需要决定这一部科普作品专注于哪个医学领域,比如心脏病学、神经科学或者公共卫生等。我们也可以选择一个更具体的主题,如特定的疾病、诊疗技术,或者健康生活方式。我们也需要确定通过这个医学影视科普作品可以达到什么样的科普教育效果,观众可以学习到什么,可以解决观众什么需求。

第二步,我们需要识别可能对医学科普作品感兴趣的人群。这可能包括医学专业的学生、医生和其他医疗工作者、对医学和健康问题感兴趣的普通公众,由于元宇宙技术的引入,使得科普作品会有更多的展现形式,我们可以进一步挖掘通过新技术的应用而引发兴趣的人群,我们也可以吸引在元宇宙中寻求教育和学习资源的用户。

第三步,我们需要进行深入的受众研究。通过对受众的研究来了解他们的需求,兴趣,行为模式,以及他们对元宇宙的接受程度以及将来在元宇宙中的可能活动。我们可以通过线上线下的调查问卷,访谈,以及

对现有数据和研究的分析来收集这些信息。这些信息的反馈,可以有效帮助我们后续的制作策略,比如科普的重点,用户的技术体验偏好。

第四步,进行市场研究。包括潜在的观众、竞争对手,可以帮助我们更好地了解目标受众的需求,以及竞争环境。在我们确定研究目标之后,我们可以直接从目标受众或者其他相关人群那里收集的信息。这可能包括调查、访谈、观察或者实验。我们有可能需要设计一手研究的方法,如问卷内容、访谈问题、观察指标等,以确保能收集到需要的信息。我们也可以咨询专业的第三方服务公司,获取我们所需要的市场数据,获取如行业报告,竞争对手的公开信息,以及相关的统计数据等。随后基于我们获得的数据进行分析,制定或者调整我们的项目内容、侧重点、普及人群等决定项目成败的核心因素。

第五步,制定项目计划。在确定了我们科普的主题,进行市场的分析后,就需要制定整个项目的计划了,制定项目计划是策划阶段的重要部分,它涉及确定项目的时间表,资源需求,分工和预期的里程碑。以下是一些具体步骤:

(1)根据我们确定项目的目标和范围,对整个项目进行分解:我们可以将项目分解为一系列具体的子任务,这些任务可能包括策划、设计、开发、测试、发布等各个阶段的工作。对于每个任务,你需要确定它的预期结果,所需的时间和资源,以及它与其他任务的关系。

(2)预算和资源计划:制定项目预算,包括硬件和软件需求的成本、人力成本,运营成本,市场营销费用,以及预留的应急资金。同时,还需要考虑项目所需的人力和物力资源,包括团队成员、设备、软件等,并制定相应的获取和管理计划。

(3)元宇宙硬件与软件的特殊需求:元宇宙医学影视科普策划阶段与传统的医学影视科普的制作是有很大的不同的:元宇宙的医学影视科普作品在硬件和软件需求方面与传统的医学影视科普制作存在着明显的差异,传统的医学影视科普制作通常会使用专业摄像机、摄影机、灯光和音频设备或者电脑和编辑设备等，在软件上一般需要视频编辑软件、动画和特效软件和音频处理软件等，而元宇宙作品需要虚拟现实设备、传感器和控制器等特定硬件，并依赖于元宇宙平台和交互设计编程技术来实现沉浸式的互动体验。

在制作元宇宙的医学影视科普作品时，在硬件上，首先是对高性能计算设备的需求，制作元宇宙的影视作品可能需要大量的计算资源，尤其是在处理 3D 建模和渲染时。我们可能需要一台或者多台高性能的计算机，它应该有足够的处理器速度、内存和显卡性能来处理这些任务，在预算有限的情况下，我们也可以租赁云服务。如果作品要在虚拟现实或增强现实环境中展示，那就需要相应的硬件设备，如 VR 头盔或 AR 眼镜，我们也需要配套相应的 VR/AR 开发工具，比如 Unity 或 Unreal Engine 这样的游戏引擎。如果打算在作品中使用真实世界的物体，那就可能需要 3D 扫描设备来扫描这些物体并将它们转化为 3D 模型。在制作互动式教育材料时，高质量的麦克风和摄像头来也是必不可少的。在软件需求上，一般需要 3D 建模和渲染软件，因为用来创建作品里的 3D 环境和物体。一些常见的选择包括 Blender、3ds Max 或 Maya。此外，我们可能还需要一个渲染引擎来生成你的 3D 场景，如 Unity 或 Unreal Engine；根据项目的具体需求，我们可能需要使用一种或多种编程语言，如 C♯、JavaScript 或 Python。相应的，我们会需要一个开发环境，如 Visual Studio 或 Eclipse。如果作品打算收集和分析用户交互数据，就需要数据分析和可视化工具，目前比较常用的是 Tableau 或 Python。

以上提到的这些也只是一些基本的硬件和软件需求，具体的需求将根据项目的具体需求而变化。在项目开始之前，硬件和软件工具应该已经是准备就绪了。

（4）组建团队，分配资源和职责：确定项目所需要的团队成员和他们的职责。这可能包括项目经理、设计师、开发者、测试员、营销人员等，另外需要确定每个子任务所需的人员，设备，和其他资源，并分配职责。

每个团队成员应该清楚自己的角色和责任,以及他们需要完成的具体任务。

需要值得注意的是,在团队的组织上,不同于传统的医学影视科普制作,元宇宙的医学影视科普项目需要更多的技术人员,比如我们需要虚拟现实专家来创建逼真的虚拟医学场景并优化用户体验;需要三维建模师来创建高质量的三维医学模型。这些人员最好还需要一定的医学知识,并有过准确地构建医学模型的经验。在元宇宙的医学影视科普项目中,动画师起着关键的角色,他们能够为医学场景和过程创建流畅的动画效果。他们应该具备动画制作的技能和经验,以确保医学内容的准确传达和视觉吸引力。还有就是编程人员,他们需要负责开发交互式界面、用户导引和虚拟环境中的动态效果。传统的医学影视科普项目通常不需要这方面的技能和人员。以上列举的人员只是一些常见的角色,实际项目中可能有其他特定的需求和人员配置。

(5)专业医学顾问团队:医学领域的科普需要复杂的医学专业知识来确保科普内容的准确性和精确性,因此专业医学团队的介入以提供医学顾问是很有必要的,在我们确定了目标和范围后,我们需要专业人员参与整个科普作品的制作过程,比如人员的配备,主题内容的展现形式,用户交互设计等。

(6)制定时间表:我们可以基于任务的预期工作量和依赖关系来制定一个项目的时间表。这个时间表应该包括每个任务的开始和结束日期,以及重要的里程碑日期。包括各个阶段的开始和结束时间、关键里程碑,以及任何重要的日期或期限。同时,还需要制定项目的进度计划,包括项目的主要阶段和任务,以及他们的先后顺序和相互依赖关系。

(7)制定风险和质量管理计划:我们需要尽可能识别可能影响项目进度或质量的风险,制作一部元宇宙科普的作品要比传统的影视作品复杂得多,比如技术问题、人员变动,或者其他不确定因素,我们都需要考虑到并制定应对策略。

2. 设计阶段

在设计阶段,我们需要详细设计目标的科普作品的各个元素,如 3D 模型、动画、音频、视频、互动、用户体验等。这个阶段可能需要使用到各种设计和开发工具,如 3D 建模工具、音频编辑工具、编程工具等。

设计阶段是科普作品制作过程中的关键阶段,也是计划和确定科普作品的核心概念和内容的阶段,可能需要进行以下工作:

(1) 脚本制作。脚本是整个作品的核心,它决定了项目的整体框架和具体内容。一个常规的脚本应包括场景描述、角色行动、对话和语音、互动元素、视觉和音频效果等一系列的因素。在制作脚本或剧本时,我们需要考虑用户的体验,尽可能使内容有趣、有启发性,能够吸引人的注意,同时易于理解。当撰写元宇宙医学影视科普作品的脚本时,因为元宇宙的三维、交互式和沉浸式的特性为脚本创作提供了新的可能性和挑战。我们需要考虑到元宇宙的环境是互动性的,因此,脚本需要考虑到这种交互,并提供一些选择或分支,以便观众可以影响故事的走向;元宇宙提供了一种沉浸式的体验,这意味着脚本需要更加注重环境和氛围的创造。这可能涉及如何利用声音、光线、空间等元素来增强观众的感官体验。在元宇宙中,空间和时间更具有灵活性,因此脚本可以设计一些无法在现实中实现的场景,或者让故事在时间上向前或向后跳跃。你的脚本也需要考虑元宇宙中的科技元素,例如虚拟现实、增强现实、人工智能等,这些元素可以为故事提供新的可能性。

(2) 内容设计。根据目标受众的需求和科普内容的特性,制定出能够吸引并留住观众的内容策略。设计内容时,需要考虑如何以元宇宙的形式展现科普内容,如何让内容更有趣,更具互动性,以提高观众的参与度和学习效果。在元宇宙的医学影视科普上,可以从沉浸式体验、友好的交互性设计、实时反馈和模拟、三维建模和动画、跨平台适应性等几个方面来寻求独特的设计要求和创意实现。

(3) 互动设计。传统的医学影视科普作品中,互动元素使相当有限的,但在元宇宙医学影视科普作品中却扮演着非常重要的角色,互动设计旨在为用户提供更加沉浸、有参与感和直观的体验。作品的互动设计,包括用户可以如何同作品互动,例如通过手势、语音命令或物理设备,以及这些互动如何影响作品的反馈内容,当然具体的互动设计,需要遵循作品的实际要求。以下几个以下是在互动设计方面通常包含的要素:

① 用户界面(UI)设计:UI 设计是创建用户与元宇宙内容互动的接口,这是一种跨越二维屏幕和三维虚拟空间的设计实践。除了传统的菜单、按钮、滑块、指示器这些传统的信息和导航的设计外,我们也需要考虑其他方面的设计,比如三维界面设计、适应性设计、直观的交互设计以及社交和共享的设计等。一个良好的 UI 设计可以让用户更方便地访问和控制内容,使他们的体验更加顺畅,也能让用户轻松地导航和控制元宇宙的科普体验。

② 用户体验(UX)设计:UX 设计是优化用户在元宇宙环境中的体验的过程。这可能涉及如何展示信息、如何引导用户进行操作、如何响应用户的动作等。在元宇宙中,用户体验的重要性比传统的影视作品更大。我们需要考虑如何让用户在使用我们创作的作品时感到舒适、流畅;如何通过设计使他们能够轻松地理解和使用我们的作品所要表达的内容。

③ 交互模式设计:我们需要考虑用户如何与元宇宙内容互动。这可能包括点击、拖拽、手势操作、语音命令等。我们也可以设计更复杂的交互模式,如使用虚拟或增强现实设备进行物理操作。在元宇宙的医学影视科普作品中,交互设计使得用户可以实际参与到影视作品中,大幅度地激发用户的兴趣以及强化记忆,提升科普的效果,因此元宇宙的交互设计在一部元宇宙作品最后是否成功中占据了很大的比重,在交互设计的思路上,我们大致可以参照互动设计的总体原则。

④ 反馈设计:当用户进行操作时,他们通常期望得到一些反馈,以

确认他们的操作已被接收。这可能是视觉反馈(如动画、颜色变化)、声音反馈(如点击声、提示音)或触觉反馈(如振动),在元宇宙的世界中,反馈是相较于传统医学影视作品的一大特色,有了反馈,用户将不再是单一、被动地接受知识,如何设计出精彩的反馈行为,是需要设计师努力斟酌的。

⑤ 可访问性设计:我们的互动设计,需要确保元宇宙内容可以被尽可能多的人访问并且方便地使用。这可能包括提供字幕或语音描述,为色盲用户提供色彩选项,或者为有障碍的用户提供替代的交互方式。这里不单单是技术上的可达到,也有内容和体验上的舒适性和黏稠度的要求。

互动设计的总体原则:在进行互动设计时,我们认为以下几个方面是需要通盘考虑的,这样就可以确保我们实现出色的互动设计,确保良好的用户体验。

① 互动性。元宇宙的一个核心优势是其互动性。用户可以在元宇宙中通过操作模拟的医学设备、虚拟的人体模型等进行互动,以增强理解和记忆。因此,设计时应考虑到用户与内容的互动方式,使其既符合现实操作逻辑,又易于理解和操作。

② 易用性。元宇宙系统是多学科交叉的技术实现,系统会比较复杂,但面对用户的时候,用户界面和操作方式应当简单明了,要有良好的用户体验,避免用户在操作上感到困难,从而降低用户的兴趣。此外,清晰的引导帮助和使用说明是必不可少的,这样可以降低使用门槛,方便用户快速上手。

③ 舒适度。在元宇宙中长时间学习可能会使用户感到疲劳,因此设计时需要考虑到用户的舒适度。例如,可以通过优化视觉设计和交互方式,减少可能引起眩晕或视觉疲劳的因素。

④ 个性化。元宇宙的学习体验应可以根据用户的需求和喜好进行个性化调整。比如,可以通过智能推荐系统,根据用户的学习历史和反

馈，推送合适的内容。舒适的个性化需要我们在设计元宇宙的结构和过程时，保持恰当程度的开放性，过分的开放性会容易导致系统操作过分复杂，但过于约束的开放性会降低用户的体验感，尺度的把握需要元宇宙的设计者的经验作为支撑。

⑤ 社交功能。元宇宙也提供了丰富的社交可能性，用户可以与其他用户在同一环境下共同学习和交流。设计时我们可以考虑增加一些社交功能，如讨论区、共享笔记等，这样可以加深用户的体验。

⑥ 多平台兼容性。我们考虑不同设备和平台的兼容性，确保元宇宙医学影视科普作品可以在各种终端上顺畅运行和展示。适应不同的屏幕尺寸、输入方式和操作系统，提供一致性的体验，无论用户使用 PC、移动设备还是虚拟现实头盔显示器，都能够获得良好的用户体验。

⑦ 清晰的指引和帮助（AI 辅助）。提供清晰的指引和 AI 辅助，可以帮助用户更好地了解和使用元宇宙医学影视科普作品。一款设计优秀的 AI 辅助机器人，可以提供易于理解的使用说明、教程和提示，解答常见问题，并提供在线支持渠道，这样就可以让用户随时获取帮助和支持。

总的来说，互动设计是元宇宙医学影视科普作品制作过程中的重要组成部分。通过精心设计的互动元素，我们才可以提供更加深入、有趣和教育性的体验。

（4）3D 建模和渲染。在元宇宙的环境中，我们需要创建 3D 模型和环境来展示内容。这个是元宇宙的标志性展示之一。在制作元宇宙医学影视科普的作品时，我们需要设计和建模 3D 角色、物体和环境，并使用渲染技术来生成真实感的图像。在影视科普作品的制作过程中，3D 建模与渲染是非常关键的一环，因此需要考虑如何组合使用以下几个技术方面：①3D 建模。3D 建模是创建物体的三维表示的过程。在医学影视科普作品中，这可能包括人体器官、细胞、病毒、医疗设备等的模型。②纹理映射。纹理映射是将 2D 图像（纹理）应用到 3D 模型上的过程。这可以给模型添加颜色、图案或细节，使模型看起来更加真实。例如，你可以使用纹理映射给人体器官模型添加肌肉纹理或血管细节。③3D渲染以及实时渲染。3D渲染是将3D模型转换为2D图像或动画的过程。这需要计算模型的光照、阴影、反射、折射等,以产生逼真的效果。在医学影视科普作品中,高质量的3D渲染可以帮助观众更好地理解复杂的医学概念,同时在动态展示或者交互的情况下,实时渲染技术是必不可少的。④动画。我们可以为3D模型添加动画,使它们能够移动或改变形状。例如,你可以展示心脏的跳动、血液的流动、细胞的分裂等。这样的动态效果可以更好地引起用户的注意力。

(5)音频和视频设计。在元宇宙的环境中,音频与视频会有更多的使用场景,因此在音频与视频的内容和选择上需要更加丰富并具有层次感。

音频:① 空间音效设计:元宇宙的医学影视科普作品可以通过运用适当的空间音效和3D音效技术,为元宇宙医学影视科普作品创造出具有方向感和立体感的音频效果,营造一个真实的虚拟环境感。通过头显或耳机,观众可以感受到声音在虚拟空间中的方向位置和运动,增强他们的身临其境感和沉浸感。这些空间音效技术可以用于模拟手术过程、环境音效等,以提供更逼真的体验。

② 交互音效设计:元宇宙作品的交互可以扩展到音频层面。观众的互动行为和操作可以触发相应的音效反馈,增强观众与虚拟环境的互动体验。例如,触摸虚拟对象、操作医疗设备等动作可以伴随着相应的音效,使观众更加身临其境。

视频:① 360°全景视频设计:元宇宙的医学影视科普作品可以利用全景摄像技术,提供360°全景视频。观众可以通过虚拟现实设备或鼠标控制器,在虚拟环境中自由转动视角,获得全方位的观看体验。这种全景视频可以用于模拟手术室、医学实验室等场景,让观众感受到医学工作的真实性。

② 虚拟角色和模拟操作设计:我们可以利用虚拟现实技术和计算

机图形学,创造出虚拟角色和虚拟物体,进行模拟操作和演示。观众可以通过互动操作与虚拟角色互动,并观察和参与医学操作的过程。这种互动的视频体验提供了更加生动和实践性的学习方式。

3. 开发阶段

在这个阶段,我们需要使用在设计阶段创建的元素和资源来开发我们计划的元宇宙医学影视科普作品。这可能涉及编程、3D建模、VR、AR、AI、动画制作等工作。同时,我们也需要测试我们的作品,确保它在各种环境和设备上都能正常运行。技术开发阶段需要团员有深厚的编程知识,以及有能力处理可能出现的技术挑战。我们也可能需要与专业的开发人员和工程师合作,以实现作品的创意和设计。因此拥有一支经验丰富的研发团队是非常重要的。在制作一部元宇宙的医学影视科普作品的开发阶段,可能包括以下几个步骤。

(1)内容制作。在这一步骤中,我们根据设计阶段的需求,将元宇宙的各个元素进行实现,这个过程,其实就是一个资源准备的过程,好比我们需要在森林里建设一座小木屋,经过设计阶段,我们已经打好了地基,下一个步骤,就是我们将需要建设这个木屋的材料准备齐全,比如木头、铲子、门框、门等。根据元宇宙影视作品的属性,这个阶段的内容制作会主要包括3D建模、动画制作、音频制作等内容创作任务。在元宇宙的医学影视科普作品中,我们可能根据作品的需要创建人休的各个部分、医疗设备、微生物等的3D模型,或者制作动画来展示医学过程或者疾病的发展,提高用户的理解和记忆。同时,音频制作,如配音、音效等也在这一阶段进行,这可能包括医学概念的讲解、3D模型和动画的解说、模拟医疗设备的声音等。以上这些都需要专业的3D艺术家、动画师和音频设计师的参与。当然,在内容制作完成后,我们需要进行审核和优化。审核的目标是确保内容的准确性和质量,优化的目标是提高内容的表现效果和用户体验。审核和优化可能是一个不停反复的过程。

(2)技术开发:这个阶段的主要目标是利用软件工程技术将设计阶

段产生的方案转化为实际的产品。首先我们需要对整个元宇宙应用程序的系统架构进行设计,包括确定所需的软件组件、数据库、服务器、API等,并确定这些组件之间的交互和通信方式。系统架构是实现技术路线的核心,这个步骤最好是有丰富经验的元宇宙架构师来进行设计,在系统架构进行设计阶段的时候,我们可能还需要考虑安全性、可扩展性、性能等因素。在系统架构设计完成后,技术人员可以开始编写代码来实现设计。这里包含了常规的编程工作,比如编写前端代码用于创建用户界面和实现用户交互;编写后端代码用于处理数据和实现业务逻辑还有编写数据库查询和操作代码用于存储和检索数据。编码工作也需要包括涉及元宇宙相关的编程技术。具体来说,这可能包括:① 元宇宙编程。编写代码来创建和控制元宇宙环境中的对象和事件。这可能涉及一些专门的元宇宙开发工具和语言,比如 Unity、Unreal Engine 等游戏引擎,以及相关的编程语言,如 C♯(Unity 使用)或 C++(Unreal Engine 使用)。② 虚拟现实和增强现实编程。如果我们的作品涉及 VR 或 AR 技术甚至是两者结合的 XR 技术,我们可能需要使用相关的开发工具和API,比如 WebXR、ARCore、ARKit 等。③ 其他需要应用到元宇宙作品中的智能硬件的定制化功能编程。这些智能硬件是用来实现元宇宙中的一些特定功能的,我们需要给这类硬件根据元宇宙作品的技术指标来进行特定的编程,他们通常是各类不同的功能性传感器,比如说一些智能的人体生理指标监测设备,人体动作的姿态捕捉设备等。

最后,在编程人员的技术要求上,为了元宇宙的编程的顺利实现,我们最好拥有一个有经验的开发团队来进行这个阶段的工作,并且以拥有医学领域的元宇宙开发经验的合作伙伴为佳。

(3)集成和部署。当开发团队完成单独的模块或功能的编程任务后,我们需要将这些代码集成在一起,形成一个完整的软件产品。集成过程中可能需要解决由不同部分的代码相互交互产生的问题。在元宇宙应用开发中,这可能涉及虚拟环境、AI、3D模型、用户界面等不同部分的集成。在完成代码的集成后,下一步就需要进行集成测试,以确保所有的模块和功能在一起工作时不会产生错误或问题。这可能包括功能测试、性能测试、安全测试等,我们需要确保我们制作的科普作品在各种环境和设备上都能正常运行,这可能包括多种设备和操作系统上进行测试,包括不同的 VR 和 AR 设备。完成集成测试之后,我们就可以将软件产品部署到测试生产环境。准备元宇宙影视作品的系统性测试和公测工作。测试阶段的工作我们将放在下一个小节进行叙述。

(4)技术文档编写。跟传统的医学科普影视作品不同,在属性上,元宇宙的医学科普影视作品更多应该归于一种数字化的应用软件。作为一款应用软件,他的技术开发文档是必不可少的。在制作一部元宇宙的医学影视科普作品的过程中,以下是一些我们可能需要编写的文档。

① 技术文档。这是为开发人员和技术支持团队准备的,用于说明软件的设计、功能、架构、代码结构等。这可以帮助团队成员理解软件的工作原理,以便于进行维护、更新和故障排查。一般一部元宇宙的影视作品的技术组成是复杂的,在技术文档的撰写上,需要团队花费较多的精力。

② 用户手册。这是为最终用户编写的,用于介绍如何使用软件的各个功能。对于元宇宙的医学影视科普作品,用户手册可能会包括如何在元宇宙环境中导航、如何访问和互动科普内容、如何操作虚拟设备等。

③ 安装和配置指南。这是为了帮助用户正确安装和配置软件。对于元宇宙应用,这可能包括如何下载和安装应用,如何配置 VR 硬件设备,以及如何连接到元宇宙平台等。

④ API 文档:如果你的应用提供 API 接口供其他开发者使用,那么你需要提供 API 文档,以说明如何使用这些 API 接口。

总的来说,在技术开发阶段,我们需要多个不同专业人员的参与,例如系统架构师、前端开发者、后端开发者、数据库管理员、系统管理员等。同时,每个步骤都可能需要进行反复的修改和优化,以达到最好的效果。

4. 测试阶段

这个阶段主要是测试科普作品的功能和用户体验。我们需要收集用户的反馈,对我们的作品进行调整和优化。测试阶段是制作元宇宙医学影视科普作品的关键环节,我们需要尽可能地发现并修复潜在的问题,优化用户体验,并确保作品达到预期的目标。以下是测试阶段可能涵盖的主要步骤。

(1) 内部测试。在公开发布之前,我们应该首先进行内部测试。这些测试包括:① 系统性的测试。我们在整个系统级别上进行测试,确保所有功能、性能和安全要求都得到满足。这可能包括测试元宇宙应用的加载速度、数据同步、用户体验等;② 性能测试。我们需要评估系统在高负载或压力条件下的性能,如大量用户同时访问元宇宙应用时,应用的响应时间和稳定性等。③ 兼容性测试。我们需要尽可能地测试元宇宙应用在不同的设备、操作系统、网络环境等条件下的工作情况,以确保它对所有用户都可用。④ 回归测试。每次修改或添加新功能后,都需要进行回归测试,以确保现有功能没有被破坏。⑤ 其他可能需要进行的测试。比如元宇宙的安全性和数据保密测试等。

这一阶段的目标是找出明显的错误和问题,比如界面错误,功能不正常,内容错误等。内部测试人员应该尽可能模拟用户的行为,尝试所有的功能,浏览所有的内容。

(2) Alpha 测试。Alpha 测试是第一次向团队外部的一小部分用户开放的测试阶段。这些用户通常是内部人员的朋友和家人,或者是特别感兴趣的用户。Alpha 测试主要关注软件的功能性、安全性、和稳定性,它的目标是找出内部测试可能遗漏的问题,获取初步的用户反馈。对于元宇宙医学影视作品的测试,我们需要考虑虚拟环境的用户体验:比如,在元宇宙中,如果用户通过头戴设备和控制器进行互动,那就需要测试设备的舒适性和易用性,以及虚拟环境的导航和交互设计是否符合用户预期。我们也需要测试元宇宙的交互性是否友善,用户的体验度是否足够舒适；制作元宇宙医学影视科普作品的目标是传达医学知识，我们需要测试用户是否能够在虚拟环境中有效地学习。我们可以设计一些测试任务，让用户在完成观看后执行，看他们是否掌握了作品希望传达的信息。在测试方式上，由于元宇宙环境提供了新的机会来收集用户反馈。我们可以考虑在虚拟空间中设置一些反馈点，让用户在观看和互动过程中直接提供实时反馈。以上的这些元宇宙的测试方式，在 Beta 测试中也需要应用。

（3）Beta 测试。Beta 测试通常在软件开发过程的最后阶段进行，它是向更广泛的用户群体开放的测试阶段。Beta 测试用户通常是愿意体验新产品并提供反馈的用户。Beta 测试的目标是获取真实用户的反馈，以便了解产品的性能，以及用户对产品的满意度。Beta 测试的反馈可以帮助开发团队进一步改进产品，并修复在 Alpha 测试中未能发现的问题。这个阶段主要关注的是用户体验和满意度。

在 Beta 测试阶段，我们有机会面对到大量的用户交互数据。充足的用户数据可以被用来改进作品和提高用户体验。因此我们需要在这个阶段关注收集数据和分析，我们可以考虑如下几点：

① 用户行为跟踪。比如用户在哪些地方停留了很长时间，他们与哪些元素进行了互动，他们在什么时候离开了。这些数据可以帮助我们了解用户的行为模式，并据此进行优化。

② 反馈收集。通过用户的反馈，我们可以用来借鉴并改进作品。我们可以在元宇宙中设置反馈系统，让用户在使用过程中随时提供反馈。然后根据分析这些反馈，找出需要改进的地方。

③ 学习效果评估。医学影视科普是有教育目的的，为了评估用户的学习效果。我们可以通过设定测验和评估，然后收集和分析用户的答案来实现。

通过有效地收集和分析数据，你可以更好地理解用户的需求和行为，优化你的作品，提升用户体验，同时也能评估你的作品是否达到了预期的效果。

（4）问题修复与优化：在测试阶段，问题修复与优化对元宇宙作品的成功发布是非常重要的，只有通过不断的问题修复与优化，我们的影视作品质量才会不断地提升，才能达到我们的科普效果。在具体的操作上，我们可以参考以下的方法，当然这只是一种通用的问题修复与优化流程，具体的步骤和方法可能会根据项目的特点和需求进行调整。

① 问题识别。首先，我们需要通过各种测试方法来发现问题。这些测试包括功能测试、性能测试、用户测试、安全测试或者根据我们作品实际要求所需要的测试等。一旦发现问题，测试员就需要将其记录下来，包括问题的描述、发生的环境、重现步骤等。

② 问题分类。在记录问题后，测试人员需要对问题进行分类。并按照问题的重要性和紧迫性进行分类。我们可以根据问题的严重程度、影响范围、修复难度等因素作为标准对问题进行分类。

③ 问题分配。在分类后，我们需要将问题分配给相应的人员进行处理。这可能包括开发人员、设计师、产品经理等。问题分配的目的是让问题落实到实际负责的人员，使问题得到快速有效的处理。

④ 问题修复。在问题分配后，接收问题的人员需要尽快进行修复。修复工作包括调试、修改代码、更新设计等操作。

⑤ 修复验证。在问题修复后，需要进行验证，确认问题是否已经被修复。验证过程中可能需要重复原来的测试，或者进行新的测试。

⑥ 问题追踪。在问题修复和验证过程中，需要对问题进行追踪，记录问题的状态和处理结果。问题追踪的目的是保证问题不会被遗漏，同时也可以为后续的问题处理提供参考。

⑦ 优化。除了修复问题，测试阶段也是优化产品的重要时机。我们可以根据测试结果，对产品的功能、性能、用户体验等进行优化。

⑧ 循环反复。在每个测试阶段结束后，团队都应该根据测试结果修复问题，进行优化，并准备下一轮的测试。

5. 发布阶段

在这个阶段,我们需要将科普作品发布到元宇宙平台,让目标受众可以访问和体验。同时,我们也需要进行推广工作,让更多的人知道我们的作品。当我们的作品到了发布的阶段,一个优秀的发布计划决定了我们的元宇宙医学科普影视作品能否获得成功,在具体的发布计划上,可参考下面的示例,但实际发行时,要根据实际情况来进行。

(1)发布准备。在发布作品之前,你需要确保所有的内容和功能都已经完成并通过了测试。你也需要准备一些发布相关的素材,如预告片,屏幕截图,作品介绍等。

(2)选择发布平台。在平台的选择上,元宇宙内容可以通过多种方式进行分发,包括专有的 VR 应用商店、元宇宙平台或者独立的网站。我们需要根据目标受众、内容类型和商业模式来选择最适合的分发平台。最后,我们可能选择一个或多个适合我们的元宇宙医学影视科普作品的发布平台。综合来说,选择的因素包括平台的用户基数,用户的兴趣和需求,平台的技术支持等。

(3)提交审核。如果发布平台有合规性需要,我们就需要提交我们的作品进行审核。我们需要按照平台的要求准备和提交相关的材料。我们的作品也需要遵循发行地所在的法律法规。

(4)发布。在作品通过审核后,我们可以在指定的日期和时间发布作品。

(5)推广。发布作品之后,我们需要进行一些推广活动,让更多的用户知道并试用我们的作品。我们可以使用社交媒体、网络广告、合作伙伴,甚至元宇宙间的合作等多种方式进行推广。

6. 维护阶段

在发布后,我们需要科普作品进行维护和更新,解决可能出现的问题,同时也可以根据新的医学知识和用户反馈进行内容的更新。维护工作在一部元宇宙的医学影视科普作品对外发布后非常重要,良好的维护计划和工作,既可以保持整个元宇宙系统的稳定和安全,也是保持客户黏性的保障。具体的维护策略可以参考以下几个方面。

(1)修复错误。在发布后,可能会发现一些技术问题、功能错误或性能方面的挑战。维护工作可以帮助及时发现并解决这些问题,确保作品的正常运行和良好的用户体验。如果用户报告了任何技术问题或错误,我们需要尽快修复它们。这可能涉及软件编程和调试,以及与技术团队合作。

(2)更新内容。医学科普领域的知识和技术经常更新和演进。维护工作需要包括定期更新内容、增加新的医学知识、修正错误或改进功能,以保持作品的时效性和准确性。同时为了保持我们的作品的新鲜感和相关性,我们也需要定期更新内容。这可能包括添加新的视频、文本、图片、3D 模型等。

(3)用户支持和反馈。维护工作包括提供用户支持和反馈渠道,以帮助用户解决问题、回答疑问,并收集用户的反馈和建议。这样可以不断改进作品,使其更好地满足用户需求。因此我们需要定期检查用户反馈和评价,包括元宇宙的交互评价、元宇宙中的自然语言信息、应用商店的评价、社交媒体上的评论等。

(4)优化性能。随着科技的发展和应用,我们可能需要对作品进行性能优化,以提高用户体验。比如减少加载时间,提高渲染质量,优化网络性能等,我们的元宇宙作品很大程度上都是程序和算法,随着硬件和软件的发展,可以不间断的优化性能。

(5)添加新功能。根据用户反馈和业务需求,我们可能需要添加新的功能到作品中。在添加新的功能的前,细致的计划、资源准备、风险评估乃至预期的投入产出比都是需要考虑的,我们建议可以参考本章的整体步骤进行实践。

(6)数据分析:在一部元宇宙的医学科普影视作品的维护阶段,数据分析可能是最关键的环节,通过对用户行为数据的分析,我们可以更深入地了解用户在作品中的活动模式、发现可能存在的技术问题,提升用户体验。最重要的,是在决策过程中,数据分析能为我们提供客观、量化的依据,从而避免主观偏见,提高决策的准确性和有效性,它能帮助我们提升作品的性能,优化用户体验,做出更好的决策。这个维护元宇宙作品的一项长期工作。以下是我们建议的数据分析步骤:

① 收集数据。首先,我们需要确保已经设置了正确的数据追踪和收集机制。这可能包括用户行为数据(如用户在作品中的活动、观看时间、互动次数等),系统性能数据(如加载速度、错误率等),以及用户反馈数据。

② 数据清洗和处理。收集到的原始数据可能包含错误、缺失值或异常值,因此我们需要进行清洗和处理,以确保数据的质量和准确性。

③ 数据分析。对清洗和处理后的数据进行分析,以提取有价值的信息和洞察。这可能包括描述性分析(如计算平均观看时间、用户活跃度等指标),探索性分析(如找出影响用户行为的因素),预测性分析(如预测未来的用户行为或系统性能),以及优化性分析(如通过 A/B 测试找出最优的设计或策略)。

④ 数据可视化。将分析结果进行可视化处理,以便于元宇宙管理团队的理解和交流。这可能包括制作图表、仪表盘或者 3D 数据等。

⑤ 数据分析驱动决策。根据数据分析的结果制定或调整策略,以改进作品的性能和用户体验。比如通过数据分析,团队可以决定是否对现有的元宇宙进行优化内容、改进设计或者修复潜在的问题等。

六、元宇宙医学影视科普作品实例操作

1. 实例制作:野外山地旅游大腿骨折急救方法

我们通过一个例子来实际操作如何进行一部元宇宙医学影视科普

作品的制作,我们希望通过这个简单的例子,给读者提供一个非常基础的概念,如何一点点地制作自己心目中的元宇宙作品。

实例的主题是:应用元宇宙技术,创建一个交互式内容的虚拟环境,通过模拟真实的野外山地旅游环境和突发情况,教观众如何处理大腿骨折的急救方法。

2. 策划阶段

在策划阶段,我们设定了我们的目标是通过应用元宇宙的技术科普野外大腿骨折的急救方法和操作步骤。我们相信我们的这个主题契合野外求生和探险的急救需求,预计可以吸引众多喜欢野外探险的爱好者。通过这个主题的受众研究和详尽的市场分析,进一步验证了我们目标的正确性,我们随之进入项目制定环节。

在项目制定环节:我们已经确定了我们项目的目标和范围,做好了预算和资源计划,进行了团队的组件,并且专门聘用了专业医学顾问团队。医学顾问团队为我们提供了大腿骨折的急救方法,包括如何稳定骨折部位,如何包扎和固定,以及如何安全地移动受伤者。确认我们的教程内容的准确性和科学性。经过团队的多次讨论,我们邀请专家为我们的项目做了技术风险控制,随后确定了项目时间表,现在计划开始设计阶段。

3. 设计阶段

1) 设计阶段的内容设计

设计内容时,我们可以从医学科普内容和如何通过元宇宙的形式进行科普两方面来考虑如何让内容更有趣,更具互动性,以提高观众的参与度和学习效果。在元宇宙的医学影视科普上,我们建议可以从沉浸式体验、交互性设计、实时反馈和模拟、三维建模和动画、跨平台适应性等几个方面来寻求独特的设计要求和创意实现。在确定了内容以及内容的设计之后,就可以引导元宇宙的脚本撰写。

2) 设计阶段的脚本设计

与传统的影视作品脚本不同,元宇宙医学影视科普作品的脚本由于技术的支持,可以有更多的想象空间和表现手法,比如环境、人物的虚拟仿真、全角度的视觉、生动、全方位的交互等,我们可以在撰写脚本的时候融入这些元素。以下是一个可供参考的脚本示例:

3)脚本示例

标题:《山间急救元宇宙体验:野外大腿骨折的生存指南》

【介绍】

欢迎来到元宇宙的医学影视科普世界!今天,让我们穿越虚拟山间,体验野外山地旅游中大腿骨折急救方法的全新模拟。元宇宙技术将带您沉浸在真实的山地环境中,并与虚拟救援团队一起学习正确的急救步骤,让我们一起开始探索吧!

【场景1:山间徒步旅行】

(画面切换到虚拟山地环境,用户在元宇宙中扮演徒步旅行者的角色)旁白:当您在山间徒步旅行时,元宇宙将带您置身于真实的山脉中,模拟不可预测的意外。在发现有人受伤时,您将与虚拟导师一起学习如何进行急救。

(1)安全优先:与虚拟救援导师一同评估现场的安全,并了解是否存在滑坡、岩石崩塌等危险。如果有危险,请与导师一同将受伤者转移到安全区域。

(2)呼叫紧急救援:与虚拟救援导师一起使用虚拟通信设备,拨打虚拟紧急救援电话,向虚拟救援队伍提供详细的位置和伤情信息。

【场景2:虚拟导师救援指导】

旁白:虚拟导师化作救援医生给予实时指导和教育。

(1)初步骨折诊断:在虚拟导师的指导下进行初步骨折诊断。通过虚拟图像和交互界面,您将了解如何评估大腿骨骼的特征,如畸形、疼痛点、异常活动等。虚拟导师将帮助您确定初步诊断为大腿骨骼骨折。

(2)虚拟模拟固定与止血:通过虚拟模拟,您将学习如何使用虚拟绷带、虚拟固定器材等来正确固定受伤者的大腿,并控制虚拟出血。您可以在虚拟环境中亲自操作，体验固定过程的真实感。

（3）个性化指导：虚拟导师会根据您的操作和表现提供个性化指导和实时反馈。这样您可以更好地掌握正确的固定技巧，并获得更高效的救援方法。

【场景3：心理支持与等待救援】

（画面展示虚拟导师指导用户与受伤者交流，并给予心理支持）

旁白：在虚拟环境中，虚拟导师将指导您与伤者进行交流，给予心理支持。

（1）安慰与安心：虚拟导师将指导您如何调节自己的情绪，让自己保持镇静，这样可以有效的应变周边的环境变化。虚拟导师也将指导您与伤者进行虚拟对话，提供安慰和支持。这将传达真实的情感和声音，让伤者感受到真实的人性关怀。

（2）鼓励休息：虚拟导师会向您传达鼓励和指导，提醒受伤者保持静止，避免过度活动，以减轻疼痛和降低进一步损伤的风险。

【结语】

通过元宇宙技术的医学影视科普作品，您在山间野外旅行中遇到大腿骨折时将获得更真实的体验。您将通过沉浸在虚拟山地环境中，在虚拟导师的指导下，学习正确的急救步骤。请记住，虽然元宇宙体验带来更真实的感觉，但急救只是初步处理，寻求专业医疗救援仍然是最重要的。感谢您在本次元宇宙医学影视科普作品中的参与，祝您旅途愉快且安全！

（字幕显示急救步骤和要点，背景音乐营造山间的自然氛围）

4）设计阶段的3D建模和渲染

3D建模和渲染是对元宇宙中，各种元素的构建，我们可以参考制定的内容和脚本选择我们需要构建的元素，以下是我们根据上一步的脚本建议的建模内容：

（1）虚拟山地环境。

① 使用 3D 建模软件（目前比较常用的软件如 Blender、Maya、3ds Max 等）创建山脉、树木、草地和岩石等元素。我们可以参考现实中的山地景观，直接将整个场景移植到元宇宙中，在移植的过程中，技术人员需要注意细节和比例的准确性。

② 添加逼真的纹理和材质，包括山石的质感、树木的树皮和叶子的细节等。

③ 使用光照和阴影效果，营造自然的光线和阴影效果，增强场景的真实感。

（2）野外受伤者。

① 使用 3D 建模软件创建伤者的角色，包括身体、面部、衣物和装备等。注意细致塑造面部特征和衣物纹理。我们需要准确把握人体各部位的比例和结构，以确保模型的真实性和逼真度。

② 为角色添加适当的 3D 骨骼结构，以便在元宇宙中体现自然的姿态和动作。

③ 为角色设计逼真的 3D 动作模型，包含面部表情、肢体语言等，使其在虚拟山地环境中行走、摔倒和与其他角色进行互动时具有真实的物理效果。

（3）大腿以及大腿骨骼。

① 使用解剖学参考资料和 3D 建模软件，精确地建模大腿肌肉、血管和骨骼的形状和结构。建模的骨骼需要经过碰撞检测和物理反应测试以保证逼真性。

② 整体设计需要呈现骨骼的细节，包括关节、骨折点和附着肌肉以及肌肉的部位、血液的流动和大腿表层的皮肤，这个是整个科普教程的核心部件。

③ 添加交互式功能，让观众能够自由旋转和放大大腿以及骨骼模型，以便观众可以更好地了解大腿以及骨骼的构成和运作方式。

（4）虚拟救援导师/虚拟导师。

① 使用 3D 建模软件创建虚拟救援导师的角色,确保角色外观和服装与现实世界中的医疗救援人员相匹配。

② 设计虚拟救援导师逼真的动画和表情,以增强角色的真实感和互动性。

③ 为虚拟救援导师添加虚拟界面和交互元素,以显示急救步骤、指导和互动。

(5) 绷带和固定器材。

① 使用 3D 建模软件创建绷带、固定器材和急救工具的模型。确保模型细节和比例准确。

② 为这些工具添加逼真的纹理和材质,以展示其材质、质感和使用方式。

③ 考虑通过动画效果演示正确的固定和使用方法,使观众能够清晰地了解其应用。

5)音频和视频设计

音频和视频设计需要根据我们作品的实际需求来进行定制化的制作的,在进行音频和视频设计时,我们要考虑观众的体验和教育目的。设计过程中,我们要确保音频清晰度和视频画面的质量,并注意音频和视频之间的平衡,以便观众可以清楚地听到指导和环境音效。现在,我们根据我们设计的脚本以及内容,相应的定制化我们的音频和视频,下面是我们的一个设计案例:

(1) 音频设计。

① 音效:为了强化观众的沉浸体验和实感,我们需要考虑在虚拟环境中添加一些生动的音效。这可能包括各种自然声音,比如脚步声在草地上沙沙作响,风吹过树叶的沙沙声等。这些都是模拟山地环境中的常见声音,可以增强我们的虚拟场景的真实感。

② 音效:为了营造出与山地旅行场景相符的氛围,我们需要谨慎地挑选背景音乐。比如,轻松愉快的旋律或者带有自然元素的音乐,都能

为虚拟环境增添更多的生机和活力。

③ 音频指导：为了让教学更有效，我们可以考虑添加语音指导。这可能包括一个经验丰富的导师对急救步骤的详细解说和指导，从而帮助观众更好地理解和掌握急救技能。

（2）视频设计。

① 摄影技巧和镜头运用：我们可以通过精心挑选镜头和摄影技巧，充分展现出山地旅行的壮丽景色，以及急救过程中的紧张气氛。使用各种镜头角度和运动方式，可以带来更丰富的视觉效果，增强动态感。

② 视觉效果加工：我们可以借助视频编辑软件，添加一些视觉效果，如流畅的过渡效果、清晰的文字标注等，旨在提供明确的信息，并引导观众注意到关键步骤和细节。

③ 动画和特效应用：为了使急救过程和骨折情景更加生动和易于理解，我们可以加入动画和特效。例如，通过动画演示骨折复原的过程，这样观众可以更加清晰地理解骨折复原的步骤和原理。

本案例的剧本中元素，我们可以在以下几个方面嵌入音频和视频设计。

① 山地环境：利用音效和背景音乐来再现自然山地的声音，如鸟鸣声、风声和流水声。同时，通过视频镜头展示山脉、树木和草地等元素的美景。

② 荒野求生者：通过视觉效果和音频引导，展示求生在山地中行走、摔倒和与其他角色互动的情景。我们可以通过合适的音效，增强其脚步声和呼吸声以及受伤后呼救的真实感。

③ 大腿骨骼：利用 3D 建模技术展示大腿骨骼的结构和解剖细节。通过特效和音效，突出骨折点的影像和声音，以帮助观众更好地理解受伤的情景。

④ 虚拟救援团队：通过声音设计和音频指导，营造虚拟救援团队成

员与观众之间的互动氛围。利用声音和语音指导来引导观众执行急救步骤。

6）互动设计

（1）互动设计策略。

互动元素在传统的医学影视科普作品中的作用的展现形式是非常有限的，然而在元宇宙医学影视科普作品中却是独当一面的存在，好的互动设计，可以为用户提供更加沉浸、有参与感和直观的体验。现在我们根据以上剧本，从剧本中归纳出如下几个方面来考虑互动设计。

① 虚拟环境导航。

A. 我们需要为用户提供直观且易于操作的虚拟环境导航界面，让用户能够自由移动和探索元宇宙中的山地环境。

B. 使用交互式按钮、手势或控制器，让用户能够自由选择目标地点，如移动到受伤者所在的位置或安全区域。

② 物体交互。

A. 使用交互设计技术，使用户能够与虚拟环境中的物体进行互动，如拾取和放置急救工具、绷带、固定器材等。

B. 提供直观的用户界面，使用户能够轻松选择和操作所需的物体，如通过虚拟按钮或手势来选择和使用绷带等。

③ 角色互动。

A. 设计与虚拟救援导师的互动，让用户能够自然地与他进行对话、提问和接收救援指导。

B. 利用语音识别和自然语言处理技术，使用户能够通过语音与虚拟导师进行对话，并获得实时反馈和指导。

④ 交互指导。

A. 在用户执行急救步骤时，提供交互式指导，以确保用户按照正确的顺序和方法执行相应的行动。

B. 使用视觉提示、文字标注或动画演示来引导用户进行正确的急救动作,如固定骨折部位或拨打紧急救援电话。

⑤ 实时用户反馈。

A. 提供实时的用户反馈,以确保用户正确执行急救步骤。例如,通过视觉效果、声音效果、振动反馈以及荒野求生者的反馈来表示用户操作的是否准确合理。

B. 当发生错误操作时,针对错误的操作种类和紧迫程度提供针对性的反馈和建议,以帮助用户纠正错误并提高操作准确性。

(2) 专业医学知识准备。

除了上述对于互动设计的策略,我们也需要拥有专业的医疗团队来为整个互动流程提供专业的知识以确保科普内容的准确和有效。以这个脚本为例,我们科普的是野外大腿骨折,那就需要详细准备相关的专业医学知识,比如大腿骨折有很多种,有股骨颈骨折、股骨干骨折、股骨近端骨折和股骨远端骨折等,在此处的例子中,我们根据野外的情况,选择了可能性较高的股骨干骨折来进行模拟。为此,在设计过程中,我们需要充足地准备好股骨干骨折的相关知识,并决定在合适的地方应用和科普这些知识。

① 股骨干骨折的定义。

股骨干骨折是指发生在股骨中段,即股骨干的骨折。股骨是我们身体中最长、最大、也是最强壮的骨头,连接了髋关节和膝关节。由于其强壮的结构,使股骨能承受极大的压力,因此,股骨干骨折通常是由高能量的创伤造成的,如车祸、高处跌落,或者是骨质疏松等疾病引起。

② 野外对于股骨干的判断。

在野外,如果怀疑发生了股骨干骨折,可以查看以下症状进行初步判断。

A. 疼痛:骨折的位置会感到剧烈的疼痛,尤其是在移动或触摸时。

B. 肿胀或淤血:骨折处可能会出现肿胀或淤血。

C. 无法承重:如果尝试在受伤的腿上承重,可能会感到无法站立或行走。

D. 明显的形状改变：在严重的骨折中，大腿可能会出现不正常的弯曲或扭曲。

E. 听到骨折的声音：在骨折发生时，可能会听到骨折的声音。

③ 建议的急救步骤。

A. 呼叫急救服务：这是最重要的步骤。无论人在哪里，都应该尽可能快地联系急救服务。告诉对方受伤人员的位置和情况，以便他们可以尽快地向人员提供帮助。

B. 保持受伤者静止：除非他们处于危险中，否则不要移动受伤者。任何不必要的移动都可能加重骨折的严重性或者导致其他伤害。

C. 稳定骨折部位：如果可能，使用夹板或者其他适当的物品稳定骨折部位。尽量避免直接触碰骨折部位，以防止加重伤害。不要试图就地自行复位骨折。

D. 控制出血：如果有出血，应用干净的布料对伤口施压，以帮助控制出血。如果可能的话，将受伤的腿抬高，以减少血液流失。

E. 缓解疼痛和肿胀：如果可能的话，使用冰块帮助缓解肿胀和疼痛。但是不要直接将冰块放在皮肤上，而是应将其包裹在布料中。

F. 安慰受伤者：保持受伤者的冷静，并不断告诉受伤者援助正在路上。尽可能让受伤者舒服，减少对方的压力和恐慌。

在制作医学影视科普的作品时，互动设计结合专业的医学知识可以帮助我们非常细节地模拟实地化实践，比如我们可以进一步对急救步骤细化：稳定骨折部位和控制出血部分。

④ 野外稳定骨折部位的临时措施。

A. 选择合适的夹板：在现场的环境中，寻找合适的物品作为临时的夹板，如树枝、滑板、登山杖或者其他坚硬且长足够覆盖骨折两端的物品。如果可能，最好使用有一定弹性的物品，因为它们更能适应身体的形状。

B. 稳定骨折两端：夹板应该足够长，可以稳定骨折部位的上下两端。例如，如果是股骨干骨折，夹板应该从大腿上端（靠近髋关节）一直延伸到小腿下端（靠近脚踝）。这样可以防止骨折端的移动，从而防止进一步的伤害。

C. 包扎夹板：使用绷带、布条或者其他合适的物品固定夹板和肢体。包扎应该均匀地分布在骨折的上下两端，足够紧以防止夹板移动，但不应太紧，以免妨碍血液循环。不要在骨折部位直接包扎。

D. 检查血液循环：在夹板固定后，应检查受伤肢体的末端（如脚或手）的血液循环。如果皮肤变得冷或者苍白，或者受伤者报告感觉麻木或刺痛，这可能意味着夹板包扎得太紧，需要松开。

E. 保持夹板干燥和清洁：尽可能地保持夹板干燥和清洁，以防止感染。

⑤ 野外控制出血的临时措施。

在野外环境下，如果发生了股骨骨折并伴有出血，应采取以下步骤来控制出血。

A. 应用压力：在出血处应用压力是最直接有效的方法。可以使用清洁的布料，如绷带，手帕，甚至衣物，将其压在伤口上。如果可能，将布料压在出血的地方并保持压力。有一点需要引起注意，不要尝试去除已经饱和血液的布料，而是在其上再增加更多的布料。

B. 抬高受伤的部位：如果可能，将受伤的腿抬高，使其高于心脏的位置，可以帮助减少血液流出的速度。

C. 使用止血带：如果出血无法控制，可以考虑使用止血带。止血带应在伤口上方的股骨上应用，且只在出血无法用其他方法控制时使用。使用止血带需要适当的训练，以避免可能的并发症。

（3）交互设计。

在确定了我们在剧本中需要使用互动设计的场景，以及足够的医学知识储备后，我们遵循互动设计的 7 个原则，来实行互动设计的各个环节,在所有的环节中,重点探讨如何进行交互设计。进行交互设计的目标是让用户能够自然、直观、高效地与作品互动,同时也获得满意的体验。根据剧本的情况,除去基本的进入、离开、检索等交互,我们主要对稳定骨折部位和野外控制出血两个步骤的交互进行详细的实践操作。

稳定骨折部位的交互设计:请注意交互设计是非常开放的,我们在此只是提供将过程交互化的各种路径,具体的交互需要根据实际的应用目的来设计。通过与医学专家的交谈,我们将这个流程分为 5 个步骤。

① 选择合适夹板:用户将进入一个有各种选项的虚拟环境,其中包括树枝、滑板、登山杖等可以作为临时夹板的虚拟物品。用户可以用虚拟手势或者命令来选择想要的物品。这些物品会有一定的弹性,可以根据用户的选择动态调整以适应虚拟身体的形状。

A. 进入虚拟环境:用户首先将进入一个含有多样物品的虚拟环境,这些物品都有可能被用作夹板。环境可能包含自然和人造元素,例如树枝、滑板、登山杖等。

B. 3D 物品展示:每种可用物品都将通过 3D 模型展示,用户可以旋转、放大、缩小和检查每个物品。每个物品的弹性、硬度和长度等重要信息将在一旁的信息板上显示。

C. 虚拟选择:用户可以使用虚拟手势,如拖拽、点击或手势命令,选择他们认为最适合的物品。选择后,该物品将高亮显示,其他物品将变暗。

D. 动态适应:选择物品后,该物品将自动动态调整以适应虚拟身体的形状。例如,如果用户选择的是滑板,滑板将弯曲来适应身体的形状。

E. 试用和调整:用户可以在虚拟人体模型上试用所选物品。如果物品不完全符合需要,用户可以通过虚拟工具进行微调,如增加弹性、调整长度等。

② 稳定骨折两端:在这一步,用户需要将选择的夹板放置在虚拟人体模型的骨折部位。例如,如果是股骨干骨折,用户需要将夹板从大腿

上端(靠近髋关节)一直延伸到小腿下端(靠近脚踝)。在这个过程中,用户将能够清楚地看到夹板如何帮助防止骨折端的移动。

A. 详细的人体模型:用户将会看到一个详细的 3D 人体模型,该模型将展示具体的骨折位置。模型可以旋转和缩放,让用户更好地理解骨折的具体位置和严重程度。

B. 夹板定位:用户需要将选择的夹板拖放到人体模型上,并根据提示将其定位在正确的位置。例如,如果是股骨干骨折,用户需要将夹板从大腿上端(靠近髋关节)一直延伸到小腿下端(靠近脚踝)。

C. 交互指南:在定位夹板的过程中,用户将会看到交互式指南和提示,例如箭头和动画,这将帮助他们将夹板放在正确的位置。

D. 虚拟触感反馈:如果用户将夹板放置正确,他们将通过虚拟触感反馈获得确认,例如振动或模型颜色变化。

E. 动态模拟:夹板放置成功后,模型将开始动态模拟,展示夹板如何防止骨折端移动的。用户可以看到在有夹板的情况下,骨折端移动的情况明显减少。

③ 包扎夹板:用户可以通过虚拟手势或者命令使用绷带、布条等物品来固定夹板和虚拟人体模型的肢体。在这个过程中,用户需要注意将包扎均匀地分布在骨折的上下两端,并确保包扎足够紧但不会妨碍血液循环。

A. 选择包扎材料:在虚拟环境中,用户可以选择不同的包扎材料,比如绷带、布条等。每种材料都有其特点,用户可以通过查看物品详情来了解其适用性。

B. 手势模拟包扎:用户可以使用手势命令或控制器模拟实际的包扎动作,将选择的包扎材料固定在夹板和虚拟人体模型的肢体上。

C. 指南和提示:在包扎过程中,虚拟救援导师会提供指南和提示,例如,用户需要注意将包扎均匀地分布在骨折的上下两端,并确保包扎足够紧但不会妨碍血液循环。这些提示可能会以文本、声音或者动画的形式展现。

　　D. 虚拟触感反馈互动：通过虚拟触感反馈，用户可以感受到包扎的紧度。如果包扎太紧或太松，系统会通过振动或其他形式提供反馈。

　　E. 动态效果显示互动：在完成包扎后，系统将显示动态效果，用户可以观察到包扎对稳定骨折部位的效果，以及对血液循环的影响。

　　④ 检查血液循环：在夹板固定后，用户将会看到虚拟人体模型肢体末端（如脚或手）的血液循环情况。如果虚拟人体模型的皮肤变得冷或者苍白，或者用户在模型上接收到麻木或刺痛的反馈，那么这可能意味着夹板包扎得太紧，需要松开。

　　A. 动态视觉展示互动：完成包扎后，虚拟人体模型的受伤部位将会有动态的视觉效果显示血液流动情况。例如，健康的血液循环可以通过皮肤呈现正常颜色来表现，而受阻的血液循环可能表现为皮肤颜色变浅或变冷。

　　B. 模拟感觉反馈互动：在某些高级的 VR 设备中，可能有能力提供一些形式的触感反馈。例如，如果模型的手或脚开始变冷，控制器可能会产生冷的感觉。如果模型反映出麻木或刺痛，控制器可能会产生相应的震动信号。

　　C. 教程和提示：在整个过程中，虚拟救援导师会提供指导和提示，教用户如何理解和解读这些信号。例如，系统可能会强调如果看到皮肤颜色变浅或感到冷，就可能意味着包扎太紧。

　　D. 交互性调整：如果用户发现包扎太紧，他们可以使用虚拟手势或命令来松开绷带，然后重新检查血液循环。

　　E. 评估和反馈：完成调整后，系统将再次评估血液循环，并提供反馈。如果血液循环恢复正常，系统将确认用户成功地调整了包扎。如果还存在问题，系统将提供进一步的建议和引导。

　　⑤ 保持夹板干燥和清洁：在元宇宙中，这个步骤可以通过虚拟环境的管理工具来实现，用户可以使用这些工具来保持夹板的干燥和清洁，

以预防虚拟感染的发生。

A. 模拟环境条件：虚拟环境可以模拟不同的环境条件，如湿度、温度、污染等，这些都可能影响夹板的干燥和清洁度。用户需要根据这些环境条件来判断如何最好地保持夹板干燥和清洁。

B. 虚拟工具：用户可以选择和使用不同的虚拟工具来保持夹板的干燥和清洁。比如，使用虚拟毛巾来擦干夹板，或者使用虚拟消毒剂来清洁夹板。

C. 动态视觉反馈：如果夹板开始变湿或者变脏，它的颜色和纹理可能会改变，这为用户提供了直观的反馈。如果夹板保持干燥和清洁，它将保持原始的颜色和纹理。

D. 教程和提示：在保持夹板干燥和清洁的过程中，虚拟救援导师将提供教程和提示，帮助用户了解何时和如何进行相应的清洁和维护。

E. 模拟感染：为了提高教育性，系统还可以模拟如果夹板不干燥和清洁可能会引发的虚拟感染。用户可以看到这种感染的后果，从而更好地理解为什么需要保持夹板的干燥和清洁。

这样，用户就可以在元宇宙中，通过互动和反馈来理解和掌握这个过程。而且这个过程的元宇宙版本可以重复进行，用户可以不断练习直到完全熟悉这个过程。这些细化的设计可以提供更丰富和直观的交互体验，使用户能够更深入地理解和参与急救过程。同时，还可以增加元宇宙的教育价值，使用户在享受虚拟体验的同时，也能学习到实用的知识和技能。

现在我们来考虑野外控制出血的交互设计，同上一个步骤一样，我们可以进一步细分成子任务，并针对每个子任务，设计合适的交互流程：通过同医学专家的交谈，我们将这个流程分为 3 个步骤：

① 应用压力。

A. 环境和工具选择交互：用户首先进入一个详细模拟的虚拟急救环境。在这个环境中，用户可以看到一个详细的工具箱，其中包含各种可以用来压迫伤口的物品,如绷带、清洁的布料、衣物等。用户可以通过平滑、直观的虚拟手势,如拖动和点击,或者语音命令来选择这些物品。

B. 伤口识别和压力应用:用户将会看到一个受伤的虚拟人体模型,模型的受伤部位将明显标记出来,以指引用户正确应用压力的位置。用户可以通过手势将选择的物品放在虚拟人体模型的受伤部位上,并模拟压迫动作。虚拟环境可能会提供即时的压力反馈,例如颜色改变、指示器变动等,以帮助用户了解是否应用了适当的压力。

C. 绷带或布料层次的添加:在出血没有停止的情况下,用户将会接收到提示,指示其需要在原来的布料或绷带上增加更多的层次,而不是去除饱和的布料。为了实现这个目标,用户可以再次访问工具箱,选择更多的布料或绷带,然后用类似的手势或指令将它们添加到已有的布料或绷带上。

这里我们可以进一步设计子交互流程。

a)持续施压与物品添加:在虚拟环境中,用户将能看到一种表现出血情况的视觉效果。如果用户看到伤口仍在出血,即虚拟衣物或绷带的颜色变深,意味着血液已经饱和了,用户需要继续添加新的绷带或布料。用户可以通过虚拟手势或语音命令回到工具箱选择新的绷带或布料。

b)正确的添加方式:用户应该在已经饱和的布料或绷带上添加更多的层次,而不是去除已经饱和的布料。这个原则将通过虚拟环境中的提示或虚拟助手的指导进行说明。用户可以用虚拟手势或语音命令将新的绷带或布料添加到已有的饱和布料或绷带上。

c)持续施压:在添加新的绷带或布料后,用户应继续应用压力。这个步骤也将通过视觉提示和/或虚拟助手的指导来强调。虚拟环境可能会提供压力反馈,帮助用户维持适当的压力。

D. 虚拟救援导师:在整个过程中,虚拟救援导师将会提供指导和反馈,例如:指出用户是否选取了适当的压迫物,是否正确地应用了压力,以及是否在适当的时间添加了更多的布料或绷带等。虚拟救援导师的指导将会以视觉和听觉提示的形式出现，以确保用户了解自己的动作是否正确。

② 抬高受伤的部位。

A. 识别受伤部位：虚拟人体模型会明确地显示受伤部位，例如，如果是腿部受伤，腿部将以不同的颜色或光标标记出来。用户通过虚拟手势或者语音命令确定需要抬高的部位。

B. 抬高受伤部位：用户通过虚拟手势（如向上滑动或挥动手势）或语音命令（如抬高腿部）来抬高受伤部位。模型的肢体将随着用户的手势移动，表现出现实世界中肢体的抬高动作。

C. 调整到正确的高度：受伤部位应该高于心脏位置以减少血液流失。为了达到这个目标，虚拟环境会提供即时反馈。例如，当腿部抬高到足够的高度时，虚拟环境可能会出现绿色的确认信号或听觉反馈。如果位置不对或者高度不够，用户可以调整直至虚拟环境提供确认信号。

D. 保持位置：抬高受伤部位后，用户需要保持这个位置。在这个阶段，用户可以使用虚拟物品（如枕头、毯子等）来支撑受伤部位，并通过虚拟手势或语音命令固定它们的位置。这一步骤也会有相应的提示和反馈以确保正确执行。

在整个过程中，虚拟救援导师将根据用户的交互和需求提供实时的指导和反馈，确保用户能正确地执行急救步骤。

③ 使用止血带。

A. 选择止血带：在虚拟环境中，用户将被提示在出现的工具列表中选择止血带。这个列表可能包括了各种不同的虚拟工具，每一个都有特定的用途和效果。用户可以通过虚拟手势或语音命令选择止血带。

B. 位置定位：用户需要将止血带应用在受伤部位上方，具体位置可能需要依据受伤的部位而定。例如，如果伤口在腿部，止血带需要被放置在伤口上方的大腿处。为了协助用户正确放置止血带，虚拟环境可以通过高亮显示或动态箭头来指示正确的位置。

C. 应用止血带：用户可以通过虚拟手势（如拖拽手势或缠绕手势）或语音命令（如固定止血带）将止血带固定在正确的位置。在这个过程中，虚拟环境会实时反馈止血带的固定情况，如如果止血带过紧或过松，环境可能会以颜色提示或声音反馈提醒用户调整。如果用户没有意识到颜色的变化，虚拟救援导师会通过语音的形式来提醒用户。

D. 检查效果：在止血带应用后，用户可以看到虚拟人体模型的出血情况是否得到控制。如果出血仍然没有停止，用户可能需要重新调整止血带或采取其他措施。在这个过程中，虚拟救援导师会提供反馈和建议。

E. 提示和警告：在整个过程中，虚拟救援导师会提供相应的提示和警告，确保用户了解止血带的正确使用方法以及可能的风险。例如，虚拟救援导师可能会提醒用户止血带只在出血无法通过其他方法控制的情况下使用，并注意在使用过程中防止过紧，以避免可能的并发症。相应的，受伤者也会产生相应交互反馈来提醒用户，比如面部表情、动作或者声音。

在设计阶段，我们根据整个的流程和脚本，挑选了我们认为比较有代表性的步骤和内容进行了更为详细的论述和讨论，这些例子和建议，目的是为读者提供一个大致的概念，了解下制作一部医学影视科普作品中可以使用的技术方法，还有就是挖掘可以实现的元宇宙元素。

在设计阶段中，我们根据我们的目标，构思了元宇宙的整体架构、主要角色和关键情节，并为设计好了所有的元素。下一步就是进入开发阶段。在这个阶段，我们将概念转化为现实，并开始制作元宇宙医学影视作品的具体内容。我们组建一个多领域的团队，包括编剧、导演、艺术家、视觉效果专家和技术工程师等，共同合作实现我们的创意。

4. 开发阶段

进入了开发阶段，就是我们将我们的设计转化为现实的过程，开发阶段是实际的操作过程，我们一般根据设计阶段内容，按照设计的图纸，一点点地进行实例化,我们这里为读者提出几点,在实际的开发过程中可能遇到的一些问题,这些问题可能来源于前一阶段的工作,并可能影响后续阶段的工作,以下是一些可能遇到的问题和应对策略。

(1)需求不明确或变动:这是开发过程中常见的问题。如果在项目初期阶段需求就不明确,或者在开发过程中需求频繁变动,那么可能会导致开发工作的方向和进度出现问题。为避免这个问题,需要在项目开始前进行充分的需求分析,确立明确、可行的需求,并在项目过程中严格控制需求变动。

(2)技术实现难度过大:有时候,设计阶段的想法在实际开发中难以实现,或者实现成本过高。这时,团队需要进行风险评估,调整设计或寻找备选方案。在设计阶段,也应尽量预估技术实现的难度和风险。

(3)资源和时间限制:在开发过程中,可能会因为资源有限(如人力、设备、资金等)或者时间紧张,导致项目进度延迟或者功能无法全部实现。对于这种情况,需要有良好的项目管理,合理分配资源,设定和遵守项目进度。比如在本次的例子中,我们就设计了虚拟救援导师担任了多个角色以降低开发成本,他拥有野外急救处理、骨科诊断等多方面的综合知识,既是急救医生,也是骨科专家,还是心理治疗师。

(4)质量控制:如果在开发过程中忽视质量控制,可能会在后续阶段遇到大量的 bug 修复工作,甚至需要重新设计或开发。因此,应在开发过程中重视代码审查,进行单元测试和集成测试,保证软件质量。

(5)与目标偏离:在开发过程中,由于各种原因,可能会逐渐与最初设定的目标偏离。为了防止这种情况,团队需要定期进行项目审查,检查项目进度和成果是否符合目标,及时调整方向。

(6)沟通问题:项目开发是一个团队协作的过程,如果团队成员之间的沟通不畅,可能会导致误解、冲突,影响开发效率和质量。因此,需要建立有效的沟通机制,提高团队协作能力。

5. 测试阶段

测试是在元宇宙作品接近完成时需要进行的工作,一般来说,测试阶段是用来验证产品的综合性能的,在此测试阶段可能遇到如下的问题。

(1)功能性问题:这是最常见的问题类型。测试人员可能会发现一些功能没有按照预期工作,例如,用户可能无法正确地使用止血带,或者虚拟人体模型的反应可能与实际情况不符。针对这类问题,开发团队需要根据反馈进行修复,并进行再次测试。

(2)性能问题:在复杂的元宇宙环境中,可能会出现性能瓶颈,如加载速度慢、卡顿等。测试人员需要找出这些问题并与开发团队一起解决。

(3)用户体验问题:虽然功能上可能没有问题,但用户体验可能不佳。比如操作流程可能复杂难懂,或者某些视觉效果可能令人不悦。针对这类问题,可能需要进行一些用户体验设计的修改。

(4)兼容性问题:元宇宙在各种设备、平台上运行,可能会出现兼容性问题。例如,某些功能在某些设备上可能无法正常工作。针对这类问题,开发团队需要对不同设备和平台进行兼容性测试。

(5)安全问题:虽然这是一个医学科普作品,但仍需要考虑安全性问题。例如,用户数据的保护,以及防止任何可能的网络攻击。

(6)测试覆盖率问题:在实际的测试过程中,可能会有部分功能或情况没有被充分测试到,从而导致潜在的问题在产品上线后出现。为了防止这种情况,需要制定和实施全面的测试计划,并确保所有功能和可能的使用场景都被覆盖到。

在遇到这些问题时,测试和开发团队应密切合作,通过不断的迭代和改进,逐步提高产品的质量和用户体验。

6. 发布阶段

发布阶段和维护阶段,是元宇宙医学影视作品整个生命流程中的末端环节,发布阶段需要各种市场资源来保证作品的商业化成功。我们可以考虑市场接受度问题,用户反馈的处理问题,法律和合规性问题以及分销和推广问题等,我们此章不进行深度的讨论。

7. 维护阶段

在元宇宙的医学影视科普作品进入维护阶段后,可能遇到用户反馈问题,安全和隐私问题等,在创作上,我们在维护阶段,会遇到技术的更新,内容的更新,这两方面的更新,可以再次融入作品的制作和升级中,从制作一部优秀的元宇宙医学影视科普作品的角度来说,这两方面是需要我们关注的。

8. 结束语

在这里我们已经一起完成了这个关于如何在元宇宙中创建医学影视科普作品的旅程。主题是关于野外山地旅游大腿骨折急救方法,旨在通过科技的力量,帮助更多的人获得应急知识,增强自我保护的能力。

从规划阶段开始,详细讨论了设计、开发、测试、发布和维护等环节。在每个步骤中,都深入探讨了可能遇到的问题,以及如何优雅地解决它们。但这并不是结束,而是开始。希望每一位参与者都可以运用你所学的知识,去创造属于你的元宇宙科普作品。希望你们可以将所学应用到实践中,也希望你们的作品可以帮助元宇宙中的其他用户,为元宇宙社区的发展作出贡献。

七、元宇宙在医学影视科普创作中的应用前景

1. 展望元宇宙在医学影视科普创作中的未来发展

随着元宇宙技术的发展,医学影视科普创作的未来将会有更多的可能性。元宇宙的发展依赖于现代技术,包括人工智能、未来移动网络、边缘/云计算、计算机视觉、区块链、机器人/物联网、用户交互性、混合现实

等。这些技术的发展将为医学影视科普创作提供更多的工具和可能性。

在未来,我们可以期待看到更多的医学影视科普作品利用元宇宙技术。比如使用元宇宙技术使医学教育和培训变得更加直观和互动;创建教育性的游戏和体验来提高公众对医学和健康问题的理解和关注,从而为普及医学知识、提升公众的健康素养提供了新的机会;使用元宇宙技术创建精确的三维模型来模拟和可视化病患的状况,使医生更好地理解和诊断病情,也可以让患者更清楚地了解自己的健康状况和治疗方案。

尽管以上只是元宇宙在医学影视科普上的几个应用前景,但这些前景让我们看到了医学教育、公众科普、病患模拟等方面的无限可能。通过元宇宙,我们可以以全新的方式理解和接触医学知识,让医学不再是一个高深莫测的领域,而是我们生活中的一部分。虽然现在元宇宙在医学领域的应用还处于初级阶段,但随着技术的发展,我们有理由相信,未来的医学世界将会更加开放、互动和生动。在元宇宙的帮助下,我们每个人都可以成为医学的学习者,甚至是创造者。这是一个充满希望的前景,让我们一起期待它的到来。

2. 对创作者的建议和鼓励

对于希望利用元宇宙技术进行医学影视科普创作的创作者,随着元宇宙在医学影视科普创作中的应用前景日益展现,每一位创作者都站在了一个全新的起点。在这个充满无限可能性和想象力的世界中,我们有机会创作出更生动、更直观、更具互动性的科普作品,让医学知识成为每个人生活中的一部分。

对于这样的机遇,我们想对所有医学影视科普创作者提几点建议。

(1)时刻保持对技术的敏感和热爱:元宇宙的发展离不开最新的技术。只有深入理解并运用这些技术,我们才能在元宇宙中将我们的作品发挥出最大的价值和效果。新的技术的应用,也可以为我们的医学科普作品创作提供更多的灵感。

(2)始终以教育和传播为核心:虽然元宇宙提供了丰富的工具和平

台，但我们的目标始终是教育和传播医学知识。要记住，我们的作品是为了让更多的人理解和接触医学，而不仅仅是为了展示技术。我们的科普主题和内容是第一导向而不是技术。

（3）勇于创新，不怕失败：通过元宇宙来进行医学科普影视创作是一个全新的领域，目前为止没有固定的模式和路径，可供我们参考的案例和资料也很少。在这样一个情况下，我们需要有勇气去尝试、去创新、去开拓，即使失败了，也要从中学习，不断改进。

（4）注重用户体验：我们的作品是为了观众，我们应用元宇宙，就是希望改进传统医学影视科普作品的用户体验，所以在创作过程中，要始终考虑用户的体验为第一要素。通过提供互动的元素，让用户参与到科普活动中，这样可以提高他们的学习效果和兴趣。

（5）合作和分享：元宇宙是一个开放的世界，我们可以和全世界的创作者一起合作，分享我们的知识和经验。通过合作和分享，我们可以共同推动医学影视科普创作的发展。

希望我们这些建议能为读者的探险之旅提供一些帮助。让我们一起在元宇宙中创造出更多的医学科普作品，为世界带来更多的健康和希望。

第 七 章

医护科普微电影案例实战

一、《"怕"水的游泳教练》

【剧本梗概】

一位游泳教练因为做了经外周静脉穿刺中心静脉置管（PICC）导管后变得怕水，一直不敢洗澡，在护士的帮助下逐渐转变心态。

【剧本大纲】

一位游泳教练因为做了 PICC 导管，变得非常怕水，一直不敢洗澡，在护士的帮助下，重新"学会"洗澡，克服心理压力，放下没必要的负担，比掌握导管期间正确的洗澡方式更重要。

【剧本】

1－1【第一幕】

【病房，日，内】

【人物：护士晓晓、游泳教练女孩、患者阿姨】

△晓晓正在给患者阿姨维护 PICC 导管，护士台传来七嘴八舌的声音。

主班护士（护士站画外音）：晓晓，新来的 20 床患者要维护 PICC，你来帮忙。

晓晓:怎么啦,管子堵了? 滑出来了? 还是过期很久了?

主班护士(无奈):都不是,你看到就知道了,快过来。

晓晓(自言自语):难道是皮炎?

△晓晓赶到 20 床,女孩身上脏兮兮的,坐在床上很紧张,主班护士一直在苦口劝说女孩,晓晓看到女孩惊呆了。

晓晓:怎么了? 发生什么事了?

主班护士:唉～晓晓你可算来了,你看,这小姑娘脏成这样,根本没法做导管维护,说她又不听,我是不行了,你来吧,我去忙别的患者了。

晓晓:这……

女孩:护士姐姐你不用说了,我知道自己很脏,刚才护士阿姨一直劝我。

晓晓:那你怎么不洗澡呢?

女孩:我不敢洗。

晓晓:怎么会不敢洗呢?

女孩:我怕水。

晓晓:为什么怕水呢? 你有溺水阴影吗?

△女孩摇头。

晓晓:你是做什么工作的啊?

女孩:游泳教练。

晓晓(笑):那怎么可能怕水呢?

女孩(哭):我不敢洗澡,因为我怕管子会掉,我以前就见过一个阿姨,洗澡的时候管子掉了。

晓晓:不会的,PICC 置管患者是可以洗澡的,只要包裹好,注意方法就行。

女孩(难过):道理我都懂,可我就是做不到,就像你明明学会了游泳,可一下水就不行了。

晓晓(安慰):不用怕～今天我就让你体验一下带管洗澡,我一边做你一边学,好不好? 相信我,不用害怕的。

1－2【第二幕】

【浴室,日,内】

【人物:护士晓晓、游泳教练女孩】

△晓晓带着女孩来到浴室,首先做好防护。

晓晓:用干净的保鲜膜把手臂导管包裹好,距穿刺点上下最少15cm,再用胶带缠绕上下边缘封闭好,淋浴洗澡,避免手臂长时间浸泡,好啦～去吧。

△女孩洗完澡出来,晓晓检查手臂穿刺处,没有问题。

女孩:真舒服,以后再也不用被爸妈说是小乞丐了。

晓晓:对呀,只要方法做对了,洗澡根本不是问题,如果不注意卫生,反而对导管护理有很大隐患呢。

女孩:护士姐姐,谢谢你

剧本改编自

叙事科普——"怕"水的游泳老师

原文

"怕"水的游泳老师

我一直以为游泳老师是这世界上最不怕水、我在水里游弋自如的一类人,直到她的入院……

病房里,我正在给 31 床阿姨维护 PICC 导管,听到护士台一阵骚动,惊讶声纷纷响起,

"我的天呐,你的导管怎么被你搞成这个样子?"

"是呀,是呀,这是怎么回事的?"

"这个样子导管很不安全哦"

"你不难受吗?"

……

主班护士从护士站给我发来了信息:"晓晓,新来的 20 床患者要维护 PICC,你做好心理准备。"

我连忙问道:"怎么啦,管子堵了? 滑出来了? 还是过期很久了?"

带着些许无奈语气的信息传来:"都不是,你看到就知道了。友情提示,可能会比较花费时间哦!"

趁着消毒液待干的间隙,我继续问道:"难道是皮炎吗?"

还未收到回复,便看到一个女孩子走过来说:"护士姐姐,我是 20 床,你找我吗?"

我直接问她:"你的导管怎么啦?"

谁知她一脸蒙:"我的导管没问题啊,我也不知道护士台姐姐们怎么了。"

"好的,别着急,我一会儿就去您的房间。"

护士觉得有问题,而患者觉得没问题,这是需要我去见招拆招了。给 31 床阿姨维护完,来不及去下一个,我便迫不及待去了 20 床。当她拉开袖管,我看到她的手臂时,整个人惊讶得嘴巴都合不上。心想,二十几岁的女孩子正是花信年华,最是绽放光芒的时候,而她给我的第一印象就是"邋遢"。我呆愣在原地很久,直到她惊慌地问道,

"护士,我这根管子有什么不好吗? 怎么你们每个人都这么害怕?"

我平复一下说道:"没事没事。"

结果她不信,甚至带着哭腔说道:"你们都不和我说,那我的管子肯定很不好,我都这么小心了……"

我实在忍不住问道:"姑娘,你这是小心吗? 是爱护吗?"

她无比肯定地连连点头,生怕我误解,说道:"我装完管子,到现在连澡都不敢洗,整个人都要馊了。"

我皱着眉头问道:"为什么不洗澡呢? 你这胳膊脏得我都看不到管

子了。"

　　她低着头说道："我在老家医院住院的时候,我隔壁床的阿姨,洗完澡管子就滑出来了,我不敢洗啊,我害怕洗澡把管子冲掉……"

　　叹了一口气,我说道："不会的,PICC 置管患者是可以洗澡的,只要包裹好,注意方法就行。"

　　"都说要包好就行,可是怎么包呢? 我是一名游泳教练,最不怕水的,我现在就是不敢洗澡,哎。"

　　我刚想开口告诉她如何维护,她说道："护士姐姐你不要说了,怎么洗澡我都能背下来了,可是我就是做不到,太害怕了。就好像我的学生,明明在学会了游泳的动作,可是一下水就不行。"

　　"没啥说的,今天我让你体验一下带管洗澡吧,我一边做你一边学,好吗? 相信我,不用害怕的。"

　　……

　　一阵操作,我帮她把导管包裹好,带她进入浴室洗澡。洗完澡,我检查了一下手臂穿刺处,没有问题。

　　她又是惊讶又是开心地笑着说道："真舒服,以后再也不用被爸妈说是'小乞丐'了。"

　　其实日常工作中,像她这样的患者很多,不敢洗澡,皮肤不清洁,对PICC 管道的维护和使用有很大的安全隐患。那么 PICC 置管患者到底应该如何洗澡呢? 听一听专科护士的实战讲解吧。

二、《怪老头》

【剧本梗概】

　　病房里来了一个脾气暴躁的古怪老头,不动也不说话,耐心走进他的世界,才发现老人家其实很好相处。

【剧本大纲】

褚老头是一个脾气非常古怪暴躁的瘦老头,因为病痛折磨,住院期间拒不配合护士和护工的帮助照顾,尤其讨厌睡气垫床,在护士的开导下,终于接受慢慢接受气垫床,保持好心态,迎接健康生活。

【剧本】

1－1【第一幕】

【病房,日,内】

【人物:褚老头、王护士、护士们】

△特写床尾病史:老褚(化名),75 岁,男性,胆管癌晚期患者。全身多发散在皮疹伴破损,左右髂骨处压力性皮肤损伤,双足皮肤暗紫,大脚趾松动伴周边破损。

△镜头拉远,褚老头躺在床上一言不发,远处几个护士看着他窃窃私语,王护士走过来。

小护士:这老头,也不动,也不说话,都好几天了。

王护士(走过去):褚大爷,您有哪里不舒服吗? 您想要什么吗? 您想吃点什么?

△王护士无奈离开,路过护士们

小护士:真是个怪老头。

1－2【第二幕】

【病房,日,内】

【人物:褚老头、王护士、护工】

△王护士走在去往病房的路上,突然传来吵闹声。

褚老头(愤怒的画外音):拿走! 拿走!

△王护士快步进病房,褚老头坐在床边缘拼命想起身拉开床单,护工一直拉着他.

护工：王护士，您可算来了。

王护士：褚大爷，您哪里不舒服啊？

褚老头（激动地扒着床边）：帮我把气垫床拿掉，我睡着特别难受，拿掉拿掉……

王护士：您一直卧床，给您用气垫床是好让你减缓皮肤受压，压力性皮肤损伤慢慢愈合，对您有好处

褚老头：什么压力性皮肤损伤，我就是不要，不然我就要出院！

王护士（扶着褚老头的背）：褚大爷，是不是这个床不舒服啊？

褚老头：浑身不舒服，不透气，睡不着。

王护士：您说的我理解，气垫床是有点闷。一般都是给下床不方便的患者用的。减轻对身体的压迫。嘿，我看您今天能坐起来了，很棒呀。如果您下床在椅子上靠一靠、坐一坐，等有体力了在床旁走几步的话，那可是最好的减压方法了。这样，这个气垫床您就可以试着不用啦。您不用担心，我来帮您哈。卧床休息时呢每一两个小时自己翻翻身，睡醒了就这么就下床在轮椅上靠一靠、坐一坐，我扶着您每天在床边走几圈。这样子皮肤受压的机会就少了一些，更容易使皮肤破损更快愈合……

褚老头（表情缓和）：护士，你这么说就对了，我没有不讲道理对吧？

△王护士和护工相视一笑。

褚老头（兴奋转失落）：哎哟，你知道吗？我年轻时是一个工程师，我被多次派去美国、日本、英国等学习好多先进的技术，然后把这些技术带回国内，看见我们的祖国日渐强大，非常自豪，走到哪里都被这些荣誉的光环照耀着，可是现在，你看我身上的皮肤，完全不能见人了，哎……

王护士：前面我们说的都是气垫床的缺点，您再想一想气垫床能不能给您带来点好的影响呢？我相信护士在给您使用气垫床之前肯定和您讲解过它的好处，我知道您其实都听到了。您又是个那么优秀的工程师，现在您来给我讲讲吧，我特别想听您的见解！

褚老头：其实我都查过了，气垫床最主要的好处就是防止长期卧床

的消瘦患者发生压疮,使用它可以使患者同床铺接触面积加大,局部压强变小,防止血液循环障碍,避免组织损伤,破溃就是通常说的压疮,也可以有效的治疗已发生的压疮,我说得怎么样? 不对的地方请指教,哈哈。

王护士(竖大拇指):您说得太棒了,比我专业,原来您不但工程技术顶呱呱,医学理论也可以与之相媲美,哈哈……

△褚老头哈哈大笑。

王护士:那从现在开始,您要听话了哦,安心地先使用着气垫床。只要可以呢,就下床活动活动,或者轮椅上靠靠。然后逐渐地撤掉气垫床。当然啦,您也要增加营养,多吃富含优质蛋白质食物,如牛奶、瘦肉、鱼、蛋、虾,也可以吃植物蛋白含量高的食物,如豆腐、豆浆等豆制品,这样身上的伤口愈合得更快了,您一定会慢慢好起来的,好不好?

褚老头:好好好,姑娘,听你的,我全权配合你们!

△病房里大家哈哈大笑。

1－3【第三幕】

【病房,日,内】

【人物:褚老头、王护士、护工】

△褚老头的伤口慢慢康复,王护士竖起大拇指,褚老头也竖大拇指。

△褚老头对着镜子梳头。

王护士:老褚呀,你看看你,有多神气,幸亏当初没出院吧!"

褚老头:真的谢谢你们,我老伴下午就来了,她看到现在的我肯定很惊喜,我要积极配合你们治疗及护理,出院时又是一条好汉……

△病房里大家统一竖起大拇指。

剧本改编自

拒绝气垫床的老褚

原文

拒绝气垫床的老褚

王召丽　韩秀丽

老褚(化名),75 岁,男性,胆管癌晚期患者。第一次来我科,女儿推着轮椅入住,全身多发散在皮疹伴破损,左右髂骨处压力性皮肤损伤,双足皮肤暗紫,大脚趾松动伴周边破损。看他神情低落,询问其相关病史不语,他女儿说他都能听见,就是不愿意开口,后来,在家属配合下完成了相关入院病史采集情况。

老褚非常消瘦,血清白蛋白数值很低,营养状况很差,加上原本就有 2 期压力性皮肤损伤带入,所以医嘱予以气垫床、氦氖激光照射。入院后女儿陪护了他 2 天,我们每次巡视病房时,老褚总是窝在床上躺着,从不下床,几乎不曾见过他半卧位、坐位。问他有什么不舒服吗? 他都不做任何回答,大家私下讨论着这是个怪老头!

第三天上午,女儿因为要上班,给老褚请了护工阿姨,交代好相关事宜就匆匆走了! 大概过了一个小时,护士站就听到极其暴躁的声音从老褚病房传出来,

"给我拿掉,给我拿掉!"

我走进病房,映入眼帘的一幕是老褚坐在床边缘拼命想起身拉开床单,阿姨一直拉着他说:"护士来了,护士来了!"

"老褚,你哪里不舒服啊?"我问。

老褚特别激动地说:"帮我把气垫床拿掉,我睡着特别难受,拿掉拿掉……"

我看着他靠着床沿坐着,手不停地摆弄着气垫床的床垫。

"您那么瘦,又一直在床上躺着,给您用气垫床是好让您减缓皮肤受压,让您的压力性皮肤损伤慢慢愈合呀。"

"什么压力性皮肤损伤,我就是要拿掉,不拿掉我就要出院!"老褚

继续抠着床垫。

"老褚,我猜,是不是这个床不舒服哈?"我扶着他的背,感觉老褚坐着还挺稳当的。

"睡着就是浑身不舒服,不透气,睡不着。"

"您说的这些感受我们理解的。气垫床呢可能是有点闷的。我们一般都是给那些不能下床活动的患者用。可以减轻对身体的压迫。嘿,我看您今天能坐起来了,很棒呀。如果您下床在椅子上靠一靠、坐一坐,等有体力了在床旁走几步的话,那可是最好的减压方法了。这样,这个气垫床您就可以试着不用啦。您不用担心,我来帮您。卧床休息时呢每一两个小时自己翻翻身,睡醒了就这么就下床在轮椅上靠一靠、坐一坐,我扶着您每天在床边走几圈。这样子皮肤受压的机会就少了一些,更容易使皮肤破损更快愈合……"

"护士,你这么说就对了,我没有不讲道理对吧?"他一下子像个孩子一样那么高兴地说道:"哎哟,你知道吗? 我年轻时是一个工程师,我被多次派去美国、日本、英国等学习好多先进的技术,然后把这些技术带回国内,看见我们的祖国日渐强大,非常自豪,走到哪里都被这些荣誉的光环照耀着,可是现在,你看我身上的皮肤,完全不能见人了,哎……"

说到前面那些荣誉时,他满脸是光。但是到最后一句,语调瞬间低落,这下我算明白了他为什么之前一直不愿说话的原因,知道了他在意的点,我接着问道:"那么前面我们说的是气垫床的缺点,那你想一想气垫床能不能给您带来点好的影响呢? 我相信护士在给您使用气垫床之前肯定和您讲解过它的好处,我知道您其实都听到了。您又是个那么优秀的工程师,现在您来给我讲讲吧,我特别想听您的见解!"

这下老褚一下又来了精神:"其实我都查过了,气垫床最主要的好处就是防止长期卧床的消瘦患者压疮的发生,使用它可以使患者同床铺接触面积加大,局部压强变小,防止血液循环障碍,避免组织损伤、破溃,就是通常说的褥疮,也可以有效治疗已发生的褥疮,我说得怎么样? 不对的地方请指教,哈哈!"

他讲得真的是不错,我竖起了大拇指称赞道:"哇,您说得太棒了,比我还专业,原来您不但工程技术顶呱呱,医学理论也可以与之相媲美,哈哈……"老褚也笑得合不拢嘴!

"那么,现在开始,您要听话了哦,安心地先使用着气垫床。只要可以呢,就下床活动活动,或者轮椅上靠靠。然后逐渐撤掉气垫床。当然啦,您也要增加营养,多吃富含优质蛋白质食物,如牛奶、瘦肉、鱼、蛋、虾,也可以吃植物蛋白含量高的食物,如豆腐、豆浆等豆制品,这样身上的伤口愈合得更快了,您一定会慢慢好起来的,好不好?"

"好好好,姑娘,听你的,我全权配合你们!"

哈哈哈哈哈,病房的病患都笑了起来。就这样,老褚和我建立起了友谊!他拿起我的胸牌看了一下,学我一样,朝我竖起了大拇指!日子一天天地过,奇迹也正在慢慢发生,全身好几处破损在慢慢结痂随后自然脱落,老褚也越来越精神。好几次我进病房都看到他坐在床边拿着镜子在照他梳得锃亮整齐的头发,就忍不住逗他,

"老褚呀,你看看你,有多神气,幸亏当初没出院吧!"

"真的谢谢你们,我老伴下午就来了,她看到现在的我肯定很惊喜,我要积极配合你们治疗及护理,出院时又是一条好汉……"

三、《护你周全》

【剧本梗概】

戴老先生是一位做了 PICC 导管的患者,出院后如何护理导管就成了他的一件心事。

【剧本大纲】

做了肿瘤手术的戴老先生结束了一个月的住院时间,面临出院,戴

老先生却一点都高兴不起来,作为他的护理护士,小蒋贴心地帮他解决了如何自己在家护理导管的问题。

【剧本】

1—1【第一幕】

【病房,日,内】

【人物:戴老先生、护士小蒋】

△戴老先生摸着手上的PICC导管,闷闷不乐,护士小蒋走过来。

小蒋:戴先生,马上要出院了,怎么不高兴啊?

戴老先生:小蒋啊,出院时高兴的,但你看我的伤口也快长好了,可是手臂上这根管子怎么办? 医生不让拔,让我带回去,后面化疗要用,但是带回家谁来帮我弄啊?

小蒋:原来您是担心PICC导管的维护啊。

戴老先生:住院的时候,你们每周二都会来帮我护理,不舒服了,护士也能第一时间过来处理,回家了,子女都上班,老太婆行动不便,我也弄不了,所以我想把管子拔了再出院。

小蒋:那肯定不行,管子后面化疗还要用的,您担心维护的问题,这样把,我来帮您想办法。

戴老先生:真的?

小蒋:嗯!

1—2【第二幕】

【客厅,日,内】

【人物:戴老先生、护士小蒋、戴阿婆】

△小蒋拿着维护物品敲门,戴阿婆开门,把小蒋让进来。

戴阿婆:小蒋,你来了啊! 家里有点小,挺乱的,你看我要做些什么吗?"

小蒋:阿婆,没事的,您看我们一会在哪里换药方便? 最好是戴老先生能坐着舒服一些,然后能放我换药东西的干净地方就行。

戴阿婆:吃饭的桌子行吗,我去收拾一下。

△戴阿婆收拾桌子,戴老先生走过去坐在一旁,小蒋开始工作准备,进行维护。

小蒋:可以,可以,戴老先生您先坐着,看看胳膊能不能放平,这样坐着还舒服吗?

戴老先生:舒服的。

小蒋:我帮您在我们医院的互联网护理项目上申请了上门维护,PICC居家上门护理也联系好了,开始的几次上门就由我来帮您做。

戴老先生:哎哟,真是太感谢你了,这样就方便太多了嘛。

△小蒋结束护理工作,收拾东西。

小蒋:导管保护得很好啊,手臂也很干净,平时做一些简单的家务活和运动,但是不要干重活体力活,洗澡的时候包好手臂别进水,多喝水,衣服尽量选择舒适宽松的,平时正常生活就好啦。

戴老先生:我一直记着你跟我说的,我现在经常帮老太婆收拾衣服,整理房间什么的。

戴阿婆:哎哟,老头子现在可勤快了,家务都抢着做,还比以前会照顾人了,哈哈。

小蒋(东西收拾好):哈哈,好啦,这次的护理就结束了,下次上门的时间我帮您预约好,到时候我再来帮您做导管护理。

戴老夫妻:好好好~哈哈! 谢谢小蒋啊!

小蒋:不用客气的,老先生,我们的工作就是护你周全嘛。

剧本改编自

PICC居家叙事——护你周全

原文

护你周全

蒋慧萍

戴老先生是因为肿瘤术后切口愈合不良,在外科住了一个月。在此期间,由于治疗的需要,他放置了一根PICC,我作为他的置管护士,整个住院期间我也一直在随访患者。在患者出院的前几天,他看着有些情绪低落,通过近一个月的接触,我大概能猜到戴老先生的顾虑,于是我轻轻地问他:"戴先生,是不是马上要出院啦!怎么还不高兴啊?"

戴老先生说:"小蒋,出院是高兴的,但是你看我的伤口快长好了,可是手臂上这根管子(PICC)怎么办?医生说不能拔,让我带回去,后面化疗要用,但是带回家谁来帮我弄?"

我说:"原来是担心PICC导管的维护啊!"

戴老先生说:"在医院里,你们每个周二都会来帮我护理,如果我不舒服了,护士也会马上来帮我处理。但是现在回家了,子女都在上班,老太婆本来行动也不方便,我一个人也没办法去医院换药,所以我想把管子拔了再出院。"

"首先,这根管子是不是后面化疗还要用的,所以肯定不能拔的。至于回家后PICC维护的事情,我来帮你想办法吧。您是住在我们一个区的,我们医院现在有个互联网+护理项目,我可以帮您申请上门维护,这样您就不用担心管子维护的问题啦,您能接受吗?"我慢慢和戴老先生解释道,尽量打消他拔管的想法,让他能带管顺利完成整个治疗期。

戴老先生有些疑惑地看着我说:"是你帮我弄吗?我家离你们医院很远,你们怎么上门?"

我肯定地回答道:"您放心,我会帮你在出院前把PICC居家上门护理联系好,并保证在您最初的几次上门都由我来完成,这下您总归能安心了吧!"

"嗯嗯好的,小蒋,那我就放心了,管子也不用拔掉了!"戴老先生终于露出了久违的笑脸。

在出院前一天,我把患者的相关信息转交给了互联网＋护理项目组同事,并和她们说好这名患者首次上门安排我去。

第一次到戴老先生家维护,他和爱人在家,很热情地接待了我。我拿着维护物品在门口环顾了一下房间环境,初步判断了一下等一会我要工作的区间。戴阿婆急忙拉着我说:"小蒋啊,你真的来了啊! 家里有点小,有点乱,你看我要做些什么吗?"

"阿婆,没事的,您看我们一会在哪里换药方便? 最好是戴老先生能坐着舒服一些,然后能放我换药东西的干净地方就行。"我说。

"那你看我们吃饭的桌子可以吗? 但是有点小,还有中午饭没有收掉,我这马上就收拾掉,小蒋,你看行不行?"戴阿婆赶忙一边说一边收拾起饭桌来。

"可以,可以,戴老先生您先坐着,看看胳膊能不能放平,这样坐着还舒服吗?"我一边说,一边开始维护前的评估。

可以看出在居家的几天,戴老先生一家人还是很重视这根 PICC 导管的,把我们在住院期间教给他的皮肤护理、导管保护等都做得很好。我一边帮他维护,一边和他聊天,表扬了他这几天在家导管保护得很好,手臂的皮肤也很干净,他听了很开心,还告诉我在家里还会帮老太婆收拾衣服,简单地整理房间等,做一些简单的家务,连他女儿都说老爸比以前更会照顾人了。其实患者所做的这些都是为了让置管的手臂正常活动,防止手臂肿胀和血栓等并发症。

首次上门维护非常顺利,在结束的时候,我也向戴老先生夫妻宣教一些居家的注意事项,包括维护前的物品准备、换药的操作环境、患者换药的舒适体位、适当的锻炼、均衡的饮食等,也为下次上门做好预约。

PICC 居家护理注意事项

(1) 活动:一般性的日常工作和生活都可进行,例如简单的家务劳动,但避免反复提重物(超过 3kg)或频繁需要上举手臂的家务劳动。不能用置管手臂做拄拐、抱小孩、背包等单手重体力活动。

可以做的运动:散步、慢跑、太极、八段锦等舒缓的运动。

不能做的运动,需要置管手臂反复做上举动作,比如乒乓球、羽毛球等球类运动;游泳,上举哑铃单杠,还有其他需要大甩臂动作的其他运动。

(2)睡觉:避免长时间在置管手臂枕压睡觉,置管手臂可垫枕适当抬高,防止肢体肿胀。

(3)洗澡:选择淋浴。老人或行动不便时,需要家人帮助完成。置管手臂用全面小毛巾包裹一圈贴膜处,再用保鲜膜将小毛巾严密包好,防止洗澡进水。也可以选择购买 PICC 防水专用袖套。洗澡时间可以选在去医院维护前的当日或前一天。

(4)饮水:在病情允许的情况下,成人每天喝水 2000~2500ml,防止血液黏稠引起的血栓。

(5)穿衣:宽松舒适为主,全面透气材质。穿衣服先套置管手臂,脱衣服后脱置管手臂,动作轻柔,防止导管牵拉滑脱。容易出汗患者,可以使用透气网状套将导管包裹好。

(6)皮肤清洁:置管手臂每天擦拭 1~2 次,尤其是腋下和肘关节处,保持贴膜外皮肤清洁卫生,无明显污垢。皮肤干燥蜕皮者,可涂抹保湿霜,有皮肤问题者请咨询医生。

(7)自我观察:每天睡觉前或活动前后,观察置管处贴膜有无松动卷边,皮肤有无瘙痒红肿刺痛,也可以选择每天拍照记录好置管情况。如有异常请立即就医。

(8)互联网 + 护理上门护理。

① 只限本区域内居住患者,需要智能手机,提前预约,填写导管相关信息和个人信息,家庭住址等。

② 护士上门前再次确认:家庭住址,导管类型,维护材料,特殊需求(肝素封管)等,也可提前将置管手臂和维护本等信息拍照发给护士,进

行初步评估。

③ 居家环境:清洁舒适,光线明亮。有条件者可提前打扫好卫生,酒精湿巾擦拭桌面。有可以换药的桌子、茶几、床等操作台。患者可以选择坐位或卧位。

④ 维护:在维护过程中和护士多沟通交流,告诉护士居家期间所遇到的问题,及时解决。如在维护中遇到堵管、无回血,严重皮疹,不明原因发热等,请立即至医院查明原因。

四、《乐阿庆 悲阿庆》

【剧本梗概】

病房里来了一个阿庆叔,时而哈哈大笑,时而闷闷不乐,让人摸不着头脑。

【剧本大纲】

病房里来了一位上海大叔,大家都叫他阿庆叔,阿庆叔因为喝酒胃痛查出胃癌,他性格古怪,时而开朗,时而忧郁,追根溯源,原来是得病焦虑的原因。

【剧本】

1-1【第一幕】

【病房,日,内】

【人物:阿庆叔、护士小王、病房病友】

△特写病房外走廊,声音从病房传出来。

阿庆叔:哈哈哈哈!

△病房内,阿庆叔和护士小王以及病友们聊天。

阿庆叔:我姓管,侬叫我阿庆好了。吾个毛病是刚刚查出来额。一

直胃隐隐叫伐色一,吾以为是胃溃疡,吾好几额旁友才切老酒的,一拉倒胃镜组测来一点啊么撒,么想到吾是胃癌!(上海话)

　　护士小王:老师你是上海人吗?我上海话说得不好,嘿嘿。

　　阿庆叔:我是上海人,随便你啊,上海话普通话都行。

　　护士小王:那我就叫您阿庆叔啦,您性格真好,真乐观。

　　阿庆叔:哈哈哈,我就是爱笑,生病也不耽误我笑啊。

　　△阿庆叔和大家聊天说笑。

1—2【第二幕】

【病房,日,内】

【人物:阿庆叔、护士小王】

　　△小王走进病房,阿庆叔侧躺在床上,闷闷不乐。

　　小王:阿庆叔,今天病房里都听不到你声音了。

　　△阿庆叔不说话,小王无奈走开。

1—3【第三幕】

【病房,日,内】

【人物:阿庆叔、护士小王、病房病友】

　　△小王走在病房外走廊,笑声从病房传出来。

　　阿庆叔:哈哈哈哈!

　　△小王走进病房内,阿庆叔性格恢复如初,和大家说笑,小王疑惑。

1—4【第四幕】

【病房,日,内】

【人物:阿庆叔、护士小王、病房病友】

　　△小王走进病房。

　　小王:阿庆叔,今天有什么好玩的事啊?

△阿庆叔闷闷不乐坐在床上,身上挂着引流袋。

小王(自言自语):一会笑一会愁,还真是个怪大叔啊?

小王(走过去):阿庆叔,您怎么了?

阿庆叔(指着引流袋):小王啊,戴主任说我做 B 超显示肚子里有腹水,要穿管子做什么腹腔化疗,戴了这个引流袋,你别看我平时嘻嘻哈哈的,其实胆子很小,这个带在身上,看着怪吓人的,我是不是病情严重了啊?

小王:您别自己吓自己,好多患者来这都要穿腹腔管的,这个管子是辅助我们做化疗用的,用来引流腹水,没事的,您看,同病房很多病友也都做了引流啊。

△隔壁床患者展示自己的引流袋。

阿庆叔(稍稍放心,又紧张地拿起引流袋):哦……还有这个,你看,这是我的腹水吧,红得跟血一样的,你看吓人不!

小王:腹水其实常见的有三种颜色,普通的是淡黄色的,但是有一部分患者是血性的,就是你看到这种红色的;还有就是白色的乳糜色腹水,如果腹水变成草绿色还有臭味道,那多数是表明有腹腔感染的征兆。

阿庆叔:那我这个颜色,是不是说明肿瘤在里面破掉了,吸出来的是里面的血啊。"

小王:阿庆叔,你不要紧张,血性的腹水一般是因为癌灶突破浆膜扩散转移到腹膜,腹膜发生了病变所以渗出血性积液,我们做腹腔化疗的目的就是把化疗药物注入腹腔,杀灭肿瘤细胞,控制住腹膜的病变。经过一段时间的化疗,肿瘤病灶缩小,控制在病情,腹水颜色就慢慢转黄了,所以要有信心,你的治疗才刚开始,不要焦虑。

阿庆叔:啊,你这么说我就不焦虑了。

1-5【第五幕】

【病房，日，内】

【人物：阿庆叔、护士小王、病房病友】

△阿庆叔恢复乐观，和大家聊天，拿着手里的引流袋。

阿庆叔：你看看，这做了几次化疗，颜色就变黄了，一开始跟血一样红啊，后来从粉红到淡粉红、深黄色，再是淡黄色，水也越来越少了，这都快没了。

小王：坚持治疗，以后会越来越好的。

阿庆叔：是的呀，哈哈哈。

剧本改编自

颜色——焦虑的阿庆

原文

焦虑的阿庆

王剑晨

这个阿庆可不是"海派情景喜剧老娘舅"里的那个"珍珠奶茶真好喝"的阿庆。但是他和电视里的阿庆一样，大大咧咧，话多，看起来像个"乐天派"。

去年年底的某一天，科室下午来了一个患者，姓管，"侬叫我阿庆好了。吾个毛病是刚刚查出来额。一直胃隐隐叫伐色一，吾以为是胃溃疡撒额，吾好几额旁友才切老酒的，一拉倒胃镜组测来一点啊么撒，么想到吾是胃癌！"阿庆走进病房，另外几床的患者他都不认识，却是有些"人来疯""自来熟"，逢人便说自己的"病史"。"老师你是上海人伐，算了算了，我还是说普通话吧。"阿庆低下头，眼镜滑落到了鼻尖，上下打量了我一下，然后开始用上海普通话问起我来，"我是上海人，随便你啊，说上海话普通话都行。"随后我就照常和阿庆做了自我介绍，让他尽快熟悉病房的环境。

回到护士台，我看了阿庆的病史，才知道原来他刚确诊了胃癌，外院检查显示腹水形成。工作多年，一批批癌性腹水的患者来我们科室就诊。腹水是晚期腹腔肿瘤患者较为常见的症状表现，腹腔肿瘤主要包括胃癌，肝癌和结直肠癌，患者典型的症状往往感到腹胀，同时还伴有食欲减退，下肢水肿，乏力，腹水多的患者还会出现活动受限。因此，治疗腹水对此类患者来说尤为重要。

第二天，上午巡视病房的时候，我突然发现阿庆努着嘴，手机视频声音开得很大，他却无心观看，没精打采地耷拉着脑袋，侧躺在床上。"阿庆，今天病房里都听不到你声音了嘛。""哎，王老师，戴主任和我说我肚子里 B 超检查发现有腹水，要穿一根管子，做什么腹腔化疗啊，听上去蛮吓人的，你别看我平时嘻嘻哈哈的，我最怕打针了，现在这个估计比打针还要吓人多了，怎么办啊？"阿庆转过身来，对着我一顿诉苦，言语中透着满满的焦虑。"许多患者来我们这里，都是要穿腹腔管的，这个管子有两种功能，第一个是引流腹水的，第二个是将药物通过管子打进去做腹腔化疗的，置管的时候有 B 超定位，局部是打麻药的，痛感不明显，你不要紧张。""那就是说，这里大部分的人的必经之路咯。""可以这么说，你看看隔壁床的患者，她就有腹腔引流管，没有接引流袋，我们都会妥善固定的，绑上腹带，自己注意一些，还是很安全的。"隔壁床的患者拉起衣服，和阿庆现身说法了一番，让他有个感官上的认识。"哦哦，原来是这样一根管子，等下我就要去做了。""没事的，戴主任的团队已经开展了好多例腹腔穿刺了，技术很娴熟，而且在 B 超定位下，更准确。""好，谢谢王老师，这样一说我就心定多了。"

大约 45 分钟之后，阿庆回到了病房，"哦哟，就针扎进去的时候稍微有一点点疼，完全可以忍受，一会就装好了，比我想象的好多了。"也许穿刺做完，一颗悬着的心放下了吧，阿庆的话又多了起来。"装引流袋吧，先放 500 毫升的腹水，"床位医生和我说，"好的"。我核对了医嘱，便去给阿庆接了引流袋,在向阿庆说了引流袋安装后的一些注意事项之后,我打开了引流管上的拇指夹,腹水汩汩地流了出来,是血性的。"呀,怎么是红颜色的水啊,像血一样的,你看吓人不!""腹水其实常见的有三种颜色,普通的是淡黄色的,但是有一部分患者是血性的,就是你看到这种红色的;还有就是白色的乳糜色腹水,如果腹水变成草绿色还有臭味,那多数是腹腔感染的征兆。""哦,那我这个颜色,我又要焦虑了,是不是说明肿瘤在里面破掉了,吸出来的是里面的血啊。"戴主任来到了病房,听了阿庆的叙述之后,安慰道:"阿庆,你不要紧张,血性的腹水一般是癌灶突破浆膜扩散转移到腹膜,腹膜发生了病变渗出血性积液,从而导致了血性的腹水,所以现在做腹腔化疗的目的就是把化疗药物注入腹腔,杀灭肿瘤细胞,控制住腹膜的病变。许多患者通过腹腔化疗,都是肿瘤的病灶缩小了,控制住了病情,腹水颜色也转黄了,逐步吸收变少,所以要有信心,你的治疗才刚开始。"

腹腔化疗如期进行,阿庆躺在床上,时而焦虑时而紧张地完成了第一次的腹腔化疗。"感觉怎么样啊?阿庆?""现在还可以,没有明显的不舒服,我看其他患者做完腹腔化疗还要做瑜伽动作是吗?""呵呵,这不是瑜伽动作,是腹腔化疗后,为了使药液充分作用于腹腔的各处而设置的一些动作,对于你的化疗可以起到事倍功半的作用,我们有二维码,你拿出手机来扫一下,就可以看到那些动作是怎么做的了,一定要每个动作都做到位,这样才有效。"

阿庆拿出了手机,扫了码,看了视频,随后在床上认真地做了起来。其实有时候,患者良好的依从性并不仅仅只是从患者自身出发,而是需要医患双方的努力,良好而有效的沟通,配合一些辅助手段,比如示教、言传身教、其他病友的现身说法等,让患者有了更为直观的感受,从而使他们意识到了这件事情的重要性和可能产生的益处,依从性就会大大提高。

转眼 3 个月过去了,阿庆每个月按时来做腹腔化疗,多次的沟通和接触之后,我发现他已慢慢变得不再焦虑,腹腔化疗后的动作也越来越标准自如,现在还会给新做腹腔化疗的患者做示范。腹腔化疗前,照例会接上引流袋,引流一些残余的腹水。现在阿庆的腹腔引流液颜色已不再是血性的了,我清楚地记得它经历了从血性到粉红、淡粉红、深黄色、清亮的淡黄色的颜色变化,腹水越来越少,几乎放不出。同时这也是一个向好的信号。

　　阿庆舒展的眉头,是我们医护乐于看到的,他的故事只是许多腹腔化疗患者的缩影。透过腹水颜色的变化,能够反映出我们的专业学识、患者的努力配合以及精准治疗的效果。"观察引流液的色质量"这句话,并不仅仅局限于书本,在临床工作中,如何将理论上的知识,通过我们的护理与关怀,产生实际上的效果,运用叙事护理,让患者反思自己与疾病共处中积极抗争,勇于面对的方面,让患者充分倾诉自己的焦虑,鼓励他们表达自己的恐惧与对治疗的期望,是我们接下来的工作中,需要探究的关键点。

五、《难睡的床》

【剧本梗概】

　　手术室床普遍都很窄小,这让一些肥胖患者很尴尬,生怕睡在上面会掉下来,面对这个问题,护士们有话要说。

【剧本大纲】

　　准备做手术的小李是一个接近100千克的胖子,面对又窄又小的手术室床,小李面露难色,于是要求护士换一张大一点的床,却遭到了护士的拒绝,到底是护士不通情达理,还是这其中有什么隐情?

【剧本】

1-1【第一幕】

【手术间，日，内】

【人物：小李、护士、实习护士】

△护士在一旁忙碌，实习护士小姑娘走过来。

实习护士：姐，我们有没有大号的手术室床啊？

护士：没有啊，怎么了？

实习护士：等会要做手术的患者，说那张床他睡不了，想要我们换一张。

护士：睡不了？怎么会呢？

△护士看转运单，特写上面体重一栏写着"98kg"

实习护士：我们的手术室床那么小，肯定睡不了

△特写：二人目光看向手术室床。

△另一位护士将患者小李推进来。

小李：护士，这么窄的床，我掉下去怎么办？一会儿手术的时候，我睡着了，万一不自觉翻身了，掉下床了怎么办？我在家睡觉也是不太老实的，更何况我还挺胖的。

护士：我们手术室床的大小都是有标准的，换不了，而且您不会掉下来的，这个您放心。

小李：不行不行，我可不放心

实习护士：护士姐姐，怎么办啊？

护士：我就是您手术中的巡回护士，一直会在您身边的。我保证，一步都不离开您，实时保护好您，要是您真不小心翻下来，我第一时间就能接住您！

小李：真的吗？

护士：嗯！真的！

小李：好吧。

△小李配合我们上了手术床。

护士:您睡好了,千万别乱动,您双手触摸床两边,感觉下,居中睡好。

△护士边说边安装好固定绑带。

小李:诶,好像没事啊

护士:对呀,两边有绑带帮助固定,您躺在上面是很安全的,绝对放心。

小李:护士,谢谢你,我现在安心多了。

1—2【第二幕】

【走廊,日,内】

【人物:护士、实习护士】

实习护士:姐,为什么手术室的床会这么窄啊?就不能做得大一点吗?像这样肥胖的患者平时有很多呢。

护士:首先手术室床不同于我们平时居家的床,大小不一,手术床大小是有标准的,宽约50cm,长约200cm,对于肩宽超过50cm的或者肥胖的患者而言,确实是有些局促。它之所以窄是为了让手术医生及助手离患者比较近,手术操作起来比较方便。同时,可以更好地暴露手术视野。

实习护士:哦。

护士:其次,手术室内空间有限,除了手术床还要摆放各种手术附属设备,如果手术床太大太宽,就不利于这些设备的摆放。

实习护士:其实患者也不用怕会掉下来,床上都有固定装置。

护士:对啊,手术过程中,手术床在手术过程中支撑患者,并根据手术操作需要调整体位,为医生提供方便的手术环境,它具备调节手术体位,暴露手术野等功能,是符合人体工程学设计特点及医疗护理方式需要的,坚固、可靠、耐用、操作简便。

实习护士:患者要是处于麻醉状态呢?

护士:我们医生护士会稍微用固定器如绷带、绑带固定患者的腰部、下肢、双手等。若是手术时是全麻,在平卧位麻醉后处于睡眠肌肉松弛状态。摆放体位完全需要医护人员进行,会采取上述措施外加用部分固定器保持固定,不至于坠床。

实习护士:我明白了,下次我就这么跟患者解释,他们就懂啦。

剧本改编自

手术室的床为啥那么窄? 我会不会掉下去?

原文

手术室的床为啥那么窄? 我会不会掉下去?

话说人有高矮胖瘦,人的1/3的时间是在床上度过的。所以居家的床分各种型号的,但手术室的床是有严格标准的,对于大体重的患者来说经常会遇到手术床窄,怕掉下去的情况。这不,前几天我遇到了这样的患者。

小李是左腿骨骼肌软组织肿瘤切除术患者,工务员把小李推进术间后,我作为巡回护士完成核对工作,要求小李过床时,她拒绝了我,

"护士,我有点胖,这个床这么窄,我要求换一张。"

我先是一惊,看了一下转运单上体重一览"98kg"。心想怪不得。

"手术室床的大小都有标准的,是换不了的。"

"这么窄的床,我掉下去怎么办? 一会儿手术的时候,我睡着了,万一不自觉翻身了,掉下床了怎么办? 我在家睡觉也是不太老实的,更何况我还挺胖的。"

"这个您放心,我是您手术中的巡回护士,一直会在您身边的。我保证,一步都不离开您,实时保护好您的。"

看着我真诚坚定的眼神,她配合我们上了手术床。

"您睡好了,千万别乱动,您双手触摸床两边,感觉下,居中睡好。"我

边说边安装好固定绑带。

在我的安抚和解释后,小李亲自感受了床的宽度。

"护士,谢谢你,我现在安心多了。"

"手术室的床为啥那么窄? 我会不会掉下去? 为啥不能做得宽点?"相信有这样疑问的患者还有很多,作为一名手术室护士,今天给大家仔细讲讲。

我们说,这手术床还真不能做宽,它可不同于居家卧室的大床,动辄1.8m大床,而手术床大小有标准的:宽约50cm,长约200cm,对于肩宽超过50cm的或者肥胖的患者而言,是有些局促。

手术床为啥这么窄?

它之所以窄,是为了让手术医生及助手离患者比较近,手术操作起来比较方便。同时,可以更好地暴露手术视野。

其次,手术室内空间有限,除了手术床还要摆放各种手术附属设备,如果手术床太大、太宽,就不利于这些设备的摆放。

我会不会掉下去?

手术床在手术过程中支撑患者,并根据手术操作需要调整体位,为医生提供方便的手术环境,所以当您躺在手术床上时,不用怀疑手术床的安全性。它具备调节手术体位,暴露手术野等功能,是符合人体工程学设计特点及医疗护理方式需要的,它坚固、可靠、耐用、操作简便。

怎样防止坠床?

为了确保您的安全,当您睡到手术床上时,手术护士会告知您不要随意翻身及改变体位,并给予必要的约束,以免发生因随意翻身引发的坠床等危险,需变换体位配合麻醉和手术时,手术室巡回护士会对您进行告知并协助您一起完成,同时手术室的医生和护士也会守护在您身旁,及时为您提供帮助。

若是在麻醉成功后仍是清醒的,就会需要您的配合。麻醉后在麻醉医生、手术医生和护士帮助下摆好体位,会稍微用固定器如绷带、绑带固定患者的腰部、下肢、双手等。

若是手术时是全麻,在平卧位麻醉后处于睡眠肌肉松弛状态。摆放体位完全由医护人员进行,会采取上述措施外加用部分固定器保持固定,不至于坠床。

因此,即使手术床那么窄,也不会掉下来。

六、《难掩之味》

【剧本梗概】

这是一个发生在妇科的故事,疾病不可避免地会带来一些不便,有的无伤大雅,有的却让人难以启齿。

【剧本大纲】

因宫颈癌手术住院的陈阿姨最近遇到了一件尴尬事,同病房的患者经常会闻到一股很奇怪的臭味,而臭味的来源就是陈阿姨,陈阿姨因为这个原因甚至都不敢与人亲近,甚至抗拒医生的检查,护士晓晨得知这件事后,用专业知识顺利帮陈阿姨摆脱了尴尬。

【剧本】

1－1【第一幕】

【病房,日,内】

【人物:陈阿姨、护士晓晨、病友】

△病房中,一群病友聚在一起,其中一个人捂着鼻子,说着悄悄话。

病友 A:什么味道啊,好臭啊。

病友 B:不知道哪传来的。

△陈阿姨坐在离他们很远的床上,表情尴尬。

病友 A:陈姐啊,你闻到没有啊,这是什么味道啊?

陈阿姨:没,没有啊,我不知道味道哪来的。

病友 B:怎么可能嘛,明明就有。

陈阿姨:我不知道……

△护士晓晨走进来。

晓晨:陈阿姨,我们要做常规检查啦。

陈阿姨:我……我要上厕所。

△陈阿姨飞快逃走了,晓晨很疑惑。

1－2【第二幕】

【厕所单间,日,内】

【人物:陈阿姨、护士晓晨】

△陈阿姨躲在厕所单间里,紧张得不知所措,晓晨走到厕所,轻轻敲敲门。

晓晨:陈阿姨? 一个多小时啦? 还没有上完吗? 医生还等着您呢。

陈阿姨:我……我能不能今天不做检查了。

晓晨:那可不行,检查是固定的,怎么能说不做就不做呢。

陈阿姨:可是我……

晓晨:您是遇到什么问题了吗? 跟我说,我帮您解决。

陈阿姨:不……不用。

晓晨:这可不行,万一是跟病情有关,这个您一定要告诉我的。

△陈阿姨磨蹭地从厕所出来。

晓晨:陈阿姨。

陈阿姨:晓晨啊,你有没有闻到我身上有什么异味啊?

晓晨(凑近闻一闻):好像……是有点。

陈阿姨:我自从放疗以后,阴道的分泌物就特别多,有时候都得用卫生巾,最近这几天味道越来越大了,我都不敢见人了。

晓晨:哦～原来是这样啊,您要定期做清洁啊,这样才不会有味道。

陈阿姨:我不会啊……

晓晨:嗨,您跟我说,我帮您洗。

陈阿姨:这样……多不好意思啊。

晓晨:其实这也是很正常的,我们见过太多出现这样问题的患者了,都是我们帮她的,我还可以教您如何自我冲洗,其实注意卫生也是很重要的,这样能预防和减轻患者放疗后不同程度的阴道黏膜损伤及放疗后引起的阴道闭锁粘连。

陈阿姨:是这样啊

晓晨:对呀,我们医院实行妇科放疗患者规范化阴道冲洗,还有专科护士为患者进行操作并指导患者家庭式自我冲洗,您不要觉得不好意思,这都是很正常的事情呢。

陈阿姨:那你教教我吧,以后我就能给自己洗了。

晓晨:没问题,走。

剧本改编自

听听"宫"主们的悄悄话

原文

听听"宫"主们的悄悄话

莫晓晨

放射治疗科诊疗室门口,几位阿姨在窃窃私语……很好奇,她们在聊什么小秘密呢? 我们走近听一听:

个子最高的是我们病房的陈阿姨,她颇有感慨地说:"自从放疗后,我阴道的分泌物就比之前多,有时候还需要用卫生护垫,偶尔伴有一点异味,心里很难受。自从小朱护士给我冲洗后,现在内裤上干干净净的,心情也好了,每天我都很积极地排第一个来冲洗。"

门诊范阿姨:"我是在门诊放疗,回家后就用冲洗器自己冲洗,由于年纪大了,看着说明书也不能全部理解,操作的时候卫生间弄得一塌糊涂,还冲不干净。后来和薛医生沟通后,才知道我们病房里有护士可以帮忙冲洗,我现在放疗后就上楼来冲洗,很方便。护士也很热心,手把手教我自己如何正确地操作,慢点放疗结束,我可以自己冲洗,不会再手忙脚乱了。"

外科樊阿姨:"我手术前需要阴道冲洗,对于手术前的我心里既紧张又害怕,总在想万一我自己冲不干净怎么办?会不会影响手术,后来听说有专科护士可以帮忙冲洗,我心里就安心多了,毕竟专业的护士操作还是很让人放心的。"

……

原来这几位都是妇瘤的患者,有的是择日手术的;有的是住院放疗的;还有的是门诊患者,他们聚在一起只为做一件事情——妇科阴道冲洗。

复旦大学附属肿瘤医院闵行院区放疗科自今年4月份以来,实行妇科放疗患者规范化阴道冲洗,由专科护士为患者进行操作并指导患者家庭式自我冲洗,预防和减轻患者放疗后不同程度的阴道黏膜损伤及放疗后引起的阴道闭锁粘连。

短短1个多月,放射治疗科将宫颈癌患者治疗期间的阴道冲洗纳入科室护理常规,成为一个常态化的护理基础项目,解决患者临床上的需求。同时该项目面向全院患者,协助妇瘤患者完成手术前的阴道清洁准备,更专业化地服务于患者。

七、《新的翅膀》

【剧本梗概】

一位手部受伤痉挛的患者,在护士的鼓励下重拾信心,重新获得新的翅膀。

【剧本大纲】

手是人的一对翅膀，而小李因为手部受伤失去了自己的翅膀，没有了生活自理能力，也没有了信心，在护士婷婷的鼓励、医生的帮助和小李自身的努力下，受伤的手逐渐恢复，小李长出了新的翅膀。

【剧本】

1－1【第一幕】

【病房，日，内】

【人物：护士婷婷、患者小李】

△小李费力地拿着筷子吃饭，特写小李受伤扭曲的手，筷子不小心掉在地上，小李一脸沮丧，弯腰伸手要拣筷子，一双手捡起筷子。

△小李抬头看，是护士婷婷，小李接过筷子。

小李：谢谢。

△婷婷心疼地握着小李的手。

婷婷：你这手指术后没有做功能锻炼吧。

小李：你怎么知道？

婷婷：你这手术在手部，但手指却不能正常地握拳、伸屈，我猜就是术后锻炼不及时或不到位。

小李：护士姐姐，你说得没错，我这是在老家的医院开的刀，刚开始一直疼痛、肿胀，都不敢怎么活动，等疼痛好点了，手指关节僵硬，更不敢活动了，慢慢地就变成这样了。我才三十几岁，现在连自己吃饭、洗脸都做不到，我心里特别难受。

婷婷：那你这次术后要好好锻炼了，只要肿瘤切干净，皮瓣长好，手指的功能和灵活性一定会得到改善的。

小李：嗯！我一定会的。

1—2【第二幕】

【手术间,日,内】

【人物:护士婷婷、患者小李】

△婷婷拿着手术工具走进来,看到坐在里面的小李。

婷婷:好巧哦,可能是特别的缘分呢,怎么样,手术不紧张吧。

小李(情绪不高):护士姐姐,我不紧张,就是还要做手术,不知道能不能植皮,也不知道什么时候能正常拿筷子。

婷婷:怎么了? 手术结果出问题了吗?

小李:医生说有一个切缘阳性,还要切一下,每天换药好痛啊,手指功能锻炼更痛,我现在一看到锻炼就害怕,我都想放弃了。

婷婷:不能放弃,你还这么年轻,功能锻炼对手的恢复是非常重要的,要坚持下去才行。

小李:可是真的,太痛了……人家说手是人的翅膀,我的翅膀已经坏了。

婷婷:还可以重新长出来的,我们都在帮你,你自己也要有信心,咱们一起努力,长出新的翅膀。

小李:嗯。

1—3【第三幕】

【病房,日,内】

【人物:护士婷婷、患者小李】

△婷婷帮助小李做功能锻炼,几个锻炼画面:手关节的被动锻炼和主动伸屈锻炼、抗阻训练、技能训练、工具辅助锻炼等。

1—4【第四幕】

【手术间,日,内】

【人物:护士婷婷、患者小李】

△婷婷拿着手术工具走进来,又看到小李。

婷婷、小李(同时):又是你!

婷婷:哈哈,特别的缘分,你的手怎么样啦?

小李:医生说已经可以植皮啦!

婷婷:太棒了!

小李:姐姐,谢谢你,要不是你一直帮我做功能锻炼,我想我恢复不了这么好,你看,这是我新的翅膀。

△小李举起手,拉皮筋的训练,像比"V",逗得婷婷笑,二人用手比翅膀。

剧本改编自

新的"翅膀"

原文

新的"翅膀"

李婷婷

"可能是特别的缘分"——这是我对小李说得最多的话。

小李是一名手部软组织肿瘤的患者,初次见到她是在 2 号术间,她这次进来是做右手骨骼肌软组织肿瘤切除术加转移皮瓣的。由于在外院手术过,小李整个手瘢痕挛缩,影响手指功能,尤其是右手大拇指,几乎不能外展。

"你这手指术后没有做功能锻炼吧?"我心疼地握着她的手。

"你怎么知道?"她吃惊地问。

"你这手术在手部,但手指却不能正常地握拳、伸屈,我猜就是术后锻炼不及时或不到位"。

"护士姐姐,你说得不错。我这是在老家的医院开的刀,刚开始一直疼痛,肿胀,都不敢怎么活动,等疼痛好点了,手指关节僵硬,更不敢活动了，慢慢地就变成这样了。我才三十几岁，现在连自己吃饭、洗脸都做不到，我很不能接受。"

"那你这次术后要好好地锻炼了，只要肿瘤切干净，皮瓣长好，手指的功能和灵活性会得到改善的。"手术医生听到我们的谈话，也来鼓励她。

"谢谢医生，我术后一定听护士的好好做功能锻炼。"

很快手术结束了，肿瘤由于边界不清晰，取了 4 处切缘，为了保留难得的转移皮瓣的机会，这次就没有直接转移，等病理报告都是阴性的才做，最后使用了 VSD 引流术，等病理报告出来后下周继续。术中教授也强调回去要手指功能锻炼，为下次手术准备。

本来以为没有交集了，没想到第二次还是在同一个术间。再次在手术室遇到小李，我还以为就转移皮瓣或者植皮就好了，所以愉快地说："可能是特别的缘分，好巧哦，你这次还是在我的手术间。进来过一次，不紧张了吧！"

小李情绪不高："护士姐姐，我记得你，还是你哦。我紧张倒是不紧张，就是还要切下，不知道能不能植皮，我这手不知道什么时候能正常地拿筷子。"

"咋了，报告不好啊"

"哎，有一个切缘阳性，医生说还要切一下。每天换药好痛啊，手指功能锻炼更痛，我都不知道这样锻炼有没有意义。我现在一见到护士督促我功能锻炼，我就怕，真想放弃了。"

我安慰她说"不能放弃，你还这么年轻，不做功能锻炼，不是又回到你之前的状态，现在有改善的机会，千万不能失去信心和浪费机会。"

"可是真的很痛啊，想想就怕，我现在觉得开刀反而不怕。"

"别担心，疼痛这个事儿还是可以解决的。我们会让麻醉医生和咱们的疼痛专科护士一起来帮你。你自己呢，也要有信心，坚持一下，咱们一起努力。"

"嗯嗯,我尽力吧,护士姐姐。"

在同家医院手术碰到 2 次已经很稀奇了,碰到 3 次就真的是特别的缘分了。第三周很快又来临了,当看见小李第三次出现同间术间,我俩同时惊呼,"又是你!"。就连麻醉师和手术医生都感叹有缘。

"咋样啦?"

"这次可以植皮了。"

"真好"

"还是要谢谢护士姐姐的。上次手术后,我听了你的话,很配合医生、护士,听他们的话用止痛药,也听他们的话做一些手指操。感觉蛮好的,我觉得自己还是很勇敢的呢!"

由于组织缺失得厉害不能转移皮瓣了,这次的手术是在小李的右大腿上取了皮,完成植皮。手术很顺利,只要配上好的功能锻炼,之后共情及接纳度手指不仅外形美观,也能做一些日常手指活动。于是,术后整整一周,我一日三次到小李的床边,和她一起摆弄着手指们。我们把我们的缘分从手术室移到了病床边,相信也会延续得更加长久。

快出院了,小李俨然已经成为病房里的运动小达人。作为她的有缘人,我相信命运一定会再赐给她一双"翅膀",在她自己的努力下,在周遭有缘人的支持下,那双"翅膀"会日渐茁壮,带着她飞得更高更远。

工作中我们会遇见形形色色的患者,每一位患者都有自己的故事,只要我们停下来倾听,认真沟通,我们的语言也可以为患者打破心灵的桎梏。

关于指端手术后的锻炼。

(1) 遵循医师指导:在医师指导下及时开展手功能锻炼。

(2) 手关节的被动锻炼:即用外力伸屈手部各关节,按照腕关节、掌指关节、近指间关节、远指间关节的顺序,循序渐进式活动关节,伸屈关节时保持外力 20 分钟左右,克服暴力活动关节,以尽量将关节活动到正常关节活动范围

（3）手关节主动伸屈锻炼：用健侧手固定一关节，主动屈伸另一关节，每次屈伸，使其达到最大限度；作对掌运动；作拇指外展和内收运动；按以上顺序循环练习，直至感到关节部有轻微的酸痛为止。

（4）抗阻训练：用拉皮筋的方法锻炼增加手指的屈伸、内收及对掌肌力，这些方法用力要大，每一动作持续3～4秒，重复10～20次/分，至局部有疲劳感为止，每日1～2次。

（5）技能训练：尝试练习执笔、执筷、扣纽扣等日常生活动作。

（6）辅助锻炼工具：各种健身球及握力器对于增进手的功能，特别是手的灵活性及肌力有帮助，手外伤患者在锻炼中运用上述体育器具，会有很大帮助。

（7）物理疗法：可采取各种物理疗法。如：红外线、超短波等治疗，对促进组织水肿消退、减轻粘连、软化瘢痕等都具有积极作用。手外伤患者在康复过程中辅助理疗是完全必要的，如无条件也可进行热水浴，将手放在40～50℃热水中每日浸泡1～3次，每次10～20分钟。

八、《刷牙危机》

【剧本梗概】

病房里来了一个不爱刷牙的熊孩子，几个大人轮番上阵，历尽"磨难"才终于完成了给孩子刷牙这一重任。

【剧本大纲】

病房里来了一个不爱刷牙的熊孩子，几个大人轮番上阵，历尽"磨难"才终于完成了给孩子刷牙这一重任。

【剧本】

1—1【第一幕】

【病房,日,内】

【人物:淘淘、淘淘妈妈、淘淘姥姥、护士】

△走廊,一声惊天动地的哭声从病房的方向传出

△病房里,淘淘妈妈和淘淘姥姥还有护士拿着牙刷,围着一个小男孩。

淘淘姥姥:淘淘,好孩子,咱把牙刷了啊。

淘淘:我不刷! 我不刷!

淘淘妈:淘淘! 别闹了,过来把牙刷了,一会就要做手术了,护士姐姐都等着你呢。

淘淘:我不嘛! 我不想刷牙!

△小男孩挣脱大人,躲到角落玩手机。

淘淘姥姥(累得大喘气):哎哟,哎哟,累死我了,我说护士啊,孩子不想刷牙,要不就别让他刷了,反正也不是做口腔手术,这也没什么大不了的。

淘淘妈妈:对呀,而且,淘淘从昨天就没有再吃东西了,牙也不是很脏。

护士:淘淘妈妈,淘淘姥姥,这可不行,正是因为淘淘很长时间没吃东西,口腔里已经在慢慢滋生细菌了,咀嚼吞咽和漱口等动作其实也都有辅助清理的作用,而且淘淘在术后也要很长一段时间禁食、禁水,就更得刷牙了。孩子年纪小,更得保护好牙齿才行。

淘淘妈妈:原来是这样,那刷牙确实非常有必要了。

淘淘姥姥:可淘淘这样,他也不让刷啊。

淘淘妈妈:这孩子,也太调皮了,淘淘! 听话,快把手机放下,妈妈带你去刷牙,不然妈妈和姥姥,还有护士姐姐都要生气了!

淘淘:我! 不! 刷! 牙!

△淘淘冲大家扮鬼脸,淘淘妈要发火,被护士拦住。

护士:淘淘,你不喜欢刷牙吗?

淘淘:特别不喜欢。

护士:原来淘淘这么不爱干净啊,姐姐还以为淘淘是个爱干净的小孩呢,本来我们还准备等淘淘做完手术给他一个惊喜的,现在淘淘不听话,那就算了吧

淘淘:惊喜?有惊喜?是什么啊?

护士:淘淘不刷牙,手术就没法做,哪还有惊喜啊?

淘淘:那是不是我刷牙做了手术,就有惊喜啦。

护士:嗯……看你表现啦。

淘淘:妈妈,我要刷牙。

淘淘妈:真是个熊孩子,走吧,妈妈带你去刷牙。

1－2【第二幕】

【洗手间,日,内】

【人物:淘淘、涛涛妈妈、护士】

△护士拿着牙刷和淘淘一起刷牙。

护士:正确的刷牙方式,是上下刷,不要横着刷哦,这样牙缝容易清洗不干净,每次刷牙不少于3分钟,还有里面外面也都要刷,来我们一起刷牙,一二三四……

剧本改编自

手术前到底要不要刷牙?

原文

手术前到底要不要刷牙?

——不仅要刷,而且要好好地刷!

孔祥熙　李孙美

"我昨天开始都禁食了,为什么今天术前还要叫我刷牙呢?我又不是做口腔手术。"

"我今天手术,一早我刷牙了呀,怎么护士说我刷牙不合格呢?"

"我紧张得很,哪有心情刷牙呢!漱漱口就可以了吧?"

"我都是假牙(义齿),进手术室前是要拿掉假牙的,为啥还要刷牙呢?"

………

这些问题在手术前经常会有患者问起,今天,手术室小护士替大家解答一下!

日常生活中,我们常听说"病从口入"的说法,因口腔的温度、湿度以及食物残渣适宜微生物的生长繁殖,故口腔中经常存在非致病菌群和(或)致病菌群。

问题1:术前为什么要刷牙?

回答:(1) 手术患者常常需要术前禁食水,甚至有些消化道手术患者在术后很长一段时间内可能都要处于胃肠道禁食水的状态,可造成消化道菌群失调;同时由于口腔失去了咀嚼、吞咽及漱口等动作的辅助清理作用,口腔内可能会有细菌大量繁殖;

(2) 口腔不卫生产生的异味,一方面可在一定程度上影响人际交流。虽然手术中无须讲话,但是在某些口腔操作过程中会引起医护的不适。术后,也会让陪伴的家属不适。

(3) 需要全身麻醉的手术,麻醉医生会在手术之前建立人工气道(一般指气管插管)。在建立人工气道过程中,气管导管将通过口腔进入气管。声门以下属于高级别清洁区,气管深处甚至是相对无菌区域。而一旦导管在通过口腔的过程中接触到口腔组织而受到污染,那么很容易导致细菌被带到气管内。结果可能会导致气管炎症甚至全身感染。

问题2:如何进行术前口腔卫生的自我护理?

回答:(1) 正确的刷牙方式就是上到下地刷,不要横着刷,横着说牙缝容易清理不干净,每次的刷牙时间不能少于3分钟同时要注意刷牙的时候要内外都刷,不能光刷外面,还有就是牙刷的选择要使用软毛刷,不要用硬毛刷,还有就是早晚都要刷牙,饭后要漱口。必要时使用牙签、牙线深度清除牙间隙食物残渣,祛除齿间牙菌斑。

（2）术前需要将活动义齿取出,浸泡在冷水杯中。

问题3:清理口腔可以使用哪些漱口液?

回答:(1)生理盐水可以起到清洁口腔,预防感染的作用。

（2）复方硼酸溶液可起到轻度抑菌、除臭的作用。

（3）1%～3%浓度的过氧化氢溶液可起到防腐、防臭的作用,适用于口腔感染有溃疡和坏死组织的患者。

（4）1%～4%浓度的碳酸氢钠溶液适用于真菌感染的患者。

（5）0.02%浓度的氯己定溶液、0.02%浓度的呋喃西林溶液具有清洁口腔、广谱抗菌的作用。

（6）0.1%浓度的醋酸溶液适用于铜绿假单胞菌感染的患者。

（7）2%～3%浓度的硼酸溶液具有抑制细菌的作用。

（8）0.08%浓度的甲硝唑溶液适用于厌氧菌感染。

九、《你拍手 我拍背》

【剧本梗概】

病房里的两位病友,一人脸上挂着两个大大的黑眼圈,两人无法入睡的原因到底是什么?

【剧本大纲】

夜晚,病房里时不时传来咳嗽声,小张因为全麻手术后出现了咳痰困难,晚上不停咳嗽,导致住在同一病房的小陆也睡不好觉,第二天护士来查房看到两人的窘状,得知原因后,护士用专业的咳痰手法帮助小张解决问题。

剧本

1-1【第一幕】

【病房,夜,内】

【人物:小张、病友小陆、护士】

△夜深人静的病房咳嗽声不断,小陆躺在床上辗转反侧。

1-2【第二幕】

【病房,日,内】

【人物:小张、病友小陆、护士】

△第二天,小陆脸上深深的黑眼圈,护士走过来。

护士:小陆,你这是怎么了? 这黑眼圈快赶上熊猫了。

小陆:嗐,别提了,昨晚一晚上没睡好。

护士:为什么啊?

小陆:还不是因为他。

△小陆手指向小张,小张也是深深黑眼圈,一脸不好意思挠挠头。

小张:我已经很努力了,实在是忍不住啊,护士,你快帮我想想招吧。

护士:到底什么情况啊?

小张:自从做了肺部肿瘤的全麻手术,我就一直感觉喉咙眼里有痰,可就是咳不出来,不咳又难受。

小陆:这老哥昨晚硬是咳了一晚上,连带着我都睡不好觉。

护士:有痰咳不出,你找我啊。

小张:昨晚太晚了,我不好意思。

护士:有问题要及时找我们,这还是小事,万一有问题耽误不得呢?

小张:你说得对。

护士:其实你这种情况也常见,很多做了全麻手术的患者,尤其是肺部肿瘤、食道肿瘤和腹膜后肿瘤患者,通常都会觉得有痰咳不出,或者一直咳不出痰,还有的患者没有力气咳痰。

小陆:那怎么办啊?

护士:很简单,临床上最常见也是最简单的办法就是拍背咳痰,也叫叩击排痰法。

△护士边说边演示。

护士:通过叩击背部,将附着在气管、支气管、肺内的分泌物松动以利其排出。患者侧躺或者半坐着,一般用右手,手掌合成杯状,拇指紧贴其余四指,腕关节不动,利用肩肘关节带动手掌,使手掌平稳着落,位置是从腰部由下往上,由两侧往中间,避开脊柱,有节奏的叩击。判断手势是否正确的方法是进行胸部叩击时听到空空的叩击声,而不是啪啪啪的拍打声,且手掌不痛。每天早上空腹拍3~5分钟,每天最少拍3次,感觉舒服了,能咳出痰,就可以了。

小陆:这个办法不错,以后每天我帮你多拍几次。

小张:那可就都拜托你啦。

小陆:好说,出了院请我吃一顿就行。

护士:及时将痰液排出能减少很多肺部相关并发症,如坠积性肺炎、肺部张等。排了痰,呼吸顺畅了,睡眠质量也能提高,身体也能恢复得更快啊。

小陆:对,对,你睡眠质量好了,我睡眠质量也能好。

小张:哈哈!

剧本改编自

你拍手我拍背

原文

你拍手,我拍背
给术后患者一个小花园

蒋慧萍　王　敏

很多全麻术后,尤其是肺部肿瘤、食道肿瘤和腹膜后肿瘤患者,通常会遇到下列情况：

有痰但咳不出！

能咳嗽但是又咳不出痰！

或者没有力气咳嗽。

那我们有什么方法可以帮助患者有效地把痰快速排除呢？

临床上最常用且简单易上手的就是拍背排痰。

拍背排痰也叫叩击排痰法，是通过叩击背部，将附着在气管、支气管、肺内的分泌物松动以利其排出。对于肿瘤术后患者而言，有效的叩击排痰能帮助患者快速将痰液排出，从而减少肺部相关并发症的发生，如坠积性肺炎、肺不张等。在排痰的同时，术后患者呼吸也随之顺畅，憋闷难受症状减轻，生命体征趋于平稳，舒适度改变，睡眠质量也会得到提高，最终达到促进患者术后早日康复！

那什么才是正确有效的拍背呢？

体位选择：侧卧位或半坐位（90°）

拍背手法：一般选用右手（依患者体位而定，站在右侧用左手，反之用右手），手掌合成杯状，拇指紧贴其余四指，腕关节不动，利用肩肘关节带动手掌，使手掌平稳着落。判断手势是否正确的方法是进行胸部叩击时听到空空的叩击声，而不是啪啪啪的拍打声，且手掌不痛。也可以选择辅助工具：鼓压器。

拍背顺序：从肺底（腰部以上）由下往上，由两侧往中间，避开脊柱，有节奏地叩击。

拍背范围：依据患者的手术部位和病情而定。腹部手术可对整个肺叶进行叩击，从背部腹带上缘开始，先对侧肺叶再近侧肺叶。胸部肺手术和食道手术，先拍健侧肺，再拍手术侧，避开伤口，叩击力度按患者耐受情况。一侧肺全切禁止拍手术侧。

拍背时间：晨起最佳，空腹（餐前30分钟，餐后2小时）进行，术后禁食患者按需要。

每次 3～5 分钟,每天至少 3 次或按需。

拍背力度:以不引起患者疼痛为宜,快速(40～50 次/分)叩击背部,力度均匀。

其他注意事项:拍背过程中注意观察并询问患者的感受;

拍背排痰后协助漱口休息;不要短时间内频繁拍背、咳嗽从而导致呼吸肌乏力,加重排痰困难。

拍背排痰效果:痰液咳出;氧饱和度≥90%或较前上升;

呼吸频率正常 10～25 次/分;患者憋气、烦躁等症状缓解。

以下患者请禁止拍背:肺栓塞、活动性出血、大咯血、脊柱损伤、胸部骨折、多发肋骨骨折、主动脉夹层。

综上所述,拍背真的是一个很不错的排痰方式呢,让我们行动起来,循序渐进,大家一起拍拍拍!

敲黑板:空腹+空心掌,侧卧或坐起,力度和频率,有效地咳嗽。

后记

　　我怀揣激动和荣耀的心情,向您展示这本名为《医学新媒体科普作品创作技巧》的专著。在这个数字化发展飞速的时代,新媒体的崛起正颠覆着我们的生活方式,医学领域也同样在这股浪潮中摇摆。本书志在深究医学科普作品在新媒体时代的创作技巧,希望为广大医学从业者和科普爱好者带来一份有价值的参考。

　　随着视听媒体的疾速发展,医学影视作品已经成为人们接触医学知识和理解医学概念的重要途径之一。通过视觉效果的展示和故事情节的渲染,医学影视作品能以形象生动的方式呈现医学知识,引发观众的兴趣和共鸣。医学影视作品通过深入的人物刻画和感人的故事情节,把医学知识渗透到日常生活中,使观众更容易接受和理解。这种艺术性和科普性相结合的创作手法,让医学影视作品成为一种吸引人的学习方式,让医学知识深入人心。

　　如今,我们生活在一个网络和社交媒体无处不在的时代,这已经成为我们探索新知、分享观点的主要途径,医学知识的传播与科普也因此呈现出多元化的表现形式。然而,医学作为一门专业深度极高的领域,我们仍面临如何有效传达深奥的医学理论给大众的挑战。当我们创作医学科普内容时,我们不仅要保证专业知识的精确度,还要考虑新媒体时代观众的阅读兴趣和传播模式。本书的目的就是希望可以解决这些难点,它系统地揭示了创作医学新媒体科普内容的策略、方法和技巧,我期望这本书能帮助读者在新媒体平台上更有效地传播医学知识,提高科普内容的质量和影响力。

本书篇幅翔实,强调理论和实践的结合。从新媒体戏剧影视的基本元素开始介绍,针对医学影视科普的多种形式,如微电影、微纪录片、脱口秀栏目等,展开了深入的分析和探讨,与读者一起挖掘如何创作一部既准确又吸引人的医学科普作品,以达到医学科普的教育效果。本书还讨论了如何在医学影视科普创作中融入最前沿的元宇宙技术,引领医学影视科普的创作走向全新的层次。为了帮助读者更好地理解,本书提供了详尽的案例说明,并在最后一章专为读者提供了医护科普微电影的实战案例。

本书的精髓就在于理论与实践的完美融合。我们邀请了一些在医学科普界有着深厚实力的专业人士、科普作家和新媒体行业人士,共同参与了这本书的创作过程。他们的专业知识和一线经验,为这本书注入了丰富的内容和实用性。通过浅显易懂的案例分析和生动的经验分享,读者可以更深入地理解和掌握医学新媒体科普创作的精髓和技巧。

在撰写此专著的过程中,我们充分认识到创作医学新媒体科普作品所面临的挑战和难题。医学知识的深度、专业性以及读者群体的多元性,都会给内容创作者带来了一定的压力。因此,我们特别强调创作过程中的交流与对话,并倡导广泛参与和互动,以实现更优秀的创作效果。我们积极鼓励读者投身于讨论和实践之中,与其他创作者共享经验,共同探寻新媒体时代下,医学科普创作的新路径。

在此,我要向所有参与本书创作和出版的人员表达深深的感谢。是他们的辛勤努力和无私贡献让这本书得以面世。我也要感谢每一位读者,是您的关注和支持,给予我们前进的动力。

我希望本书能为您创作医学新媒体科普作品提供一些启示和帮助。医学知识是宝贵的财富,其传播是我们每一个人的责任和使命。让我们携手努力,为构建一个健康、科学的社会贡献我们的力量。

祝愿您阅读愉快,收获颇丰!

深挚的祝福!

余群